# 尤昭玲妇科临证药对

主　审　尤昭玲

主　编　文乐兮

副主编　熊　桀　魏一苇

编　委　(以姓氏笔画为序)

王慧颖　文乐兮　冯光荣　吕妍儒

张　烨　陈怀敏　贺　冰　唐　诗

游　卉　赖姿蓉　谭朝阳　熊　桀

魏一苇

学术秘书　唐　诗

SPM 南方出版传媒

广东科技出版社 | 全国优秀出版社

·广　州·

**图书在版编目（CIP）数据**

尤昭玲妇科临证药对 / 文乐兮主编． —广州：广东科技
出版社，2021.10
ISBN 978-7-5359-7733-5

Ⅰ．①尤⋯　Ⅱ．①文⋯　Ⅲ．①中医妇科学—中药配伍
Ⅳ．① R271.1

中国版本图书馆 CIP 数据核字 (2021) 第 185024 号

**尤昭玲妇科临证药对**

**Youzhaoling Fuke Linzheng Yaodui**

出 版 人：严奉强
项目支持：周　良
项目统筹：驰康传媒
责任编辑：方　敏
封面设计：吴朝洪
责任校对：于强强　曾乐慧　杨崚松　李云柯
责任印制：彭海波
出版发行：广东科技出版社
　　　　　（广州市环市东路水荫路 11 号　邮政编码：510075）
销售热线：020-37607413
http://www.gdstp.com.cn
E-mail: gdkjbw@ nfcb.com.cn
经　　销：广东新华发行集团股份有限公司
印　　刷：广州市东盛彩印有限公司
　　　　　（广州市增城区新塘镇太平洋工业区十路 2 号）
规　　格：787mm×1092mm　1/16　印张：23　字数：460 千
版　　次：2021 年 10 月第 1 版
　　　　　2021 年 10 月第 1 次印刷
定　　价：98.00 元

如发现因印装质量问题影响阅读，请与广东科技出版社印制室联系调换（电话：020-37607272）。

# 尤昭玲先生简介

尤昭玲先生（尊称），女，第四批全国老中医药专家学术经验继承工作指导老师，中华中医药学会全国妇科名医（第二届）、首席健康科普专家，享受国务院政府特殊津贴专家。现任湖南中医药大学第一附属医院妇科主任医师、博士生导师、特聘终身教授；世界中医药联合会妇科分会会长、中华中医药学会妇科委员会名誉主任委员、世界中医药联合会生殖医学会名誉会长等职。

主持国家及部省级重大科研项目 8 项，获国家及部、省级科技进步奖 9 项。发表学术论文 300 余篇，主编学术著作 18 部，是国家规划教材首版《中西医结合妇产科学》主编，《中医妇科学》副主编。指导并培养博士后 9 人、博士生 61 人、硕士生 92 人；指导国家名中医继承学徒 2 人；名师带徒 27 人。在不孕症、体外受精 - 胚胎移植（IVF-ET）辅助治疗、卵巢早衰、多囊卵巢综合征、宫腔粘连、假腔、内分泌失调等妇产科疑难病症的诊治上，有丰富的临床经验和极高的学术造诣。

# 内容简介

　　"药对"的配伍，或相须、相使，或相畏、相杀，既可以增强疗效，扩大治疗范围，又能减低或消除毒副反应，保证用药的安全性。本书撷取了经中医妇科名医尤昭玲先生临床验证疗效显著的妇科药对 500 余对。全书共 18 章。第 1~6 章较为系统地阐述了妇科药对的形成与发展、组合原则及形式、效应特点及运用等基础理论知识，旨在引导读者临证时能举一反三，创制更为丰富多样且切合临床实际的妇科药对；第 7~10 章按传统中医妇科经、带、胎、产分类，第 11~17 章按现代临床常见疾病与病理现象分类，作者本着既体现传统中医方药基本配伍理论，又紧扣妇科临床用药特点的原则，从"功效""主治""禁忌""备考"等方面详细介绍了妇科临证常用药对，并以"按语"形式阐述了药对的配伍思路及原则；第 18 章按月经病、带下病、妊娠病、妇科杂病分类，介绍了妇科常用药对饮膳。该书收录的药对均经作者多年临床验证，疗效可靠，可供读者在辨证、辨病时单独运用或配方使用，适合中医妇科临床医师及相关研究人员阅读参考。

# 前　言

四十年来的所闻所见，让我对恩师尤昭玲先生（尊称）的感知历久弥深，历久弥新！我是恢复高考后的第一届大学生。在湖南中医学院（湖南中医药大学前身）上学时，曾有一则轰动全校的新闻：一位学西医的女生居然考上了我校的研究生。因为当年研究生的录取率极低，学西医的能考上则更是难上加难。同学们纷纷议论：哪个女生这么厉害，这么热爱中医？此事一直悬在我的脑海里。大学毕业后我来到一所县级医院工作，在一众盛赞"老中医"的同事口中又听传"湖南中医附一妇科有一位业务能力非常强的年轻医生"，我心生敬意的同时更为好奇。这一串谜团终于在我调到湖南中医学院工作后获解，之前耳闻的"女研究生""年轻医生"即是尤昭玲先生。更有幸的是，我成为先生亲自指导的学生！

在从师后的三十多年里，我不仅深深感受到先生深厚的中医理论功底、精湛的临床医技、高尚的医德医风，以及严谨的治学精神和殷切无私的良师益母情怀，而且更是目睹了先生集多个身份于一体时夙夜在兹的辛勤付出。跟随先生学习、科研、教学、临床时，我时常被先生宽阔的学术视野、独特的学术见解和非凡的临床疗效所折服。先生更是中西医学交流互鉴、中西医结合的追梦人，在月经不调、不孕症、妇科肿瘤、妇科血证，尤其是中医、西医均难以独立解决的疑难杂症，如剖宫产远期并发症子宫切口假腔、宫腔粘连、子宫内膜环境不良、卵巢早衰、卵巢低反应等疾病的诊治方面均有着独特见解和非凡疗效。特别是近二十年来，先生将中医药参与辅助生殖技术（IVF-ET），通过反复摸索、凝练，率先制定出系统、完整的中医药参与IVF-ET调治的理念、程序、方案、方法、方药，多次在国际国内妇科学术会议上演讲，在中、西医妇科学术界产生了极大的影响。国内外求诊者络绎不绝，拜师学习者数不胜数。先生始终践行"花最少的钱，帮病人看好病"的一贯宗旨，是德艺双馨、名闻遐迩的女性健康守护神。

先生在临证遣方用药时钟情于"药对"。《神农本草经》云："药……有单行者，有相须者，有相使者，有相畏者，有相恶者，有相反者，有相杀者。凡此七情，合而视之，当有相须、相使者良，勿用相恶、相反者。""药对"正是中医历代医家遵循古训而在长期的临床实践中形成积累的、具有独特效验且相对固定的遣方用药配伍形式。先生认为"药对"的配伍，或相须、相使，或相畏、相杀，既可以增强疗效，扩大治疗范围，又能减低或消除毒副反应，保证用药的安全性。在数十年中医妇科临床、教学、科研中，先生留心收集、运用、验证妇科药对，今撷取其中精华编撰成本书。在遵循女性特有的生理、病理特点的基础上，我们融合中医药传统理论与先生的独特见解，阐发药对的配伍意义，以期为传承妇科名家临证经验、启迪后学做出些许贡献。

先生临床耕耘不辍、勇于创新、新见迭出，而本人才疏学浅、水平有限，难免对先生的学术思想和临证经验挂一漏万或理解偏差，敬请先生和同道予以指正！

湖南中医药大学　文乐兮
二〇二一年七月于湖南长沙

# 目 录

尤昭玲妇科临证药对

# 第 *1* 章

# 妇科药对概论

## 一、妇科药对的含义

妇科药对是防治妇产科疾病的最小中药配伍单位。它不是两味药物的随机组合，而是具有密切配伍关系的、相对固定的、临床疗效可靠的两味或三味药物的配对。其用药虽少，但符合中医配伍理论和组合法度，药力专一，取效迅捷。

药对又称"对药""对子"，前人把药与药之间的配伍关系归纳于"七情和合"中，《神农本草经》云："药……有单行者，有相须者，有相使者，有相畏者，有相恶者，有相反者，有相杀者。凡此七情，合和视之。"其中相须、相使配伍，能提高治疗效果；相畏、相杀配合，能减低毒副反应；而相恶、相反的配用，则能产生或增强毒副反应。妇科药对正是基于此原则，在照顾妇女特殊生理、病理特点的前提下，或相须、相使，或相畏、相杀配伍，以增强疗效，扩大治疗范围，减低或消除毒副反应，为妇产科临证组方及成方化裁所选用。

## 二、妇科药对的形成与发展

作为中医学重要组成部分的中医妇科学是在中医学的形成与发展中逐渐建立和充实起来的。因此，妇科药对的形成、充实和发展自然与之相携并进。虽然在中医妇科学萌芽的夏商周时代，一些重要的妇产科用药已经见诸各种典籍，但那毕竟还只是一些散在零星的单味药物知识，远未形成系统的配伍成方原理。春秋战国时代，人们的认识明显跃上了一个新的台阶。《吕氏春秋·别类》明确指出："夫草有莘有藟，独食之则杀人，合而食之则益寿。"《黄帝内经》则记载了第一个治疗血枯经闭的妇科药方——四乌贼骨一藘茹丸。该方的两味主药乌贼骨与藘茹（茜草）实际上已可视为初期的妇科药对。秦汉以后，由于张仲景《伤寒杂病论》及其他妇产科专著的相继问世，妇科药对日臻完善并成为固定配伍。如源于《金匮要略》用以治胞漏的"阿胶－艾叶"，源于《古今录验》用以安胎的"黄芩－白术"，均是颇为后世医家所推崇并屡试不爽的经典药对。

金元时期，刘、张、李、朱四大家为妇产科做出了卓越贡献，总结其组方用药规律不难发现，灵活准确使用药对正是他们的重要特点之一。如刘完素治妊娠病，所用方剂大多药味很少，轻灵平和。治胎漏的二黄散用熟地黄配生地黄；治妊娠腹痛的当归地黄汤则以熟地黄配当归；治产前胎不动而下坠的立效散却又以当归伍川芎。李东垣治疗血崩的四首代表方如升阳除湿汤、益胃升阳汤、升阳举经汤、凉血地黄汤，虽然它们的组成各异，作用亦有或补、或温、或清之别，然均不离"柴胡－升麻"这一具有升提作用的药对。

最早以药对命名的文献是《雷公药对》四卷。此后徐之才、宗令祺等各有增补，分别为《药对》《新广药对》。惜其年代久远，原书已佚，今仅能从现存医著中见到部分内容。

现代医家对于药对的研究愈加重视，虽无妇科药对专著问世，但在秦伯未《谦斋医学讲稿》、吕景山《施今墨对药临床经验集》《药对论》，以及胥庆华《中药药对大全》等著作中已有诸多治疗妇科疾病的有效药对被重点介绍。尤其可贵的是，现代学者利用科学技术手段对某些药对的配伍意义进行研究探索，用现代医学观点探究药对的配伍及疗效评价，使药对研究展现出无限广阔的前景。

## 三、妇科药对与治法的关系

妇科药对与治法的关系极为密切，两者辨证统一，相辅相成。所谓治法是在辨证审因之后拟定的治疗方法，它是运用药对或配伍组成新药对的依据。而药对则是在辨证立法基础上，按照中药一定的配伍法度，将两味或三味药物合理地有机组合在一起，以体现和验证治法。

汉晋隋唐时期，绝大多数的临床治疗经验是分散地体现在各个具体的处方用药中，缺乏治则与治法的提炼，在各医著药物主治证的叙述中只能偶然看到比较简单而不够规范的治法。宋代是中医妇产科疾病治疗学发展史上承前启后的划时代时期，此期出现了针对病因病机而提出来的各种治疗法则，包括妇女特殊生理时期的总治则，以及妇产科临床多种疾病及其各类证候的具体治法。如《胎产大通论》对月经不调者首先提出：先期而行者，血热故也，法当清之；过期而行者，血寒故也，法当温之。由此可知，妇产科疾病具体治法的形成是后于药对的，它是大量临床实践中总结出来的带有规律性的认识。从有药对到有治法，是由实践上升到理论的一次飞跃，而治法一旦形成，既完成了病、证与药对之间的衔接，又成为临证运用药对或创制药对的依据。因此，在临床施治过程中，首先必须确定治法，因为只有确立了正确的治法，才能保证药对的准确使用，并避免广络原野的盲目。当然，一个治法，有时可由数个药对来体现，这就是在妇科临床实践中，不同医者采用不同药对治愈同种疾病甚至同一患者的原因所在。既然同一治法的范围内有多组功效近似的药材，临床医师在临证处方时尚需根据患者的年龄、体质、病情缓急、用药时间、配伍宜忌等斟酌挑选。

综上所述，不难看出妇科药对与治法的关系，治法是妇科临证选用药对或配伍新药对的指导纲领；药对是使治法付诸实施的工具，临证所立治法是否正确得当，在一定程度上也可以通过该治法的药对实施后的疗效加以验证。通常情况下，纲领有着一定的原则性，工具则相对具有较大的灵活性。

## 四、妇科药对与单味中药及方剂的关系

药对是由两味或三味药物配伍组成，因此，它与单味中药之间有着密切的关系。在中医药发展的漫长历史中，中药与药对之间表现出羽翼相协的关系：随着单味药物的出现，相继就有相关药物的配对运用；伴随药物配对运用的不断增加，单味中药的功效也被不断发现。因此，可以说单味中药是药对产生的基础，而药对的临床广泛运用促进了对中药性能的进一步确定或新的发现。

单味中药与药物的配对运用间还表现出复杂的整合关系。一般来说，病情比较单纯时，选用一味针对性较强的药物即能获得疗效。如妇女气血郁瘀证，张仲景单用红蓝花一味活血行气，化瘀止痛；妇女血虚或血虚兼有瘀滞的月经不调、痛经、经闭轻症，可单用当归治疗。但若病情较重或病情比较

复杂，因单味药的药力有限，难以全面兼顾治疗要求；或因有的药物具有毒副作用，单味应用难以避免不良反应，故而常常需要配合应用。这种配合应用所形成的药对，其功用一方面以其组成的单味中药的药性和功用为基础，如补血活血调经的当归与行气活血的川芎配对，则具有行气活血调经的作用，川续断与杜仲相伍则奏补益肝肾、止血安胎之效。另一方面又表现出药物通过配伍而产生的有别于前者的特殊整体效用，即沈括在《良方自序》中所言"有相使者，相反者，有相合而性易者"。如大黄为泻热通便要药，主治实热便秘，然其与最善破血行瘀之桃仁配对，则专入血分，共奏破血积、下瘀血之功，用于治疗瘀热互结之痛经、闭经及产后恶露不下之少腹疼痛。由此可见，药对虽由两味中药配伍组成，其功用绝不是简单的两味中药的药效相加，即前人所言"方之既成，能使药各全其性，亦能使药各失其性"。

方剂是在辨证审因、决定治法之后，选择合适的药物，酌定一定的用量、剂型，然后按照组方原则妥善配伍，是用于防病、治病的工具之一。药对与方剂既有区别，又有联系。两者都由单味中药配伍而成，都有自己特定的组成、功用与应用规律。但药对以"七情和合"为配对原则，强调两味药、三味药之间的配伍关系，是临床最小中药配伍单位。方剂则以"君、臣、佐、使"为组方原则，方中药物的配伍强调主次分明，且其应有特定的剂型、剂量和用法，因此它是中药配伍的高级形式。药对与方剂虽有一定区别，但两者又互相联系。很多药对，实际上就是一首独立的小方，如当归补血汤、二妙散、佛手散。而一首组织严谨、疗效可靠、具有较好的临床适应性的方剂，则大多包含若干药对，或以某一药对为主组合而成。如四物汤中便有"熟地黄－白芍""当归－川芎""当归－白芍""熟地黄－当归"等多个药对。因此，可以说药对是组成方剂的基础，是方剂最小的组织单位。所以，进行药对的研究不仅有利于促进对方剂的研究，而且在此基础上能够更准确地使用方剂，并灵活化裁，从而获得更好的临床效果。

# 第2章

# 妇科药对的组成原则

妇科药对的组成，是妇科临床辨证确立治法后，按照一定原则依法组药而成的。临证时运用这种原则配对，对病证的治疗就能收到较好效果，即如李时珍所言"妙在配合得宜，药病相对""用之得宜，则砒石、巴豆皆有功力""用之失宜，参、术亦能为害"。

## 一、药对组成意义

### （一）增强疗效

两种性味、功效相似的药物，配伍成对后，能直接增加治疗效果。如对各类计划生育手术后阴道流血淋漓不尽需止血者，若单用马鞭草或茜草，均恐势单力薄而难以奏效，倘若将马鞭草与茜草配伍使用，则化瘀止血之力大增；外阴溃疡且渗血者，若以水牛角配紫草为末外用，则使凉血止血之功倍增；川续断配杜仲，安胎尤佳；熟地黄配白芍补血力著。现代中药药理学研究发现，在抗卡地阿佐惊厥实验中，蜈蚣、全蝎各单服 1g，蜈蚣有效，全蝎无效；各单服 0.5g，均不表现作用；两者合用，各 0.5g，总剂量 1g，则抗惊厥作用显著加强。

### （二）完善功能

众所周知，临床病、证及病情复杂，病位广泛，而"药有个性之特长"。如能将性味、归经、功用有一定差异的药物配伍成对，势必能完善治疗功效，全面照顾病情。如治月经量多、崩漏、经期延长证属肾虚者，纯止纯补均非所宜，若能将补肾之补骨脂与止血之仙鹤草配对，则标本兼顾，正中肯綮。又如阴道流血证属阴虚而致者，其治疗若单止血则阴不复，纯养阴则血难止，倘将滋阴清热之生地黄伍收涩止血之乌贼骨，则滋阴止血双功并奏。

### （三）变生新效

妇科药对是长期临床实践摸索而形成的一种特定的药物组配。两药配对后能产生单味药所不具备的特定功用。如桂枝为辛温解表药，白芍为养血敛阴之品，二者等量配对后，一散一收，调和营卫，常用于产后营卫不和之发热、汗出，这是两药单用所不能达到的治疗效果。又如大黄为泻热通便要药，常用于热结便秘，若与辛温解表之桂枝配对，则大黄泻下之功被减，而具通瘀泻热之用，桂枝走表之性被制，而有宣通血脉之功，是以临床常用治瘀热互结之痛经、闭经。

### （四）趋利避害

"药有利也有弊"，"人参、甘草皆毒药之类也"。然而，通过药对配伍，可以相互制约，趋利避害。如生姜可解半夏毒、甘草可解附子毒。单用乌贼骨收敛止血，有止血留瘀之弊，故伍茜草止血化瘀，使血止不留瘀；纯用熟地黄养血益阴，有腻滞之嫌，若与川芎相伍则熟地黄补而不滞，川芎无走窜伤阴之忧。

## 二、药对组成原则

妇科药对的配伍自有其内在规律，通过对大量药对的推理、归纳、综合分析，其配对组成原则既体现《神农本草经》"七情和合"理论，又在其基础上有所发展，兹分述如下。

### （一）相须相使

所谓相须配对，即性能功效相类似的药物配合使用，取其相互协同，以提高疗效的配伍方法。这种配伍方法并不是任意两味同类药物的机械拼凑，而是根据疾病的病位、病性、病势、病程，结合药物的性味、归经、功效等，有选择地用两味或三味药物配伍，以相互促进，取长补短。如桃仁与红花配对，两药均系活血化瘀之品，前者质重沉降，偏入里走下，破瘀力强，后者质轻升浮，善走外达上，行血力胜。两者相须配对，破瘀有利行血，行血有利去瘀，从而使活血祛瘀之力倍增，以治妇人血滞经闭、痛经诸证。又如白术与苍术配对，两者均能健脾燥湿，但白术甘温性缓，健脾力强，补多于散，苍术苦温辛烈，燥湿力胜，散多于补，两者相须为用，一散一补，使健脾燥湿之力增强，用治脾虚湿停之带下。川芎伍香附、麻黄伍桂枝、附子伍干姜等亦均属此类。从以上药对不难看出，相须配对的组合基础一般有三个方面：一为性味相同，即依据药物的寒、热、温、凉及酸、苦、甘、辛、咸、淡、涩等性味加以组合，上述的麻黄与桂枝均为辛温之品，附子与干姜皆为辛热之物；二为归经相同，根据药物的归经，选用同归某脏腑经络的药物配对，以加强治疗作用，上述白术与苍术，即同归脾胃；三为功效相似，这种配伍法是药对组成最主要的方法，上述"麻黄－桂枝""附子－干姜""桃仁－红花"均属此类。

相使配对即在性能功效方面有某些共性，或性能功效虽不相同，甚至相反，但是治疗目的一致的药物配合应用，通过协同或互补作用而提高疗效，或产生新功效的一种配伍方法。根据配伍增效的机制不同，主要有以下三种类型：一为借性能功效方面的某些共性来协同增效，并利用药物的个性特长增强治疗效果。如健脾益气、补脾以行水的黄芪与利水渗湿的茯苓配对，两者均可利水，但后者长于渗利，并于利水之中寓健脾之功，故可提高黄芪补气利水之效，用治妊娠水肿、小便不利等病证；又如补血止血的阿胶与化瘀止血的蒲黄配对，两者均可止血，后者又能化瘀，因此后者既助前者止血，又可使止血不留瘀，补血不滞血，以治月经过多、崩漏等日久而见血虚征象者。二为利用彼此在阴阳、气血、脏腑、五行上的关系，将主要功效有别的药物配伍，以达到强化某一特殊功用的目的。如根据"气为血帅"的气血关系，用活血化瘀药与益气药相配，或将活血化瘀药与理气药相伍，以"益气活血""理气活血"。黄芪与当归尾相伍即为益气活血药对，香附配丹参即为理气活血药对，均有助于加强活血化瘀之效；滋阴养血的熟地黄与补肾温阳的菟丝子相配，借菟丝子"阳中求阴"，以助补阴之效，用治肾虚精血亏损之月经不调、胎动不安。其他如"虚则补其母""滋水涵木""培土生金""补火生土""扶土抑木""益精化血""补血生精"等均是此类妇科药对的配伍所常体现的法则。三为针对疾病阴阳、表里、寒热、虚实对立错综的情况，将性能、功用、趋势相逆的药物配伍，以达到彼此兼顾、协同分治的目的。如"吴茱萸－牡丹皮"配对，前者性热，温经散寒，行气止痛；后者性凉，清热凉血，活血化瘀。一寒一热，双向出击，分解寒热，可用治寒热错杂之月经不调。又如《妇人大全良方》引《专治妇人方》中荆芥散，即当归伍荆芥穗，一补血，一祛风，主治"产后中风，不省人事，口吐涎沫，手足瘛疭"。此外，尚有依据病势以"因势利导"，或利用药物的气味合化（如辛甘化阳、酸甘化阴、苦辛通降）等特性的相使配对。

## （二）相畏相杀

相畏即一种药物的毒性反应或副作用，能被另一种药物减轻或消除；相杀即一种药物能减轻或消除另一种药物的毒性或副作用。相畏、相杀实际上是同一配伍关系的两种提法。此种配伍在妇产科临床常见三种类型：一为制约毒性的配伍。如生半夏和生天南星的毒性能被生姜减轻或消除，即生半夏与生天南星畏生姜，生姜杀生半夏与生天南星的毒；再如单味附子对小鼠的毒性比由附子组成的四逆汤的毒性强四倍。单用一定量的附子，能导致动物死亡，而附子和甘草煎煮配用，却可避免动物死亡，说明甘草"杀"了附子的毒性。二为缓解烈性的配伍。如大黄、附子与甘草配伍。三为避免因寒凉伤阳败胃、温热化燥伤阴、滋补滞气、攻伐伤正，常通过药性或功效相反药物的配伍来缓解或消除药物的偏性。由于妇女特殊的生理、病理特点，使得其配伍用药需格外谨慎，古人就有"宁治十男子，不治一妇人"的感慨。因此，此类配伍在妇产科临床显得尤为重要，妇产科药对也突出体现了这一特色。如经行水肿，治当利水消肿，然正值经期，一味渗利势必损伤正气，故于大剂量赤小豆中配伍少量红枣，一则健脾以制水，再则以其甘缓之性防赤小豆通利太过。又如治产后腹痛的常用药对"枳实－芍药"的配伍，其中芍药在敛阴柔肝、缓急止痛的同时，能防枳实破气伤正；枳实在破气止痛的同时，能使芍药补敛不留瘀，照顾产后"多虚多瘀"的病理特点。

综上所述，妇科药对的组成原则，或相须相使以增加疗效，扩大治疗范围，或相畏相杀以减轻毒副反应，正如施今墨先生所言"其间有起到协同作用者，有互消其副作用专取所长者，有相互作用产生特殊效果者"。而无论何种配伍，均是以中医药基本理论为原则，以使药物发挥最佳疗效。至于"七情"中相恶与相反的配伍，因其能降低药物原有功效，增强毒副反应，故这种配对原则上不可合用，亦属药对配伍禁忌的范畴。李时珍曰："古方多有用相恶相反者。盖相须相使同用者，帝道也；相畏相杀同用者，王道也；相恶相反同用者，霸道也。"

# 第 *3* 章

# 妇科药对的组成方式

妇科药对的组成不仅有依据、有原则，而且有多种不同的组成方式。或从功效上进行配对，或从气或味上进行配对，或从引经或趋向上进行配对，或从治法特点上进行配对；有些药对两者的气味功效基本相同，而有些药对两者的气味功效迥异。掌握这些方式，临证才能正确选用或配伍新的药对。

## 一、相辅配对以相成

所谓相辅配对即性味、归经、趋向、功用等基本一致的药物配伍成对，以相辅相成，相得益彰，加强治疗效果。

### （一）性味相似配对

药有四气五味，所谓四气即寒、热、温、凉四种药性，它反映药物在影响人体阴阳盛衰、寒热变化方面的作用倾向；五味即酸、苦、甘、辛、咸五种气味，是药物作用的五行归类。若将性近或味同或性味皆相似的单味药物配伍成双，则势必药效大增。如"石膏－知母"，两者性皆寒凉，配伍成对，清热泻火之力倍增，故前人有"石膏无知母不寒，石膏得知母更寒"之说；又如"昆布－海藻"，二者味咸，配伍成对，软坚散结力强，常用治妇科肿瘤属痰瘀胶结者；再如"麻黄－桂枝"，二者性温味辛，配伍成对，为发汗之峻药。

## （二）功效相近配对

功效相近的药物组成药对是妇科药对最主要的配对方式。形成这一配对特点是基于一药救偏势单力薄，每成杯水车薪。因此，为加大其功效力度，常选用功效相近的药物协同并进。如人参得黄芪补气力增；芡实得金樱子止带功著；当归伍川芎尤擅调经；蒲公英配忍冬藤则长于消乳痈。

## （三）归经协同配对

归经是指药物对于机体某部分的选择性作用，即药物功用的定位。因此，妇科药对的组成必然体现两味药物的归经选择。常见三种情况：一是同归某经或某脏腑的两味药物组成的药对，具有特定的选择性作用。如"水蛭－虻虫"同归肝经，活血化瘀、消癥破结，常用于子宫内膜异位症，经行不畅而腹痛者；"芦根－生姜"均入胃经，清热生津、降逆止呕，妊娠呕吐、口渴、舌红少苔者常常选用。二是归经不同的两味药物组成的药对，通过相互配合，相互促进达到同一治疗目的或兼治目的。如"熟地黄－白芍"，"地黄入肾，壮水补阴；白芍入肝，敛阴益血，二味为补血之正药"（《成方便读》），取肝肾同源，精血互生之意。《鸡峰普济方》用其治妇人经病等诸虚不足者；《太平惠民和剂局方》用之治冲任虚损，月水不调。三是某些药物，不但能自入某经，并能作为他药的向导。由此组成的药对，在妇科临床应用中亦有一定意义。如治气虚下陷子宫脱垂的"人参－升麻"，李时珍称升麻为"脾胃引经最要药"，李东垣谓其可"升胃中清气，又引甘温之药上升"。因此，此处升麻，能引人参径入脾胃中焦而疗气虚。《医学启源》曰："人参，善治短气，非升麻为引用不能补上升之气。"

相辅配对的方式除上述三种外，尚有"黄芪－升麻"升提、"牛膝－代赭石"沉降等体现药物作用趋向一致的配对。

# 二、相反配对以相成

所谓相反配对不是指"七情"中两药相伍产生或增强毒性反应或副作用的配伍，而是指药物的性味、归经、趋向、功用等相反，但在治疗中起相成作用的配伍。

## （一）寒热配对

"药有寒、热、温、凉四气"，温、热与寒、凉属于两类不同性质。然而，自张仲景开寒、温并用之先河以来，后世医家处方用药亦莫不因焉。综观此类妇科药对，临床意义有三。

1. 寒温分镳，双向出击　徐灵胎有言："以草本之偏性，攻脏腑之偏胜。"对于寒热并存之证，药必寒温并用，以寒清热，以温祛寒，各行其道，各尽其能。如妊娠胸痞呕恶属胃中寒热夹杂者，其治疗单纯温中则里热不除，单纯清热则寒邪不去，故"用黄连、干姜之大寒大热者，为之两解"（《伤寒来苏集》）。又如寒热错杂之月经不调，其治疗只有温清并用，方可奏效。故常用药对"吴茱萸－牡丹皮"，前者性热，温经散寒、行气止痛，后者性凉，清热凉血、活血化瘀。一寒一热，双向出击，分解寒热。

2. 寒温相使，去性存用　药对的寒温配伍，不仅体现在上述的各行其道、各逞其能方面，而且还表现在针对纯寒纯热之证所取的扬长避短的配对旨意上。如妊娠呕吐属肝经郁火犯胃者，其治非清则热不除，非降则呕难止，故用大量苦寒之黄连与少量辛热之吴茱萸配对，使吴茱萸温热之性除，而降逆开郁之用存，相反相成，共成清降之功。又如瘀热互结于下焦之闭经、痛经，其虽为瘀热之证，但临床常用寒热配伍之药对"大黄－桂枝"。所以然者，因瘀热结于下，治当因势利导，泻热逐瘀。但"大黄味苦，气香，性凉，原能开气破血，为攻下之品，然无专入血分之药以引之，则其破血之力仍不专。……用桂枝者，因其善引诸药入血分"（《医学衷中参西录》）。可见两者相伍，相反相成。大黄苦寒泻下，得桂枝则功专泻热逐瘀；桂枝辛散温通，得大黄则通行血脉而无助热之忧，于此而瘀热得除，月经自调。值得注意的是，大黄用量应倍于桂枝。

3. 寒温互制，药性趋和　此类寒温配对的特点是通过一寒一热，相互制约，使药对寒热之性趋于平和，既可用于寒证，也可用于热证，从而扩大了治疗范围。如黄芩伍白术，前者性寒清热安胎，后者性温健脾安胎，两者配对为安胎圣药，胎动不安无论属寒属热，均可运用。

## （二）补泻配对

补为扶助正气之意，用以补益人体气血阴阳的不足；泻为祛除病邪之意，包括攻下、消导、利水、发汗等方法。补与泻本是一对对立的矛盾，然而，在药物配伍中常常将两者结合起来，使补正不留邪，祛邪不伤正，相反实以相成。

1. 补泻配对，邪正兼顾 《黄帝内经》曰："虚则补之，实则泻之。"对于正虚邪实之夹杂证，补泻固当配合成对。如产后小便不通属气虚者，若偏执一端，利水有伤正之虞，益气有甘壅之忧，故常将益气药与利水之品配伍成对，如黄芪伍通草、白术伍茯苓。又如《妇人大全良方》引《专治妇人方》中荆芥散，即当归伍荆芥穗，一补血，一祛风，主治"产后中风，不省人事，口吐涎沫，手足瘛疭"。它如"人参－三棱""白术－莪术""黄芪－防风""赤芍－白芍"等均属补泻配对，兼顾邪正之列。

2. 寓泻于补，以泻助补 补法虽能扶助正气，但如果用药过腻过温，或久服、多服，则壅滞气机，生湿助热。因此，在妇科药对配伍中，常用补益药为主，配伍疏导之品，采取"补中有泻"的方法，正如《成方便读》所言："用补必兼泻邪，邪去则补乃得力。"这种配伍方法的体现，首推妇科常用方六味地黄丸中的三组药对，即"熟地黄－泽泻""山茱萸－牡丹皮""山药－茯苓"。费伯雄在分析其配伍奥妙时说道："有熟地黄之腻补肾水，即有泽泻之宣泄肾浊以济之。有萸肉之温涩肝经，即有牡丹皮之清泻肝火以佐之。有山药收摄脾经，即有茯苓之淡渗脾湿以和之。"

3. 寓补于泻，以补助泻 泻法虽能祛除病邪，如果用药性味过峻，或攻伐过久，必然耗伤正气，尤其于具有特殊生理病理特点的妇人。正气一旦虚损，反而无力抗邪，故常有攻伐药物与补益之品配伍而成之药对，以"泻中有补"，使驱邪不伤正。如张仲景主治妇人产后水与血俱结在血室之大黄甘遂汤，即"大黄－甘遂－阿胶"药对，之所以配伍阿胶，非在补血，而在制约大黄、甘遂之烈性，使其峻攻而不伤阴血。如此攻中寓补，则邪却而正不伤。又如治经行水肿之"赤小豆－红枣"，大量赤小豆能利水消肿，然一味渗利，势必损伤正气，故伍小量健脾益气之红枣，一则健脾以制水，再则以其甘缓之性防赤小豆通利太过。

## （三）散收配对

所谓散收配对，即性味辛散的药物与性味收敛（收涩）之品结合运用的一种配伍方法。辛散之品具有发散、宣肺、疏肝、行气、活血等作用；收敛之品味多酸涩，具有收敛固涩作用。两者结合，有起协同作用者，有互消其副作用专取所长者。对此，清代名医石寿堂领会较深，他说："用药治病，开必少佐以合，合必少佐以开。"

1. 一散一收，相制相须　辛能散，酸能收，两者配伍，酸可制约辛味药耗散太过，辛能防止酸味药收敛涩滞，如桂枝伍芍药即为此种配伍法。《医宗金鉴》对此两者的配对分析入微："桂枝辛温，辛能发散，温通卫阳。芍药酸寒，酸能收敛，寒走阴营。桂枝君芍药，是于发汗中寓敛汗之旨，芍药臣桂枝，是于和营中有调卫之功。"可见二者一散一收，散不太过，收不留邪，共奏调和营卫之功，常用治产后营卫不和之发热汗出。

2. 一散一收，柔肝调肝　肝木居五脏之首，十二经之末，既能贮藏有形之血，又能疏泄无形之气，而女子正以血为本，以气为用，其患病与肝关系密切，前人有"肝为女子之先天"一说。肝体阴而用阳，肝的这一生理功能实际上可视为开与合、散与收的矛盾运动，因此治肝诸药对常常以辛散之柴胡、川芎与酸收之白芍等配伍。即《黄帝内经》所言："肝欲散，急食辛以散之，用辛补之，酸泻之。"现代药理实验亦为此配伍法提高疗效提供佐证，如在柴胡、白芍及两药组成的药对对小鼠胃排空小肠推进功能影响的实验中，观察到药对对小鼠肠推进功能的抑制作用较单味药有增强趋势，从而表明两药配伍后解痉活性有协同作用。

### （四）升降配对

升降配对是指将性能升浮的药与沉降的药结合运用的配伍方法。升与降虽然相互对立，但在一定条件下又能相反相成。气机升降是人体生命活动的基础，"一有怫郁，则百病丛生"。因此，升降互配法常用来调整脏腑气机。

肺气既宣发又肃降，两者在生理上相互促进，病理上又互为因果。妊娠咳嗽常有外感、内伤之分，外感以失宣为主，内伤以失降为主。故治当用宣发治外感，以肃降治内伤，但发散或苦降太过皆能伤及肺之生气。因此，无论宣与降皆应中病即止，或于宣中寓降，降中寓宣，以防药过病所，是故此类药对常常升降互配。《医宗金鉴》曰："妊娠咳嗽，谓之子嗽。嗽久每致伤胎……因痰饮者，用二陈汤加枳壳、桔梗治之；因感冒风寒者，用桔梗汤，即紫苏叶、桔梗、麻黄、桑白皮、杏仁、赤茯苓、天冬、百合、川贝母、前胡也……"其中"枳壳－桔梗""麻黄－杏仁""桔梗－前胡"即为升降配伍，以复肺气之常而达止咳之功。

脾气升清，胃气降浊，脾胃乃升降之枢纽。只有升降正常，出入有序，才能维持"清阳出上窍，浊阴出下窍"的正常生理功能。清代妇科名家傅青主深得其旨，其治足、臂先下难产的转天汤，在重用人参大补脾胃之气的同时，配伍"升麻－牛膝"药对，他说："非用提挈则头不易转，然转其身非用下行则身不易降。"

### （五）润燥配对

润燥配对是指辛香苦燥药物与阴柔滋润药物的配对。之所以合燥润于一体，其原因在于：使用滋润之品，如药性过于柔润，则有壅滞气机或碍脾生湿的弊端；使用香燥之品，如药性过于刚燥，则有伤津耗液或助热生火的弊端，何况用于"不足于血"的妇人。因此，为防止药性偏盛，常在滋润药中配以理气或通阳的药物，以疏通壅滞；在刚燥药中配以滋阴养血生津的药物，保存阴津。如"当归－川芎"，前者甘补辛散，苦泄温通，质润而腻，养血中有活血之力；后者辛温而燥，善于行走，有活血行气之功。两者相伍，润燥相济，当归之润可制川芎之燥，川芎之燥又防当归之腻，使祛瘀而不耗伤气血，养血而免致血壅气滞，为妇女月经不调、痛经、闭经及产后瘀血腹痛之常用药对。"阿胶－艾叶""白豆蔻－麦冬"等均属此类。对既有痰湿内停又有阴液亏损的复杂病证，单纯化痰则阴液更伤，单纯养阴则痰湿更难祛除，只有润燥结合，才能达到治疗目的，如"麦冬－半夏""厚朴－石斛"等。

### （六）刚柔配对

所谓刚柔配对主要指一种禀性刚烈的药物与一种禀性柔润药物的配对，以刚柔互济，相反相成。妇科药对中有温阳药与补阴药的配伍，其配对意义一方面体现"阴中求阳"或"阳中求阴"，另一方面借补阴药的柔润制约温阳药的刚燥，或借温阳药的刚燥制约补阴药的滋腻。如"附子－熟地黄""龟胶－鹿角胶"。有研究表明，"附子－熟地黄"药对对切除肾上腺及甲状腺使卵巢重量减轻和 HCG/LH 受体功能降低的大鼠呈现卵巢增重、HCG/LH 受体功能提高的作用，而单味使用附子或熟地黄均不能改善状况。龟胶与鹿胶配伍对失血性血虚小鼠及免疫功能低下型小鼠呈现显著升高 RBC、Hb、PIT 及升高 IgG 和脾重作用，其作用强于单味药物。此外，刚柔配对尚有滋腻药与辛香理气药的配伍，如"熟地黄－砂仁""白芍－川芎"等；有功效相同而一润一燥的药物配对，如"大黄－火麻仁""川续断－枸杞子"等。

## （七）动静配对

动静配对是一种动性（如发表、通阳、行气、活血）药物与一种静性（如收敛、止呕、止血、纯补无散）药物的配对。这种配对使动中有静，静中有动，动而不过，静而不凝。妇科药对中体现此种配对方式的药对主要为调和气血的药对。如在使用止血药时（静），为了防止止血留瘀，常配行气或化瘀止血药（动），如"阿胶 – 蒲黄"；在使用补气养血滋阴药时（静），为了使"补而不滞"，多配伍行气、温通或活血化瘀之品（动），如具有温补肾阳、滋养精血之妇科常用药对"熟地黄 – 肉桂"。熟地黄性主凝静，滋肾填精，得肉桂之温通，其凝静之性得以调拨，则无呆滞凝结之虑；肉桂性主温动，温补肾阳，有熟地黄静守纯养，则能防其刚热。两药配对，动静相兼，刚柔相济。此外，在使用行气或活血化瘀之品时（动），为了使"行而不伤"，多将其与补益甘缓之品（静）配对，如"川芎 – 白芍""赤芍 – 白芍"等。

综上所述，妇科药对有相辅配对与相反配对两大系列多种形式。由于药物本身的复杂性，因此在妇科药对中，既有单独体现某一配对方式者，也有同时体现多种配伍特色者。如"白术 – 苍术"，两者既有归经一致，更有功效相近；又如"赤芍 – 白芍"，前者行血化滞，后者养血和营，前者性疏散而以泻为用，后者性收敛而以补为功，两者配对，既体现散收同用，又体现补泻同施，为治妇女月经不调、闭经、痛经之主要药对之一。

值得重视的是，在妇科临床药对的运用中，对两药性味功能基本相同的药对，应善于识别两药的特性；对两药性味功能不同的药对，应善于发现两药的统一性。只有这样，才能正确地将药对运用于纷繁复杂的临床，才能真正创制新的有效药对，使药物尽可能发挥最佳疗效并且最大限度地减少负性反应。

# 第*4*章

# 妇科药对作用特点

女性在脏器上有胞宫，在生理上有经、孕、产、乳等，因此在病理上表现有经、带、胎、产、杂诸病。正是女性生理、病理上的这些特点，决定了妇科治疗用药的特殊性，临证妇科药对运用时亦应注意。

## 一、补肾滋肾治根本

肾为先天之本，主藏精气，是人体生长、发育和生殖的根本。《素问·上古天真论》曰："女子七岁，肾气盛，齿更发长。二七而天癸至，任脉通，太冲脉盛，月事以时下，故有子……"女子若禀赋不足，早婚多产，房事不节，常损伤肾气，肾气不足，冲任亏损，则出现经、带、胎、产、杂诸病。如肾气虚则冲任不固，可致月经先期、月经先后无定期、崩漏、胎动不安、子宫脱垂、不孕等疾病；肾阴虚，一则冲任血少，血海不能按时满溢，二则阴虚火旺，热扰冲任，导致月经先期、崩漏、闭经、不孕等疾病；肾阳虚，既可使冲任失于温煦，导致经、带、胎、产、杂诸病，又因阳虚气化失常，水湿内停，下注冲任而致带下病，泛滥肌肤而致妊娠肿胀等疾病。因此，补肾滋肾是治疗妇产科疾病的重要原则。而常用的药对有平补肾气的"山药－熟地黄""熟地黄－枸杞子"等；有滋肾益阴、滋阴降火之"熟地黄－生地黄""龟甲－鳖甲"等；有温肾助阳的"附子－肉桂"，温阳行水的"附子－茯苓"。

肝藏血，肾藏精，肝肾同司下焦，为冲任之本。滋肾养肝即是益冲任之源，源盛则流自畅。是故妇科临床治疗中常用到一些肝肾同治的药对，如"熟地黄－山茱萸""白芍－枸杞子""女贞子－旱莲草"。另外，肾又与脾关系密切，脾主湿，肾主水，若脾肾阳虚，命门火衰，则水湿内停，或下注冲任，或浸渍肠间，或泛滥肌肤，或日久化为痰浊，而致带下、经行泄泻、妊娠水肿、月经后期、闭经、不孕等疾病。因此，在治疗这些病证时每每脾肾兼顾，以具有温肾健脾功用的药物组合成对。如"附子－白术""补骨脂－肉豆蔻"。

## 二、疏肝养肝宁血海

肝木居五脏之首，十二经之末。一方面肝之经脉通过冲任督三脉与胞宫紧密相连；另一方面，肝体阴而用阳，既能贮藏有形之血，又可疏泄无形之气，为人体气血调节之枢，而气血正是行经、养胎、哺乳的物质基础。因此，肝与女性生理病理关系密切。妇女若肝气平和，则经脉流畅，血海宁静。然妇女因经、孕、产、乳而在生理上数伤于血，是以气分偏盛，情绪易于激动，每致肝失条达，疏泄无度，引起冲任不固，发生经、带、胎、产、杂诸病。故而疏肝养肝成为治疗妇科疾病的又一个重要原则。

肝为将军之官，性喜条达而恶抑郁。若抑郁愤怒，则使肝气郁结，冲任失畅，出现月经后期、痛经、不孕等，此时治宜疏肝解郁，常用疏解理气之品配伍成对，如"柴胡－香附子""川楝子－香附""柴胡－生麦芽"等。若肝郁化火，易致热伤冲任，或气火上逆，形成月经先期、崩漏、经行吐衄等疾病，治宜疏肝泻火，常用泻肝凉血之药配伍，如"牡丹皮－栀子""黄芩－栀子""龙胆草－大黄"等。若肝郁化热，肝气犯脾，导致脾虚湿盛，湿热互结而下注冲任，引起带下、阴痒等疾病，则治宜泻肝清热除湿为主。常用清肝泻火、燥湿、利湿之品组成药对，或内服或外用，如"龙胆草－黄檗""苍术－黄檗""黄檗－椿根皮"等。

肝脾二脏，相制相成。肝郁气滞，疏泄失常，往往横逆犯脾，是为"木郁戕土"；脾虚失运，化源不充，肝失所藏，血不养肝，亦每令疏泄失常，是为"土虚木郁"。两者皆致肝脾不和，冲任失司，常引发月经不调、经行泄泻、不孕等疾病。病变既然责之肝脾，故治疗理当肝脾兼治，常用疏肝、养血、益气、健脾之品配伍成对。"木郁戕土"者，以养血疏肝为主，如"柴胡－白芍""柴胡－枳实"；"土虚木郁"者，以益气健脾为生，如"白术－防风""白术－白芍"。

肝主藏血。肝血不足，冲任血虚，进而可能导致月经后期、月经过少、闭经、胎动不安、不孕等疾病。此时治宜养血柔肝，故临床常用养血益肝、滋阴补肾之品配伍成对，如"白芍－当归""熟地黄－白芍"等。若肝血亏虚日重，肝阴不足，或肝血本虚之人，孕后血聚养胎，均可使阴不潜阳，肝阳偏亢，导致妊娠眩晕、产后痉症等，当务之急又为平肝潜阳。此时一般用养血滋阴药与潜镇之品配伍成对，以标本兼顾为良策，如"枸杞子－菊花""天麻－钩藤""龟甲－牡蛎"正属此类。若对于阴虚阳亢，肝风内动，所致妊娠痫证，则宜专事镇肝息风，常用药对如"羚羊角－钩藤""怀牛膝－代赭石"等。

金代医家刘河间说："妇人童幼天癸未行之间皆属少阴；天癸既行皆以厥阴论治；天癸既竭乃属太阴经也。"刘氏之所以强调妇女"天癸至"至"天癸竭"这一阶段从厥阴论治，显然是因为这一阶段患病与肝关系密切，因此月经、生育年龄阶段的妇女患病，应以调肝为主。妇科药对中调肝药对占有相当大的比例，个中原理似已昭然。

## 三、健脾和胃资化源

脾胃为后天之本，乃气血生化之源，而冲脉又隶于阳明。妇女脾胃健运，气血充盛，则血海满盈，经候如期，胎孕正常。若脾胃失调，生化之源不足，影响冲任，就容易发生经、带、胎、产、乳的各种疾病。显然，对于这类因脾胃失调所导致的疾病，其治疗原则应是健脾和胃，资其化源。此类药对，或重在健脾，或重在和胃。健脾者，有的以健脾益气为主，以复脾之统摄，用治脾胃虚弱，冲任不固之胎产崩伤诸病，如"人参－黄芪""黄芪－白术"；有的以健脾养血为主，用治脾胃虚弱，化源不足，冲任血虚所致之经、带、胎、产诸病，如"黄芪－当归""人参－熟地黄"等；有的以健脾利湿为主，用治脾阳不振，水湿内停之妊娠肿胀、经行泄泻、带下等疾病，如"白术－茯苓""山药－扁豆"等；还有的以健脾豁痰除湿为主，用治脾阳不振，水湿停聚，化为痰浊，壅塞胞脉而致月经后期、闭经、不孕等疾病，如"苍术－香附""半夏－茯苓"。和胃者，有的温中和胃，用治胃中积寒，受纳失权之经行泄泻、妊娠呕吐等病，如"砂仁－白豆蔻""干姜－丁香"；有的清热和胃，用治胃中郁热或邪热入里所致之妊娠呕吐、产后便秘、产后发热等病，如"石膏－粳米""黄连－竹茹"；有的养阴和胃，用治因妊娠恶阻，久吐损伤胃阴，或热邪损伤胃阴所致之胃气不降，如"石斛－麦冬"等。

## 四、调理气血和阴阳

气血失调，是妇产科疾病中一种常见的发病机制。因为经、孕、产、乳无不以血为本、以气为用。如月经为气血所化，妊娠需气血养胎，分娩靠血濡气推，产后则气血上化为乳汁。妇女只有气血调畅，冲任通盛，经孕才能正常。因此，调理气血也是治疗妇产科疾病的重要原则之一，许多妇科药对的配伍用药正体现了这一点。

气为血之帅，血为气之母。"血不自生，须得生阳之药，血自旺矣"，故血虚者在补血的同时应伍人参、黄芪等益气之品，即李东垣所谓"血虚以人参补之，阳旺则生阴血"（《脾胃论》）。体现这一法则的妇科药对在临床中较常使用的有"人参－熟地黄""人参－首乌""黄芪－当归"，特别是其中黄芪与当归的配伍，张秉成推崇至极，赞曰："非区区补血滋腻之药，所可同日语也。"

血的运行既靠气的统摄，又赖气的推动，若气虚统摄无权，则血不循常道而出血。其治疗如单止血而于气不顾，则虽止但徒劳无功，故应在止血的同时配伍益气摄血之品，人参与阿胶配伍成对即是此意；若"元气既虚，必不能达于血管，血管无气，必停留而瘀"，则其治应益气活血并举，此一则使气旺血行瘀去，再则使活血祛瘀不伤正，常用药对如"人参－三七""黄芪－当归尾"；若为"气滞血瘀"，则其治又当行气活血，像"川芎－赤芍""香附－当归"之类。

瘀血是妇产科疾病的重要病机之一。寒凝、热结、气滞、气虚均可导致血瘀，而使冲任不畅，引起月经后期、月经过少、经期延长、经间期出血、痛经、崩漏、胞衣不下、产后腹痛、癥瘕等疾病，治疗固当活血祛瘀，然其活血祛瘀法除有上述益气活血、行气活血外，尚有温经活血、清热活血，前者如"麝香－肉桂"，后者如"赤芍－牡丹皮""大黄－桃仁"。若属血瘀重症，还需"水蛭－虻虫""虻虫－地鳖虫"等虫类血肉有情之品搜剔脉络；若血瘀日久，或痰瘀胶结而成癥瘕者，则在活血化瘀的同时又当软坚散结消癥，常用药对如"昆布－地鳖虫""王不留行－夏枯草"。

妇科血证是妇产科最常见的疾病之一，包括月经过多、崩漏、胎漏、胎动不安、产后恶露不绝等。故治疗既要考虑不同出血原因，更要牢牢把握止血的基本治则。归纳妇科常用止血药对，可以发现其用药特点大致有三：

①针对出血原因的不同，设立不同的止血方法。如"白术－灶心土"益气摄血、"五倍子－陈棕炭"涩血止血、"阿胶－干姜"温经止血、"侧柏叶－苎麻根"凉血止血、"蒲黄－茜草"活血止血。②善用炭类药物如"山楂炭－茜草炭""贯众炭－莲房炭""荆芥炭－藕节炭"等。③注重止血不留瘀。如收敛止血的仙鹤草与化瘀止血的茜草配对。

## 五、病、证、症结合顾全面

"病"是对疾病全过程的特征与规律等本质所作的概括；"证"是对疾病发展过程中某阶段的病位与病性等本质所作的概括；"症"包括症状与体征，是机体患病时所表现出的各种现象。此三者既有区别，又有联系，但都统一于"疾病"总概念之中，都由疾病的病理本质所决定。长期以来，中医临床强调辨证论治，它是中医学的特点与精华，但过分强调辨证论治，而视辨病论治为可有可无，甚至把辨证论治当作是医疗活动的缺点，势必忽略对疾病规律的认识与总结，因而很多学者提出建立病、证、症相结合的中医诊疗体系。

妇科药对作为妇产科临床用药最小配伍单位，以药少力专、应用灵活方便为特点。其中有为针对某种病因病机、证型而设，有为针对某种疾病中贯穿病机始末的基本病理而设，有些药对能止血、止带、通乳、安胎，还有的药对通过现代药理实验研究证明能抗菌、抗癌……凡此种种，不但为妇科临床结合病、证、症三种因素综合用药提供了有利的条件，客观上也昭示妇科药对运用时应重视辨病、辨证、辨症三位一体的重要原则。

例如，痛经是妇科最常见的疾病之一，主症为"痛"，其发病关键或为"不通则痛"，或为"不荣则痛"，辨证常可分为肾气亏损、气血虚弱、气滞血瘀、寒凝血瘀、湿热蕴结五型。因此，其治疗首先应该辨证论治，如肾气亏损者可选用"巴戟天－山茱萸"等药对以补肾气、填肾精，但因主症为"痛"，止痛为当务之急，故又需辨"症"论治，配伍"白芍－甘草"缓急止痛，甚至配伍"金铃子－延胡索""五灵脂－蒲黄"行气活血止痛。

妇科药对所针对的"病"包括中医的"病"和西医的"病"两方面。"病"常包括一个发病、进展及转归的过程，或是随时间而变化的不同证候的连续，其中多有一个贯穿疾病始末的基本病机。如带下病，临床辨证虽可分为脾阳虚、肾阳虚、阴虚夹湿、湿热下注、湿毒蕴结等证型，但湿浊下注、脾肾功能失常是各证型的基本病理，故在辨证的前提下，治疗应针对这一病理配伍健脾利湿之品，"白术－茯苓""白术－苍术"即为针对带下病病机的这种常用治"病"药对；同时，鉴于带下增多见于西医学的阴道炎、子宫颈炎、盆腔炎、妇科肿瘤等疾病中，临床通常又借鉴现代药理研究的成果，添加针对这种炎症、肿瘤等西医之"病"而设的治"病"药对。比如因滴虫性阴道炎引起之带下，常配伍"灭滴"药对"苦参－蛇床子"。倘若带下量多难止，还需对症治疗，配伍"煅龙骨－煅牡蛎－禹余粮"或"芡实－金樱子"等以收涩止带。此外，像妇科临床以"蒲公英－忍冬藤"治乳痈、"王不留行－夏枯草"治子宫肌瘤、"马鞭草－白花蛇舌草"治盆腔炎性包块、"海藻－昆布"治妇科肿瘤、"白芷－皂角刺"用于输卵管不通等无不属于因"病"用药。至于像以"王不留行－皂角刺"下乳、"莲房炭－荆芥炭"止血、"荔枝核－香附"止痛，则显然又可归入对"症"治疗范畴。

上述各具特色的药对从另一个角度充分说明，中医妇科临床诊疗时既应固守"辨证论治"，又应注意"辨病""辨证"结合，从而使各种药对在临床运用时能获取最佳疗效。

## 六、外用治疗达病所

女性生殖道与外界相通，因此在妇科疾病治疗中，除内治法外，还可以配合外治法，如外阴熏洗法、阴道冲洗法、阴道纳药法、贴敷法等，使药物直达病所，取得疗效。

用于外治法的妇科药对多由清热、解毒、燥湿、杀虫、收敛之类药物组成，常用于前阴诸病。如"龙胆草－黄檗"煎水外洗可用治外阴肿痛、渗液、瘙痒；"血竭－蛤蜊粉－冰片"研末外用可治外阴溃疡；"千里光－忍冬藤"煎水外洗坐浴可用于治外阴炎、阴道炎……

前阴局部的反应和影响可累及全身，同样有些前阴病又是全身病变在前阴局部的反应。所以，治疗上既要外治法局部用药，又要结合内治法进行整体调治。

# 第 *5* 章

# 影响妇科药对作用的因素

妇科药对的作用受诸多因素的影响，但影响其基本作用的最直接因素是药物的用量及炮制方法。

## 一、药物用量对药对作用的影响

妇科药对的功效除与组成该药对的单味药物的功效密切相关外，还与其药物的用量及用量比例相关。在以性味、归经、功用等基本相同的药物组成的药对中，药物各自的用量及其比例，在一定范围内的变化不会改变药对的基本功效，一般只有作用强弱之别。而在以性味、归经、功用不同甚至相反的药物组成的药对中，药物用量的变化，尤其是两药用量比例的变化，将影响、改变药对的基本作用，因此，临床运用此类药对时要特别注重其用量比例，才能收到预想的疗效。

例如，"桂枝 – 白芍"合用，当两者的用量比例为 1∶1 时，一散一收，桂枝解肌发表而不太过，白芍益阴敛营而不留邪，共奏调和营卫之功。若两者比例为 1∶2，则桂枝走表之功被制约，转随白芍入里而祛寒，共奏温里补虚、缓急止痛之功。又如前所述治经行水肿之"赤小豆 – 红枣"，临床用量后者应小于前者，否则将攻邪（渗利）不足而助邪有余。再如治妇女月经不调之常用药对"当归 – 川芎"，前者养血之中有活血之功，后者善于活血行气。若以其治疗妇女血虚月经不调，则当归用量必须重于川芎，否则不但达不到补血目的，反而川芎之辛香温燥加重阴血的耗伤。

另外，临床运用药对时，应遵循历代医家公认，且已被长期临床实践证实的一种特定的药物用量比例。例如"黄芪－当归"，当它们的用量比例为5∶1时，能专事补血；若等量配伍，则气血双补。又如"黄连－吴茱萸"，若取它们泻火清肝降逆之功，则两者用量比例通常为6∶1；其他如"柴胡－黄芩"比例为8∶3时，和解少阳；"滑石－甘草"比例为6∶1时，清暑利湿。这些都为前人经验的积累，应予重视、继承。

综上所述，药物用量的变化可以改变药对的基本作用，因此临床运用妇科药对时，在强调辨证遣药的同时，切不可忽略其用量，尤其是用量的比例。

## 二、药物炮制对药对作用的影响

炮制是药材在应用前必需的加工过程。药物经不同方法炮制，会发生多种多样的变化，可使药物在性味、归经、趋向、毒性及功效等方面发生不同程度的改变。这种改变进而必然会影响药对的基本作用。例如，甘草生用泻火解毒力强，蜜炙甘草则益气和中力胜。因此，清热利湿药对"滑石－甘草"中甘草应用生者，而健脾益气药对"人参－甘草"中以蜜炙者为佳。否则会补之不足，或泻之无力，达不到最佳的疗效。又如地黄，生地黄长于清，能清热凉血；熟地黄专于补，能补肾益阴。因此，凉血药对应选用生地黄，而补肾药对应选用熟地黄。再如药对"蒲黄－五灵脂"，若二药生用，则长于活血祛瘀止痛，用治经行腹痛而经量不多者；若二者炒用，则长于止血，用治月经量多伴小腹隐痛者。由此可见，同样的药物，因炮制不同，其功用将发生改变，临证时应正确选用，否则，"炮制不明，药性不确，则汤方无准，而病症不验也"。此外，临床上还有一些药物因炮制方法不同，而形成较为固定的配伍组对。例如，"生首乌－肉苁蓉""制首乌－熟地黄"等。

# 第*6*章

# 妇科药对的应用

妇科药对作为一种特定配伍方式在妇科临床应用中极为广泛。有时一个药对可以单独应用，有时数个药对联合应用，还可与方剂配伍应用。

## 一、单独应用

如前所述，药对与方剂既有区别，又有联系，很多药对实际上就是一首独立的方剂，因此它单独用于妇科临床无可非议。如主治月经不调、痛经、闭经等的"当归－川芎"，即妇科专方佛手散，可用治痛经的"川楝子－延胡索"，即为方剂金铃子散；可用治痛经、闭经、急性盆腔炎、急性附件炎、胎盘残留、产后恶血不去等病症的"大黄－桃仁－䗪虫"，即仲景下瘀血汤；治湿热带下的"苍术－黄檗"，即为著名方剂二妙散；等等。除此以外的众多药对，虽然没有固定的方名，尚未被公认为方剂，但由于其组成是以治法为依据，且配伍严谨，疗效确切，因此将其视作方剂单独运用于临床也未必不可。如外阴溃疡患者，可单用药对"艾叶－苦参"煎水坐浴。

一般而言，药对单独运用，其用量较重，有重点突出、药少力专、精悍不杂之优点，适用于单纯且程度较轻的病症。

## 二、配入方剂中应用

为了适应复杂病情，或发挥出药物的更大效用，妇科临床往往选用多味药物组成方剂应用。随手剖析一首方剂的组织结构，我们不难发现，其间或多或少含有一组或数组药对。这些药对既可以作为某一方剂的主体结构，也可以作为方剂的次要部分。

用作方剂的主体结构时，方剂的功用、主治与其基本保持一致，在方剂加减变化时切不可将其去除。例如完带汤，正因为以"白术－山药"为主要部分，该方才具有健脾燥湿止带之功，主治脾虚湿浊下注之带下；温经汤之所以重在温经散寒，就是因为以药对"吴茱萸－桂枝"为主。其他如青蒿鳖甲汤中的"青蒿－鳖甲"、桂枝汤中的"桂枝－白芍"、易黄汤中的"山药－芡实"等都属同一类型的应用方式。

药对用作方剂的次要部分时，其意义或为加强方剂主体部分的功效，或为兼治次要病机或症状，或为减弱消除主要部分的毒副反应，或为引经报使。例如：药对"生姜－大枣"在桂枝汤中有助"桂枝－白芍"调和营卫之功；药对"柴胡－白芍"在完带汤中是针对次要病机肝气郁结而设；而药对"当归－川芎"在妇科调经基础方四物汤中的意义有三：一助"熟地黄－白芍"补血，二能针对次要病机"血滞"，三可制约地、芍之滋腻。正如医家张秉成所言："补血者，当求之肝肾，地黄入肾，壮水补阴；白芍入肝，敛阴益血，两味为补血之正药。然血虚多滞，经脉隧道，不能滑利通畅，又恐地、芍纯阴之性，无温养流动之机，故必加以当归、川芎辛香温润，能养血而行血中之气者以流动之。"至于药对"柴胡－升麻"则在补中益气汤中被用作使药，以升阳举陷。

药对配入方剂中应用还表现在对方剂的加减变化上，增加药味时可考虑选用药对，以最大限度地提高方剂的疗效。如前人在使用四物汤时，或加"桃仁－红花"成为桃红四物汤，或加"黄芩－黄连"成为芩连四物汤，或加"炮姜－肉桂"成为姜桂四物汤，或加"人参－黄芪"成为圣愈汤。减少药味时应尽可能避免拆散有效药对。

药对配入方剂中应用一般为数个药对的联合应用。药对的联合不是随意凑合，而是在中医药理论的指导下，针对一定病、证的治疗需要，选择适当的药对，按照一定法度组合。由于药对之间存在交叉配伍关系，因此临床运用时既要善于利用交互作用所产生的多种功能，在减少药味的同时，通过协同增效，扩展全方功用，增加其临床适应性，又要避免那些不利于治病的药物拮抗作用或毒副反应的产生。

## 三、在药物炮制中应用

炮制是根据中医药的基本理论，按照中医用药的不同要求，在药物应用于临床前或制剂生产前对药材进行各种特殊制作的一种传统制药技术。妇科临床所用药物，有些是应用另一种药物为辅料进行加工炮制的。经此炮制处理后的药物，或作用增强，或毒副反应减弱、消除，或使药物更能发挥其个性特长，甚至产生新的效用等，这种药物实际上已具备药对特征，因此从一定意义上说，它本身即是一个药对。

在药物炮制中，药对的应用具有多方面的意义，一般与所选相应药对组成的方式和作用密切相关。例如，用于妊娠呕吐的姜半夏，即利用药对"半夏－生姜"的相畏配对原理，以生姜汁拌入半夏片中，微炒至吸干后而成。它既借生姜和胃化痰之功以增止呕之效，又因生姜的相杀而使半夏毒性大减，从而使其达到治疗效果而又无损胎元。又如萸黄连、胆南星，是利用药对"黄连－吴茱萸""天南星－牛胆汁"的寒热配对原理，经适当加工而成。黄连经吴茱萸炒制后，既减其寒凉之性使其无伤阳败胃、冰伏留邪之忧，又得"最善降逆止呕"的吴茱萸相助，而使和中止呕之功倍增；天南星性温，经性凉的牛胆汁制过后而成胆南星，其性由温转寒，既能清热，又能豁痰，妇科临床常用于经行眩晕、子晕、子痫等属痰热引起者。熟地黄为妇科常用之品，清代妇科专家傅青主曰："熟地黄，阴中之阳药，生血益精，长骨中、脑中之髓。真阴之气，非此不生；虚火之焰，非此不降。夺命之神品，延龄之妙味。"虽然熟地黄为"益阴养血之上品"，但其"禀至静之性"，久服有"腻膈"之忧，故临床必要时将其与砂仁相伴，动静相伍，使熟地黄"补而不滞"。妇科药对中，以白蜜、酒、醋为辅料进行加工的药物较多，如蜜炙黄芪、蜜炙甘草、蜜炙天门冬，皆取二甘合用，协同增效的作用，使健脾润肺的作用大增。生麻黄作用峻猛，有伤阴耗气之弊，不适宜"不足于血"的妇人，尤其是在经期、妊娠、产后等特殊时期的妇女，然蜜炙后则味甘微苦、性温偏润，作用缓和。妇科调经要药当归，若用酒洗或酒炒，则得酒通行升散之性，功偏行血活血；大黄酒制，则借酒上行之力，而不致直泻肠胃，使泻下之力缓，而逐瘀之功增。如延胡索醋制，止痛功良；蒲黄炒阿胶，止血效捷，且无留瘀之弊；蛤蜊粉炒阿胶、朱砂拌茯苓、鳖血拌柴胡等，无不借药对的配伍作用，而使药物更好地发挥疗效。

# 第 7 章

# 月 经 病

月经病是指以月经的周期、经期、经量异常为主症，或伴随月经周期，或以绝经前后出现明显症状为特征的疾病。月经病是妇科临床的常见病、多发病，被列为妇科病之首。

常见的月经病有月经先期、月经后期、月经先后无定期、月经过多、月经过少、经期延长，经间期出血、崩漏、痛经、闭经，以及月经前后诸证、绝经前后诸证等。

月经病的治疗原则重在治本以调经，而治本大法有补肾、扶脾、疏肝、调理气血等，常以补肾扶脾为要。故该类药对，尤师多用滋肾温阳、健脾益气、疏肝理气、养血活血等药物为主组方。因月经周期各阶段的生理病理特点不同，故尤师使用药对会顺应周期的不同时期而变化：经期血室正开，大寒大热之剂慎用；经后血海空虚，勿强攻，注重调补；经前血海充盛，勿滥补，给予疏导。备孕者此期慎用活血破瘀之品另当别论。总的原则是，以证之虚实酌用攻补。

## 第一节　月经先期

月经周期提前 7 天以上，甚至 10 余天一行，连续 3 个周期以上者，称为"月经先期"，亦称"经期超前""经行先期""经早""经水不及期"等。

月经先期多因气虚、血热致冲任不固所致，故治以益气、凉血为要，尤师常用药对以益气补脾固肾或滋阴清热泻火之品组成，尤突出安冲之大法。

西医学月经频发可参照本病辨证治疗。

## 一、气虚

### 人参－黄芪

【功效】 益气摄血，健脾升阳。

【主治】 脾不统血之月经先期、月经过多、经期延长、崩漏，以及中气下陷所致之子宫脱垂、脾虚带下等脾肺气虚证。

【用法】 人参10g，黄芪15~30g。

【备考】 人参、黄芪伍用，出自《脾胃论》补中益气汤，该方主治气虚下陷及气虚发热之证。

【按语】 脾胃为后天之本，乃气血生化之源，而冲脉又隶于阳明。妇女脾胃健运，气血充盛，则血海满盈，经候如期，胎孕正常。若脾胃失调，生化之源不足，影响冲任，就容易发生经、带、胎、产、乳的各种疾病。如气虚血失统摄，则见月经先期、经期延长、崩漏等；若气虚清阳不升，中气下陷，则可见子宫下垂；若脾胃气虚，运化失常，则水湿下注，则可见带下过多、经行泄泻、水肿等。治宜益气摄血，健脾升阳。人参味甘微苦性温，大补元气，补气之中兼能养阴，守而不走。黄芪味甘性温，健脾补肺，补气之中兼能升阳，走而不守。两药相须配对，补气之力倍增，且一走一守，阴阳兼顾，彻里彻外，通补无泻。故一切气虚不足之证均可用之。

### 人参－白术

【功效】 益气摄血，健脾燥湿。

【主治】 脾胃气虚诸证。

【用法】 人参10g，白术15g。

【备考】 人参、白术相伍出自《太平惠民和剂局方》四君子汤，该方为补气健脾的基础方，主治脾胃虚弱证。

【按语】 "人参甘温质润，能补五脏元气，白术甘温健脾，能补五脏之母气"（《医方考》）。两者相伍，人参补气而力峻，能挽救虚脱；白术偏于健脾以生气，且能燥湿、安胎。两药相辅相成，健脾益气而燥湿，故凡脾胃气虚、血失统摄及脾虚湿浊内停之证，无论急缓均可选用。临床运用时，生白术适用于益气生血，便秘者宜大剂量；炒白术适用于健脾燥湿；焦白术适用于助消化、开胃口、散癥癖；土炒白术适用于补健脾胃而止泄泻。

## 人参－山药

【功效】 健脾益气，养阴固肾。

【主治】 脾胃虚弱、血失统摄之月经先期、崩漏，或脾虚水湿不运之带下过多、经行泄泻。

【用法】 人参 10g，山药 15g。

【备考】 人参、山药相伍出自《太平惠民和剂局方》参苓白术散与《傅青主女科》完带汤。前方为补气健脾、渗湿止泻，主治脾虚湿停泄泻证；后方补脾疏肝、祛湿止带，主治脾虚肝郁，湿浊下注之白带过多证。

【按语】 人参甘温，大补元气，善补脾肺之气。山药甘平，平补气阴，且性兼涩，能益肾固精。两者相伍，正如《本草正》所言："山药能健脾补虚，滋精固肾，治诸虚百损，疗五劳七伤。第其气轻性缓，非堪专任，故补脾肺必主参、术；补肾水必君茱、地……"可见两药配伍，相辅相成，一专于补，一兼有涩，既可使健脾益气的作用增强，又收涩固精，且使补气而无温燥伤阴之忧。

## 人参－炙甘草

【功效】 益气健脾。

【主治】 脾胃虚弱诸证。

【用法】 人参 6~10g，炙甘草 6~10g。

【禁忌】 人参、炙甘草系甘缓补益之品，有壅中滞气之弊。

【备考】 参《太平惠民和剂局方》四君子汤。

【按语】 人参甘温，大补元气，"能回阳气于垂绝，却虚邪于俄顷"（《本草经疏》）。甘草甘平，作用和缓，善补心脾之气，且可调和脾胃。两者相伍，相辅相成，相得益彰，使益气健脾之功倍增。

## 人参－阿胶

【功效】 益气养血，滋阴止血。

【主治】 脾不统血之月经先期、月经过多、崩漏等证。

【用法】 人参 10g，阿胶 10g。人参宜文火另煎，阿胶烊化冲服。

【禁忌】 人参反藜芦，畏五灵脂。

【备考】 人参、阿胶相伍出自《金匮要略》温经汤，该方为妇科调经常用方，主治冲任虚寒、瘀血阻滞之月经先期、崩漏、月经量多、不孕等病证。

【按语】 人参味甘性温，归脾经、肺经，功善补气健脾益肺，为脾、肺气虚常用之品。阿胶味甘性平，归肺经、肝经、肾经，功偏补血滋阴止血。两药合用，健脾益气以摄血、生血，故脾不统血之月经先期、月经过多、崩漏，以及阴血亏虚之证均可用以治疗。

## 二、血热

### 生地黄 – 地骨皮

【功效】 养阴清热，凉血调经。

【主治】 阴虚血热所致的月经先期、月经过多、崩漏等证。

【用法】 生地黄 10g，地骨皮 10g。

【禁忌】 脾虚腹满便溏及胸闷食少者不宜用。

【备考】 生地黄、地骨皮伍用，出自《傅青主女科》两地汤，该方治肾脏火旺水亏而致的月经先期量少，临证用之颇效。

【按语】 生地黄味甘苦性寒，主入心肝血分而能清热滋阴，凉血止血，故妇女月经因阴虚血热而不调者，均可用之。《名医别录》云："生地黄主男子五劳七伤，女子伤中，胞漏下血。"地骨皮味甘淡性寒，入肺经、肝经、肾经，能上清肺火以止咳，下滋肾水（含泻肾经之火）以退骨蒸，内走血分以凉血止血，故虚热、实热都可应用。常用于阴虚发热、盗汗、骨蒸及血热妄行之出血证。两药合用，生地黄清热凉血而滋阴养液，地骨皮清退虚热而凉血止血，相辅相成，相得益彰。

### 地骨皮 – 牡丹皮

【功效】 清透热虚，凉血止血。

【主治】 阴虚血热、迫血妄行之月经过多，先期而至，甚则崩漏及经行、产后发热等病症。

【用法】 地骨皮 10g，牡丹皮 10g。

【禁忌】 血虚有寒者忌用。

【备考】 地骨皮、牡丹皮伍用，出自《傅青主女科》清经散，该方治血热迫血妄行之月经先期量多者。

【按语】 地骨皮味甘性寒清润，主在清降，善清阴中之虚热，为退虚热、疗骨蒸之佳品。牡丹皮辛寒，偏于清透，善透血中之伏热。牡丹皮生用偏于清热凉血，酒炒用功在活血散瘀，止血宜炒炭用。两药合用，内清外透，相得益彰，且清透而不伤阴，共奏清热凉血止血之功，热清血凉，冲任固摄复常，故月经应时而下。

## 黄芩－栀子

【功效】 清热泻火，凉血止血。

【主治】 月经过多，经期提前，甚至崩漏等证属里热炽盛者，又治胎热不安。

【用法】 黄芩 10g，栀子 10g。

【禁忌】 脾胃虚寒者忌用。

【备考】 黄芩、栀子伍用出自《外台秘要》黄连解毒汤、《太平惠民和剂局方》凉膈散、《医方集解》龙胆泻肝汤，三方均能清热泻火解毒，主治火热毒邪炽盛之证。

【按语】 黄芩味苦性寒，能清热泻火，凉血止血，可治疗火毒炽盛迫血妄行之出血证。且能除热安胎，用治怀胎蕴热、胎动不安之证。栀子苦寒清降，泻火除烦，凉血解毒之效较强。两药均为苦寒泻热之品，黄芩偏用于泻中、上二焦火热，栀子通泻三焦，于此，使清热泻火、凉血止血的作用倍增，故用于里热炽盛、迫血妄行之证。

## 牡丹皮－栀子

【功效】 清肝凉血。

【主治】 月经不调属肝经血分郁热者。

【用法】 牡丹皮 10g，栀子 10g。

【备考】 牡丹皮、栀子伍用出自《校注妇人良方》丹栀逍遥散，该方主治肝郁化火，兼脾弱血虚之月经不调、肚腹作痛等，为妇科临床常用方。

【按语】 肝经血分郁热，热迫血妄行，见月经超前，量多。治宜清肝泻火，凉血止血。牡丹皮味辛苦性凉，归心经、肝经、肾经。《本草纲目》

言其"治血中伏火，除烦热"，有凉血止血之功，因其能活血散瘀，故止血又无留瘀之弊。栀子味苦性寒，归心经、肝经、肺经、胃经、三焦经。本品苦寒清降，有清热泻火凉血之功，可用于血热妄行之出血证。两者相伍，牡丹皮长于凉血，凉而能散，栀子善于泻火，清而能降，共奏清肝泻火、凉血止血之功。

# 第二节　月经后期

月经周期延长 7 天以上，甚至 3~5 个月一行，连续出现 3 个周期以上，称为"月经后期"，亦称"经行后期""月经延后""经迟"等。本病包括西医学的月经稀发。

月经后期多因精血不足或邪气阻滞，血海不能按时满溢所致，因此治宜补肾益精、行气活血，使血海按时满溢，月经应时而下。本类药对尤师常用益肾养血、温经活血、行气化痰之品组方。

## 一、肾虚

### 山茱萸 – 枸杞子

【功效】　补肝肾，益精血。

【主治】　肝肾精血不足之月经后期、闭经，亦可用于肝肾冲任不固之月经量多、崩漏等病症。

【用法】　山茱萸 15g，枸杞子 15g。

【备考】　山茱萸、枸杞子伍用出自《景岳全书》左归丸、左归饮，两方主治真阴不足证。

【按语】　肝肾亏虚，精血不足，血海不能按时满溢，遂致月经后期、闭经。治宜补肝肾，益精血。山茱萸酸微温质润，其性温而不燥，补而不峻，既能补肾益精，又能温肾助阳，为补益肝肾之要药，《药性论》言其"止月水不定，补肾气，兴阴道，添精髓，疗耳鸣……止老人尿不节"。枸杞子味甘性平，有补肝肾、益精血、明目、止渴之效，《本草经集注》曰它"补益精气，强盛阴道"。两者相伍，枸杞子专于补肝肾，山茱萸于补肝肾阴阳之中又寓固冲任、涩精血之效，相须为用，相得益彰。因两者配伍既补肝肾，又固冲任，故亦可用于肝肾不足、冲任不固之月经过多、崩漏等证，属"双向调节"药对。

## 生鳖甲 - 生龟甲

【功效】 滋阴清热，补肾调经。

【主治】 月经量少，经行后期伴手足心发热等阴虚症状者。

【用法】 生鳖甲 15g，生龟甲 15g。二者入煎剂宜打碎先煎。

【禁忌】 阳虚及外邪未解者忌用；脾胃虚寒、食少便溏者及孕妇忌服。

【备考】 生鳖甲、生龟甲伍用出自《温病条辨》大定风珠，该方主治真阴大亏、阴虚风动之证。

【按语】 鳖甲味咸性寒，入肝经、肾经，咸寒质重，能滋肝肾之阴而潜纳浮阳，用于热病伤阴之夜热早凉、五心烦热，且咸能软坚散结、破瘀通经，用于治疗月经不通、癥瘕积聚等病症。龟甲味甘咸性寒，入肝经、肾经、心经。龟甲味咸入肾，味甘补益，质重潜降，故有滋阴益肾，调补经血之效，可用于阴虚血热所致的月经不调、闭经等。两药伍用，龟甲偏于滋肾阴，补益之力大于鳖甲；鳖甲偏于入肝退热，散结之力大于龟甲。两者取长补短，共奏滋阴清热、补肾调经之功。两药生用，清热之效更强。

## 熟地黄 - 当归

【功效】 补肾滋阴，养血调经。

【主治】 血虚精亏之月经不调、崩漏、胎漏等病症。

【用法】 熟地黄 15g，当归 10g。

【备考】 熟地黄、当归伍用出自《太平惠民和剂局方》四物汤，用以"调益荣卫，滋养气血。治冲任虚损，月水不调，脐腹绞痛，崩中漏下……"，为妇科补血调经的基础方。

【按语】 熟地黄、当归均为补血要药。熟地黄味甘性温味厚，质柔润，善滋肾阴而养血调经；当归味辛甘而性温，质体润，长补肝血而活血调经。两者相伍，正如焦树德《用药心得十讲》所言："熟地黄补血其性静，当归补血其性动，熟地黄滋阴精而养血，当归生新血而补血，两药合用能互补长短。"可见两者有补而不滞、温而不燥、滋而不腻之特点，为妇人经病诸虚不足之良药。

### 紫河车－肉苁蓉

【功效】 温阳补肾，填精益血。

【主治】 肾阳不足、精血亏损之月经后期、闭经、不孕。

【用法】 紫河车 1.5~3g，肉苁蓉 15g。应用紫河车时研末装胶囊吞服，每次 1.5~3g，每日 2~3 次；或用鲜品半个或一个煨食，每周 1~2 次。

【备考】 自拟。

【按语】 紫河车味甘咸性温，归心、肺、肾三经。本品为血肉有情之品，能温肾阳，益精血，"峻补营血""主男女虚损劳极，不能生育，下元衰惫"（《本草图经》）。现代药理实验研究表明：本品含多种激素（促性腺激素 A 和 B、催乳素、促甲状腺激素、催产素样物质、多种类固醇激素和雌酮），且具有免疫作用，能增强机体抵抗力，可促进乳腺、子宫、阴道、卵巢、睾丸的发育。肉苁蓉味甘咸而性温，能补肾阳、益精血、暖腰膝，用于肾阳不足、精血亏虚的阳痿、不孕、腰膝酸软及筋骨无力。《本草汇言》言其"养命门，滋肾气，补精血之药也。……妇人冲任失调而阴气不治，此乃平补之剂，温而不热，补而不峻，暖而不燥，滑而不泄，故有从容之名"。两者相配，相辅相成，为温阳补肾、填精益血之常用药对。适用于月经后期、量少、闭经、不孕属肾虚、精血亏极者。

### 桑寄生－当归

见胎漏、胎动不安·肾虚。

## 二、血虚

### 白芍－熟地黄

【功效】 滋肾补肝，养血补血。

【主治】 肝肾不足、冲任虚损之月经不调、月经后期、闭经、不孕或妊娠腹痛、胎漏、胎动不安等。

【用法】 白芍 15g，熟地黄 10g。

【禁忌】 两药均为黏腻滋补之品，有碍消化，故凡脾虚食少、腹满便溏或痰湿素盛者，均不宜使用。

【备考】 白芍、熟地黄伍用出自《金匮要略》芎归胶艾汤，该方主治阴血亏虚及冲任损伤之胎动不安、崩漏，或胞阻等。据本方化裁而成的四物汤（《太平惠民和剂局方》），为后世补血调经的祖方。

【按语】肝主藏血，肾主藏精，精血互生互化，故有"精血同源""乙癸同源"之说。若肝肾不足，精血亏损，血海不能按时满溢，则月经不调、经期错后，甚至闭经、不孕。白芍味酸苦性微寒入肝，养血调经敛阴；熟地黄味甘性温入肾，补血滋阴益精。两者配伍之妙，正如《成方便读》所言："补血者，当求之肝肾。地黄入肾，壮水补阴；白芍入肝，敛阴益血，二味为补血之正药。"肝肾得补，冲任充盛，经孕正常。

## 当归－白芍

【功效】补血行血。

【主治】心肝血虚、血脉不和之月经不调、月经后期、痛经、妊娠腹痛等。

【用法】当归 10~15g，白芍 10~15g。

【备考】白芍、当归伍用出自《金匮要略》当归芍药散，主治妊娠肝脾不和所致腹痛。芎归胶艾汤、四物汤中亦配有此药对。

【按语】当归、白芍配伍，是临床常用的养血药对之一。当归性温，补血养血，辛香走散；白芍性寒，补血和营，味酸收敛。两药合用，一温一寒，一开一合，动静相宜，使其补血而不滞血，行血而不耗血。此外，当归能和肝而活血止痛，白芍能柔肝而和营止痛。两者合用，还具有养肝和血止痛之力，可用治痛经、妊娠腹痛。现代临床应用广泛，有报道可用之治疗经前期综合征、绝经综合征、盆腔炎、子宫肌瘤等病症属肝脾不调者。

## 白芍－川芎

【功效】养血柔肝，活血调经。

【主治】肝血不足之月经不调、闭经，以及肝郁血滞之胸胁胀满疼痛、月经不调、痛经等。

【用法】白芍 15g，川芎 10g。

【禁忌】白芍反藜芦。

【备考】白芍、川芎伍用，出自《金匮要略》芎归胶艾汤，该方养血止血、调经安胎。

【按语】肝主藏血，性喜条达。若肝血不足，血不养肝，则肝失疏泄，气郁血滞。白芍味微苦略酸，入肝经，功擅养血敛阴柔肝。川芎味辛性温香窜，主入肝经，行气活血。两药相伍，动静结合，散敛并举，辛酸相合，切合肝体阴而用阳之性。《本草求真》云："血之盛者，必损辛之以散，故川芎号为补肝之气；气之盛者，必损酸之以收，故白芍号为敛肝之液，收肝之气，而令气不妄行也。"如此养血活血兼顾，疏肝柔肝并举，适用于肝之阴血不足所致之月经不调。因其能柔肝理气止痛，故亦可用于肝郁血滞之胸胁胀满疼痛及痛经。

### 丹参－鸡血藤

【功效】补血活血调经。

【主治】月经后期，量少属血虚夹瘀者。

【用法】丹参 15g，鸡血藤 15~20g。

【备考】自拟。

【按语】丹参味苦性微寒，归心经、肝经。本品"降而行血，血热而滞者宜之，故为调经产后要药"（《重庆堂随笔》）。《妇人明理论》曰："一味丹参散，功同四物汤。"可见本品活血调经而不伤血。鸡血藤味苦甘性温，归肝经。本品既能活血，又能补血，对血瘀、血虚之证均适宜，与丹参配伍，相辅相成，用治血虚夹瘀，血海不能按时满溢之月经后期、量少之证。

## 三、血寒

### 肉桂－牛膝

【功效】温经散寒，活血调经。

【主治】月经不调，如月经后期、月经过少、闭经、痛经等属寒凝血瘀者。

【用法】肉桂 2~5g，牛膝 15g。肉桂宜后下或焗服，或每次 1~2g 研末冲服。

【禁忌】孕妇及月经过多者忌用。

【备考】肉桂、牛膝伍用，出自《妇人大全良方》温经汤，该方主治寒凝血瘀之月经后期、痛经等。临床运用时，活血通经、利水通淋、引火下行用川牛膝，补肝肾强筋骨宜怀牛膝。

【按语】肉桂味辛甘性热，归脾经、肾经、心经、肝经。本品辛行温通之力较强，温经通脉之功胜，故可用治冲任虚寒，寒凝血滞之月经不调、痛经等证。牛膝性善下行，活血通经，主治妇科经产诸疾，如瘀血阻滞的经闭、痛经、月经不调、产后腹痛。两药相伍，肉桂长于温通，牛膝善于下行，相互促进，共奏温经散寒、活血调经之功。对月经错后过久者，可用其温经活血，引血下行。

## 巴戟天－小茴香－香附

【功效】 温阳散寒，理气止痛。

【主治】 阳虚寒凝气滞之月经不调、经期错后伴小腹痛者。

【用法】 巴戟天 10g，小茴香 6g，香附 10g。

【备考】 自拟。

【按语】 巴戟天味甘辛性微温，归肾经、肝经。本品能温肾壮阳益精，用于男性肾阳虚弱的阳痿，女性不孕、月经不调、少腹冷痛等。小茴香味辛性温，能温肾暖肝、散寒止痛，与巴戟天相伍，一长于温肾壮阳，一善于散寒止痛，标本兼顾，使温阳散寒之功倍增。香附辛能通行，苦能疏泄，微甘缓急，为疏肝解郁、行气止痛之要药，有"气病之总司，女科之主帅"之誉。三者合用，一温阳，一散寒，一理气，散寒理气不伤正，故适宜阳虚寒凝气滞之月经不调伴小腹胀痛者。

## 吴茱萸－当归

【功效】 温经散寒，祛瘀养血。

【主治】 冲任虚寒、瘀血阻滞之月经不调、痛经、崩漏等证。

【用法】 吴茱萸 3~5g，当归 15g。

【备考】 吴茱萸、当归伍用出自《金匮要略》温经汤，该方主治冲任虚寒、瘀血阻滞、漏下不止；亦治月经不调，或前或后，或逾期不止，或一月再行，或经停不至，而见傍晚发热、手心烦热、唇口干燥、少腹里急、腹满，或妇人久不受孕。现代临床仍为妇科调经之祖方，屡用屡验。

【按语】 吴茱萸嘉兴辛性热燥烈，主入于肝，能温经散寒、通利血脉。当归味辛甘性温，味重质润，既补血又行血，为妇科养血调经所常用。两药同用，吴茱萸温散，当归行血以助之；当归温补，吴茱萸温经以行之。吴茱萸得当归，温散而不伤阴血；当归得吴茱萸，行血之力倍增。两者刚柔相济，相辅相成，共奏温经散寒、祛瘀养血之功。

## 四、气滞

### 香附－乌药

【功效】 疏肝理气，散寒调经。

【主治】 月经后期，经行腹胀痛，且胀重于痛者，证属肝郁气滞。

【用法】 香附 10g，乌药 10g。

【备考】 香附、乌药伍用出自《韩氏医通》青囊丸。方由香附、乌药组成，治一切气痛。《兰室秘藏》乌药汤中也有此二药的配伍。

【按语】 香附辛散苦泄甘缓，不寒不热，善于理气开郁止痛。因其兼入血分，为"血中气药"，故又能理气调经，被誉为"气病之总司，女科之主帅"。乌药味辛性温，入脾经、肺经、肾经、膀胱经。乌药辛开温通，上走脾肺，顺气降逆，散寒止痛；下达肾与膀胱，以温暖下元，调下焦冷气。因其能通理上下诸气，故可广泛用于由气滞、气逆引起的腹胀、腹痛，尤以下腹疼痛者，其效更佳。两药相伍，香附可行血分之气，乌药专走气分；香附偏于疏肝理气，乌药长于顺气散寒。一气一血，对于月经后期及经行腹胀痛证属肝郁气滞夹寒者用之效如桴鼓。因两药善行气止痛，故对胀重于痛者最为适宜。

### 川芎－香附

【功效】 理气解郁，活血调经。

【主治】 气郁血滞之月经后期、痛经、胁痛及月经不调等。

【用法】 川芎 10g，香附 10g。

【禁忌】 两药均为辛燥之品，故阴虚火旺者慎用。

【备考】 自拟。

【按语】 气为血帅，气行则血行，气郁则血滞，气血郁滞，血海不能按时满溢，故经期推后、痛经。川芎辛散温通，走而不守，入血行气，气行则血行。香附辛平，其性宣畅，能通行十二经、八脉气分，前人称它"主一切气"，且能入血分以行气调经。其与川芎伍用，一长于活血，一善于行气，气血并调，共奏理气活血调经之功。现代药理研究表明，香附有一定的镇痛作用，川芎具有扩张血管、解痉止痛作用，临床用治自主神经功能紊乱、血管舒缩障碍所致的偏头痛，单用此两药研末冲服，即可收到良好的疗效。

# 第三节  月经先后无定期

月经周期时或提前或延后 7 天以上，交替不定且连续 3 个周期以上者，称为"月经先后无定期"，又称"经水先后无定期""月经愆期""经乱"等。

月经先后无定期的发病机制主要是冲任气血不调，血海蓄溢失常，多因肾虚、脾虚和肝郁所致，故治宜调补脾肾、疏肝解郁，以调理冲任气血。尤师常用药对有"白芍 – 龟甲""黄精 – 枸杞子"等。

西医学排卵障碍性异常子宫出血，出现月经先后无定期征象者可参照本病辨证治疗。

## 一、肾虚

### 熟地黄 – 当归

见月经后期·肾虚。

### 熟地黄 – 菟丝子

【功效】补肾填精益血。

【主治】肾虚精血亏损之月经先后无定期，以及胎动不安，经断前后见头晕眼花、腰膝酸软者。

【用法】熟地黄 15~20g，菟丝子 10~15g。

【禁忌】腹泻者慎用。

【备考】熟地黄、菟丝子相伍为临床补肾常用药对，《景岳全书》左归丸、固阴煎及驻景丸等均配有此药对。

【按语】《黄帝内经》曰："胞脉者，系于肾。"肾虚精血不足，冲任气血失调，血海蓄溢失常，故月经或前或后；精血亏虚，不能濡养胎儿，故胎动不安。熟地黄甘温，"益阴养血之上品"，功专补血滋阴、填精益髓。菟丝子甘温，温而不燥，既补肾阳，又滋肾阴，还可固精安胎。其与熟地黄相伍，阳中求阴，以助补肾益精血之功。因两者均擅补肝肾、益精血，且可固胎元，故可用治胎动不安及经断前后因肝肾不足所致之头晕眼花、腰膝酸软等。

## 白芍－龟甲

【功效】 滋肾养肝，补血填精，平肝潜阳。

【主治】 肝肾不足，精血两亏之月经不调、不孕，及阴虚阳亢之经行头晕目眩、耳鸣耳聋、烦躁易怒等。

【用法】 白芍 15g，龟甲 15g（打碎先煎）。

【禁忌】 腹满者忌用，白芍反藜芦。

【备考】 自拟。

【按语】 肝藏血，肾藏精，精血互生。精不足者血也少，血不足者精亦衰。精衰血少，故月经不调、不孕。治必滋肾填精，养肝补血。白芍酸苦微寒，归肝经，具养血敛阴、补肝平肝之功；龟甲甘咸而寒，直入肾经，甘补虚，咸益肾，为滋水涵木之品，具有补肾填精、滋阴潜阳之功。两药合用，肝肾同治，白芍补肝血以养肾精，龟甲滋肾阴以化肝血，于此，养血滋阴之功倍增，阴血充足，一则血海应时蓄溢，再则阴充制阳，故该药对既可用于肾虚精血不足之月经不调，又可用于治阴虚阳亢之头晕目眩之证。

## 黄精－枸杞子

【功效】 调补肝肾。

【主治】 肝肾不足、精血虚少之月经不调、闭经、不孕伴食少乏力等病症。

【用法】 黄精 20g，枸杞子 20g。

【备考】 自拟。

【按语】 黄精甘平厚腻，长于滋肾润肺、补脾益气，适用于肾阴不足、脾胃气虚、病后虚损、营养不良之证，为滋补之良品，《滇南本草》谓其"补虚填精"，《本草正义》更是说道此药"味甘厚腻，颇类熟地黄……补血补阴而养脾胃是其专长"。可见，黄精既能补中益气，又能养阴益精，为气阴两补之品。枸杞子甘平质润，长于滋肾补肝。两药合用，黄精多入脾而补后天，枸杞子多入肾而助先天，补脾益气以生精血，故有先后天并补、气阴兼顾之妙。黄精与枸杞子均药性平和，有良好的调补之功，主要用于诸虚劳损、年老体弱、精气两虚之证。临证应用时，可取两药等份为末，和蜜为丸，长久服用。

## 二、肝气郁滞

### 柴胡－白芍

【功效】 疏肝解郁，养血调经。

【主治】 月经不调证属肝郁气血不调者。

【用法】 柴胡 6~10g，白芍 15g。

【禁忌】 白芍反藜芦。

【备考】 柴胡、白芍伍用出自《太平惠民和剂局方》中逍遥散。该方治"血虚劳倦，五心烦热，肢体疼痛，头目昏重……及血热相搏，月水不调，脐腹胀痛……"。

【按语】 柴胡味苦辛，性微寒，其气味俱薄，轻清升散，入肝经善于条达肝气而解郁，为疏肝解郁之要药，常用于治肝气郁结所引起的胸胁胀痛、月经不调、乳房胀痛。然肝为藏血之脏，体阴而用阳，病在"用阳"，实关"体阴"，涵养肝体，实乃解郁之本。若纯用柴胡辛散之品，则必伤阴血，使肝愈躁急，郁终不除，故配伍白芍。白芍酸苦微寒，功擅养血敛阴柔肝，补肝体和肝用，与柴胡相伍，一散一收，动静结合，体用兼顾，疏散条达不伤正，养血敛阴而不滞，从而使肝气条达、气血调和、月经正常。临床上妇科其他病证属肝气郁结者均可配伍应用。

### 香附－白芍

【功效】 疏肝理气，养血调经。

【主治】 妇女情志不畅、肝气不舒、气血不和所致月经不调、经行腹痛、胁痛腹胀等。

【用法】 香附 10g，白芍 15g。

【禁忌】 白芍反藜芦。

【备考】 自拟。

【按语】 香附为气分之药，能"利三焦，解六郁。消饮食积聚，痰饮痞满，妇人崩漏带下，月事不调，胎前产后百病"，然最善疏肝解郁、调经止痛。白芍为血分之药，能"补血，泻肝，益脾，敛肝阴。治血虚之腹痛"，但最善补血养阴、柔肝止痛。两药伍用，一理肝气，一养肝血，动静相宜，散收并用，与肝体阴而用阳甚为合拍，共奏疏肝理气、养血调经之功。

## 月季花－玫瑰花

【功效】疏肝解郁，活血调经。

【主治】月经不调、痛经、经量少属肝郁血瘀者。

【用法】月季花6~10g，玫瑰花6~10g。入煎剂宜后下。

【备考】自拟。

【按语】尤师对各种花类药物的特征与效用有深入的研究，临床善用、多用花类药物来治疗妇产科疾病。认为花儿长于植物之巅，最先得到雨露滋润、阳光温煦，所以花朵娇美艳丽，芳香轻灵。因其质轻气香，善能宣散透达，且作用和缓，适宜"不足于阴血"之女性。月季花味甘性温，专入肝经，性温能通，气香走散，故既能疏肝理气，又能活血调经，味甘和缓，而无伤正之弊，多用于治疗肝气不舒、经脉阻滞、月经不调、胸腹胀痛等症。玫瑰花味甘微苦性温，入肝经、脾经，其色紫红鲜艳，香气浓郁，其气清而不浊，其性平和而不猛烈，行气活血、宣通瘀滞而无燥烈伤阴之弊，为理气解郁、和血散瘀的常用之品。两药相伍，专入肝经，相互促进，理气疏肝、和血调经的作用增强。

## 月季花－代代花

见子宫憩室（假腔）。

## 玫瑰花－代代花

【功效】行气、和血、调经。

【主治】月经不调诸证属气滞血瘀者。

【用法】玫瑰花6~10g，代代花10g。入煎剂宜后下。

【禁忌】多用久服，可引起便溏泄泻，脾胃虚弱及孕妇慎用。

【备考】自拟。

【按语】玫瑰花味甘，微苦，性温，入肝经、脾经，其香气浓郁，清而不浊，其性和而不猛，柔肝醒脾，行气活血，宣通瘀滞而绝无辛温刚躁之弊，为妇科理气解郁、和血散瘀之良药，用于治疗月经不调甚效。

代代花即玳玳花，味甘微苦，清香宣透，具有生发之力，能疏肝和胃、理气宽胸。与玫瑰花相伍，前者偏走血分，以和血散瘀为主，后者偏入气分，以理气散结为要。一气一血，气血双调，芳香化浊，共奏行气、和血、调经之功。

## 绿梅花 – 玫瑰花

【功效】理气，和血，调经。

【主治】月经不调、痛经、经行或绝经前后情志异常属肝气郁滞者。

【用法】绿梅花 6g，玫瑰花 10g。入煎剂宜后下。

【备考】自拟。

【按语】绿梅花又名绿萼梅，其味酸涩，性平和，入肝经、胃经。其气芬芳而走散，入肝经而疏肝解郁，能用于肝胃气机阻滞所致的月经不调、经前乳房胀痛、痛经等。玫瑰花亦入肝经、胃经，本品色紫红而入血，疏肝解郁的同时尚可活血止痛。二花合之，疏肝行气，和血调经，且无伤正之弊。

## 香附 – 当归

【功效】理气活血调经。

【主治】肝郁气滞所致月经不调、胁肋胀痛或痛经等。

【用法】香附 10g，当归 10g。

【备考】参《兰室秘藏》乌药汤。

【按语】香附为莎草科植物莎草的干燥根茎，质地坚硬，香气浓郁。《本草正义》言："香附，辛味甚烈，香气颇浓。"其辛散香窜，长于理气疏肝调经，为妇科要药。然，《本草汇言》言其"独用、多用、久用，耗气损血"。因此，尤师临证对于孕妇及虚证或气阴亏虚之体质患者，罕用香附。当归辛甘而温，既能补血和血，又能活血调经，为治疗血分诸疾所常用。两药伍用，一主气分，一主血分，气血并治，行气助活血，血行则气畅郁解，且香附得当归，理气活血又无耗气伤血之忧。

# 第四节　月经过多、经期延长

月经量较正常明显增多，或每次经行总量超过 80mL，而周期、经期基本正常者，称为"月经过多"；月经周期基本正常，经期在 7 天以上，甚或淋漓半月方净者，称为"经期延长"。

月经过多、经期延长的主要病机是冲任不固，经血失于制约。其原因有气虚血失统摄而致者；有血热迫血妄行而致者；有瘀阻冲任，血不归经而致者。故本类药对尤师多由益气、清热、祛瘀、止血之品组成，以标本兼顾。

西医学排卵障碍性异常子宫出血所引起的月经过多、经期延长，可参照本病辨证治疗。

## 一、气虚

### 人参－黄芪

见月经先期·气虚。

### 人参－熟地黄

【功效】益气补血。

【主治】气血两虚之月经过多、崩漏，以及闭经、不孕，伴见头晕头痛、心慌、失眠、健忘等血虚失养之病症。

【用法】人参 10g，熟地黄 10~15g。

【禁忌】人参反藜芦，畏五灵脂。

【备考】参《景岳全书》大补元煎、固阴煎。

【按语】人参为补气要药，性主动属阳。熟地黄为补血上品，性主静属阴。两药配用，气血双补，阴阳兼顾，动静结合。气足则能生血，血足则能载气，有相辅相助之妙，具有较强的补气养血之功，成为临床治疗气血两虚证的首选药对。《本草正》赞曰："且夫人之所以有生者，气与血耳。气主阳而动，血主阴而静，补气以人参为主，而芪、术但可为之佐辅；补血以熟地黄为主，而芎、归但可以为之佐。然在芪、术、芎、归则又有所当避，而人参、熟地黄则气血之必不可无，故凡诸经之阳气虚者，非人参不可，诸经之阴血虚者，非熟地黄不可。"

## 人参－白术

见月经先期·气虚。

## 人参－当归

【功效】 益气摄血。

【主治】 月经过多，产后大出血属气虚不能摄血者，伴自汗、气短、脉微；亦可治气血两虚之月经过少、闭经。

【用法】 人参 10~15g，当归 6~10g。

【禁忌】 人参反藜芦，畏五灵脂。

【备考】 参《景岳全书》大补元煎、固阴煎。

【按语】 人参为气分药，补气之力最峻。当归为血分药，功专养血活血。两药相伍，以人参益气固脱为主，可佐当归引入血分，以收益气摄血之功。适用于月经过多，产后气虚失摄之骤然出血，伴自汗、气短脉微之危重证候。因气为血帅，气能行血、生血，故人参合当归，补气而能生血，补气又能行血，可用于气血两虚兼瘀滞之月经过少、闭经之证。用于产后大出血时，人参用量宜大，当归用量宜小（人参 30g，当归 6g）；用于补气养血活血时，人参 15g，当归 10g。

## 人参－山药

见月经先期·气虚。

## 人参－三七

【功效】 益气活血，散瘀止血。

【主治】 妇女崩漏下血、月经量多、经期延长证属气虚血瘀者。

【用法】 人参 6g，三七 6g。如单用，上药共研细末，黄酒调服，早、晚各一次，也可配入汤剂中运用。

【禁忌】 孕妇慎用。

【备考】 自拟。

【按语】 人参味甘微苦，性平，入脾经、肺经、心经。其品性中和，不寒不燥，既有大补元气、挽救虚脱之效，用于气虚欲脱、脉微欲绝之危症，又有补脾益肺之功，用于脾肺两虚诸证。妇人以血为用，而气之与血，互根互用。气为血之帅，气行则血行，气虚则血脱，故人参大补元气既可起到补气行血之功，又能收到补气摄血之效，可用于妇科各种出血性疾病兼有气虚症状者。三七味甘微苦，性温，入肝经、胃经，专走血分，善化瘀止血，且化瘀不伤正、止血不留瘀。故为血家圣药、理血精品，用于治疗妇科诸血证。两药参合，一补一散，相互制约，相互为用，共奏益气活血、散瘀止血之效。现代药理研究证明，人参有很好的强壮作用，能使机体对疾病的抵抗能力增强，增强免疫功能，减少疲劳，改善睡眠，降低血糖等。此外，它还能使心脏收缩力加强，收缩末梢血管，从而起到止血的功效。三七能通过缩短出凝血时间，增加血中凝血酶，使局部血管收缩而止血。

### 人参 – 阿胶

见月经先期·气虚。

### 人参 – 丹参

【功效】 益气活血。

【主治】 气虚兼血行不畅之月经不调，可伴见心悸、头晕、失眠、乏力等病症。

【用法】 人参 10g，丹参 10g。

【禁忌】 实证、热证而正气不虚者忌服。两药均反藜芦。人参不宜与五灵脂同用，萝卜和茶叶亦可减轻其药力。

【备考】 自拟。

【按语】 气能生血，气能行血。若气虚则不能化生血液，不能推动血液运行，故见月经不调诸症。人参为大补元气之品，气旺血生，气旺血行。丹参为活血调经要药，且活血不伤血。人参合丹参，一补气一活血，补而不滞，行而不伤，治妇女月经不调属气虚血滞者甚为合拍。

### 伏龙肝 – 艾叶炭

【功效】 温经散寒，固摄冲任。

【主治】 月经过多、崩漏下血、产后恶露不绝证属冲任虚寒者；胎漏、胎动不安证属肾虚、冲任不固者；脾肾虚寒之带下清冷。

【用法】 伏龙肝 30g，艾叶炭 10g。伏龙肝宜布袋包先煎，或用 60~120g 煎汤代水。

【备考】 自拟。

【按语】 冲为血海，任主胞宫，冲任虚寒，血海不固，故月经过多，崩漏下血。伏龙肝即灶心土，味辛，性微温而涩，归脾经、胃经，能温中散寒、收敛固涩，用于脾胃虚寒不能统血之吐血、崩漏、便血等证。《名医别录》言其："主妇人崩中，吐下血、止咳逆，止血，消痈肿毒气。"《本草汇言》亦道："伏龙肝，温脾渗湿，性燥而平，气温而和，味甘而敛，以藏为用者也。故善主血失所藏……它如脏寒下泄，脾胃寒湿而动血络，成一切失血诸疾，无用不宜尔。"艾叶味苦辛性温，入肝经、脾经、肾经，既能温经暖宫安胎，其炒炭用又善止血，故常用于冲任虚寒所致之月经过多及崩漏、胎漏等症。两药相伍，一重在温中止血，一偏于温经止血，互相促进，各取所长，使温经散寒、止血安胎的作用增强，可治虚寒出血诸证。因两者均系温里散寒收涩之品，故脾肾虚寒之带下亦可治之。

## 补骨脂 – 赤石脂

【功效】 补脾温肾，止血调经。

【主治】 月经量多、经期延长、崩漏、产后血崩证属脾肾两虚者；亦可用于经行泄泻。

【用法】 补骨脂 10g，赤石脂 10g。

【禁忌】 补骨脂性质温燥，能助火伤阴，故阴虚火旺及大便秘结者不宜用。赤石脂质重下行，孕妇慎用，且不宜与官桂同用（十九畏）。

【备考】 自拟。

【按语】 补骨脂味苦辛，归脾经、肾经。其性温兼涩，既能温补肾阳、"补火生土"，又能固精缩尿、暖脾止泻，主治脾肾虚寒、脾不统摄及肾失封藏之气血精津滑脱证。赤石脂质重下行，酸涩收敛，善走下焦，内服有涩肠止泻、收敛止血之功。两药合用，一补一涩，标本兼顾，可收温阳止泻、止血调经之效。

## 赤石脂 – 禹余粮

【功效】 收敛、固涩、止血。

【主治】 月经量多、经期延长、崩漏及取环上环术后、人流术后出血淋漓需止血者。

【用法】 赤石脂 10~15g，禹余粮 10~15g。两药入煎剂宜打碎先煎。

【禁忌】 两药皆质重下降之品，孕妇慎用。因功专收敛固涩，故实证忌用。

【备考】 赤石脂、禹余粮伍用出自《伤寒论》赤石脂禹余粮汤，该方治伤寒下利不止。

【按语】 赤石脂味甘酸而涩，性温，入胃经、大肠经，因其甘温质重，故擅重坠下降而直入下焦血分，以收敛止血。禹余粮味甘微涩，性平，亦入胃经、大肠经，其质重下降，功专收敛，为固涩下焦之要药。此两药均质重性涩，"涩可固脱""重可达下"，故用于妇科出血性疾病属虚者效如桴鼓。柯琴评曰："然大肠之不固，仍责在胃，关门之不闭，仍责在脾。二石皆土中精气所结，实胃而涩肠，急以治下焦之标者，实以培中宫之本也。"妇科出血性疾病证属虚寒者，配伍补骨脂、黑芥穗等，其效更佳。

## 阿胶－仙鹤草

【功效】 补血止血。

【主治】 妇女月经过多、经期延长、崩漏及上环后阴道出血过多兼见血虚证者。

【用法】 阿胶 10g（烊化冲服），仙鹤草 15g。

【禁忌】 阿胶性质黏腻，有碍消化，如脾胃虚弱、食少胃脘不适者，不宜用。

【备考】 自拟。

【按语】 阿胶味甘性平，入肺经、肝经、肾经，其色黑质润不燥，入肝能补血，入肾能滋阴，入脾肺则润燥，其质地黏腻，能凝固血络而止血，为补血止血之品，用于治疗各种出血兼见面色萎黄、头昏眼花、失眠健忘等血虚症状者。仙鹤草味苦涩性平，入肺经、肝经、脾经，药性平稳，味苦而涩，为收敛止血之品。两药伍用，补血止血，标本同治，其效甚佳。

## 二、血热

### 生地黄－小蓟

【功效】 清热凉血止血。

【主治】 月经量多、崩中下血属血热者。

【用法】 生地黄 15~20g，小蓟 15~20g。小蓟炒炭后其止血作用反比生药略差，故常以鲜品入药。

【备考】 生地黄、小蓟配伍出自小蓟饮子，该方主治热结下焦之血淋、尿血。

【按语】 生地黄味甘苦性寒，入心经、肝经血分，能清热凉血而止血，可用于热入血分、迫血妄行之月经量多、崩漏下血。因其甘寒质润，能滋阴润燥，故清热而无伤阴之弊。小蓟味甘苦，性凉，入心经、肝经血分，能凉血止血，善治下焦出血，且其散瘀之功，又可使止血而无留瘀之忧。《本草拾遗》："小蓟，破宿血，止新血，暴下血。"药理研究表明，本品浸剂可使出血时间明显缩短。两药相伍，前者长于凉血，后者长于止血，相互促进，使凉血止血作用倍增，用治血热出血证甚妙。现代临床除用治月经量多、崩漏外，尚可治疗产后子宫收缩不全及血崩。

### 紫珠－侧柏叶

【功效】 清热凉血止血。

【主治】 月经量多、经期延长、崩漏下血或宫环出血属血热者。

【用法】 紫珠 30g，侧柏叶 15g。

【备考】 自拟。

【按语】 紫珠味涩而苦凉，主入肝经血分，既能收敛止血，又能凉血止血，常用于血热妄行之出血诸症。现代药理实验研究表明，本品具有良好的止血作用，可使血小板增加，出凝血时间及凝血酶原时间缩短，对纤溶系统具有显著的抑制作用。侧柏叶味微苦涩性寒，入肺经、肝经、脾经，既能凉血止血，又能收敛止血，为血热出血证之要药。两药配伍，相须为用，一长于收敛止血，一善于凉血止血，取长补短，共奏清热凉血、止血之功，用于血热妄行之妇科出血。两药合用，收涩力较强，临床常配合活血散瘀药同用，以防止血留瘀。

## 侧柏叶 - 白芍

【功效】 清热养阴，凉血止血。

【主治】 热迫血行，月经过多；妊娠胎热腹痛。

【用法】 侧柏叶 10g，白芍 10g。

【禁忌】 腹满者忌用，白芍反藜芦。

【备考】 侧柏叶、白芍相伍出自《圣济总录》芍药汤，该方用以治妇人月水久不断者。

【按语】 侧柏叶味微苦涩性寒，入肺经、肝经、脾经，味涩能收敛，苦能降泄，性寒能清热，入肝经血分而有清热凉血、收敛止血之功，用于血热妄行之多种出血证。白芍味苦酸性微寒，入肝经、脾经，功擅养血敛阴柔肝，且能缓急止痛。两药相伍，皆入肝经血分，一偏于凉血收敛止血，一长于养血敛阴止痛，共奏清热养阴、凉血止血之功。现代药理研究表明：白芍能抑制子宫平滑肌的收缩，故临床可用于治疗胎漏、胎动不安等症，但产后应慎用。又因其收涩力强，故需配伍活血药，以防留瘀。

## 旱莲草 - 阿胶

【功效】 益肾养血，凉血止血。

【主治】 肝肾阴亏，虚火内扰，迫血妄行，症见月经量多、崩漏下血，兼见头晕目眩、失眠健忘等。

【用法】 旱莲草 15g，阿胶 12g（烊化冲服）。

【禁忌】 阿胶黏腻碍胃，故脾胃虚弱、食少脘闷者不宜用。

【备考】 自拟。

【按语】 旱莲草甘酸而寒，入肝肾，功擅补肝肾之阴，亦为凉血止血之要药，常用于治疗肝肾阴虚的头晕目眩，以及阴虚血热之月经过多、崩漏下血等出血病症。阿胶为补血之上品，味甘性平，入肝经、肾经、肺经。其色黑，质润不燥，质地黏腻而能补血止血，用于血虚诸证及出血日久兼有阴血亏虚征象者。《本草求真》："阿胶气味俱阴，既入肝经养血，又入肾经滋水，为血分养血润燥要药。"二药合用，止血治其标，滋阴治其本，标本兼顾，相辅相成，用于治疗肝肾阴亏、虚火迫血妄行之月经量多、崩漏下血。

## 茜草 – 乌贼骨

【功效】 凉血止血调经。

【主治】 阴道各类不规则出血须止血者，如月经过多、经期延长、崩漏等，亦可用于带下量多。

【用法】 茜草 10g，乌贼骨 15g。

【备考】 茜草、乌贼骨伍用出自《素问·腹中论》四乌贼骨一藘茹丸，乌贼骨四份，藘茹（即茜草）一份。治血虚精亏气伤而致的血枯经闭、胸胁胀满、不思饮食，发病时常可闻及腥臊气味，鼻流清涕唾血，四肢清冷，视物眩晕，时时大小便出血。

【按语】 茜草味苦性寒入肝经，味苦疏泄以通行经脉，性寒以清热，入肝经血分而奏活血、凉血、止血之功。乌贼骨又名海螵蛸，味咸涩，性微温，入肝经、肾经，内服功专收敛固涩。既可用于各种出血性疾患，亦可用于治疗女子久虚之赤白带下。两药合用，一寒一温，一行一涩，一走一守，止血不留瘀，活血不动血。临床加大茜草用量，用于各类阴道不规则出血者甚效，若伍以芡实、苍术、黄檗、荆芥穗等则可祛湿止带。

## 地榆 – 乌贼骨

【功效】 凉血止血，固涩止带。

【主治】 血热妄行之月经量多、经期延长、崩漏；湿热下注之赤白带下。

【用法】 地榆 10~30g，乌贼骨 15g。

【备考】 自拟。

【按语】 血热则妄行，热不除则血不止，热既清则血自安。地榆苦寒兼涩，入血分，既能清降血分热邪，又能收涩止血止带，且清热无伤正之忧，收涩无留瘀之弊。其可用于血热妄行之月经量多、崩漏下血等下部出血证。乌贼骨咸涩微温，入肝肾血分，功善收涩止血，固精止带，并有通络活血之功。两药相伍，既凉血以治其本，又收敛以治其标，标本兼顾，相得益彰。

## 石斛 – 水牛角

【功效】 滋阴降火，凉血止血。

【主治】 经期延长、月经量多、崩漏不止属阴虚内热者。

【用法】 石斛 12g，水牛角 15~30g。

【禁忌】 石斛滋腻有助湿恋邪之弊，故温热病初期不宜早用，湿温尚未化燥者忌服。

【备考】 自拟。

【按语】 石斛味甘而性微寒，入肺经、胃经、肾经，为滋肾阴、降虚火的要药。水牛角味咸性寒入血，功能清热解毒、凉血止血，可用于血热妄行之各种出血。两药配伍，一长于滋阴降火，一善于凉血止血，阴充火降出血自止。

## 石韦 - 侧柏叶

【功效】 清热凉血止血。

【主治】 月经量多属血热者。

【用法】 石韦 15g，侧柏叶 15g。

【禁忌】 无热者忌用。

【备考】 自拟。

【按语】 石韦味苦甘性寒，入肺经、膀胱经，为清热利尿通淋之常用药。因本品能入血分，故又可凉血止血，用于血热出血证。《本草纲目》言其"主崩漏，金疮，清肺气"。侧柏叶味涩能收敛，性寒能清热，入肝经血分而有凉血之功。故本品既能凉血止血，又能收敛止血。药理研究表明，本品有缩短出凝血时间的作用。两药相伍，相须为用，清热凉血、止血之功倍增，故用治月经量多属血热者。

## 白头翁 - 地榆

【功效】 清热解毒，凉血止血。

【主治】 热迫血行之月经量多、经期延长、崩漏及下焦湿热毒邪之赤白带下。

【用法】 白头翁 10g，地榆 10~30g。

【禁忌】 有研究报道：地榆有收缩子宫的作用，故胎漏、胎动不安者（先兆早产）应慎用。

【备考】 白头翁、地榆伍用出自朱良春"安冲清补汤"，该方具有清热凉血止血作用，主治阴虚血热之崩漏。

【按语】 白头翁味苦性寒入血，功能清热凉血解毒，善祛湿热而治湿热下注之赤白带下、热毒泻痢等。《本草汇言》言白头翁："凉血、消瘀、解湿毒。"地榆味苦酸涩，性寒，其性沉降，入肝经、大肠经血分，能清热凉血、收敛止血，其"清不虑其过泄""涩亦不虑其过滞"，为凉血、收敛、止血良药，善治下焦热盛所致之便血、崩漏等。地榆炒炭入药，其收敛止血作用增强。《日华子本草》言：地榆"主月经不止、血崩、产前后诸血疾、赤白痢并水泻，浓煎止肠风"。两药相合，共入下焦血分，相互促进，清热除湿，凉血止血的作用增强。

## 仙鹤草－旱莲草

【功效】　滋阴清热，凉血止血。

【主治】　月经量多、经期延长、崩漏等证属阴虚血热者。

【用法】　仙鹤草 15~30g，旱莲草 10~15g。

【禁忌】　旱莲草性凉，脾肾虚寒者不宜。两药止血之功强，月经期慎用，非出血不止者不用。

【备考】　自拟。

【按语】　仙鹤草味苦涩性平，收敛止血之功强，兼能补虚，其性平和，可用于寒热虚实各类出血证。旱莲草味甘酸性寒，入肝经、肾经，功能滋补肝肾、凉血止血，滋营血分之阴以救灼伤之血，为治疗女科血证属血热出血兼肝肾阴虚者之要药。两药合用，旱莲草滋阴凉血治其本，仙鹤草收涩止血治其标，且防出血耗伤正气，共同治疗血热兼见肝肾阴虚之经期延长、崩漏等证。血热甚者可加用"地榆－乌贼骨"等。尤师经验，若用于经期延长，则月经周期第4天后开始使用。

## 地榆－贯众

【功效】　清热解毒，凉血止血。

【主治】　血热妄行之月经量多、经期延长、崩漏等。

【用法】　地榆 10~15g，贯众 10~15g。贯众有小毒，勿过量。

【禁忌】　阴虚内热及脾胃虚寒者不宜，孕妇慎用。

【备考】　自拟。

【按语】　地榆味苦涩性寒，入肝经、肺经、肾经、大肠经，偏入下焦，既入气分清热解毒，又入血分凉血止血，用于崩漏、赤白带下、便血、尿血等。《本草求真》曰"其热不除，则血不止，其热既清，则血自安，且其性主收敛，既能清降，又能收涩，则清不虑其过泄，涩亦不虑其或滞，实力解热止血药也"。贯众味苦涩而寒，归肝经、胃经，功能长于清热解毒、凉血止血。两药相须为用，气血同清，清降结合，使血热得清而出血止。地榆、贯众炭用止血效果更显，可酌加化瘀止血之品以防凉血止血留瘀。

## 三、血瘀

### 蒲黄炭－炒五灵脂

【功效】 化瘀止血。

【主治】 月经量多、崩漏下血伴小腹隐痛，证属瘀血内阻、血不归经者。

【用法】 蒲黄炭 12g，炒五灵脂 12g。

【备考】 参《证类本草》引《近效方》中失笑散。失笑散由五灵脂与蒲黄组成，具有活血祛瘀、散结止痛的作用，主治瘀血停滞之心胸脘腹刺痛，或月经不调、少腹急痛等。

【按语】 《本草汇言》在言及蒲黄作用时曰："血之滞者可行，血之行者可止。凡生用则性凉，行血而兼消；炒用则味涩，调血而且止也。"可见蒲黄生用善于活血化瘀，炒炭长于止血，对出血证无论属寒属热，皆可配伍用之，但以属实夹瘀者尤宜。五灵脂为活血化瘀之要药，炒用功擅化瘀止血、治瘀血崩漏、月经过多、色紫多块、少腹刺痛者，可单味炒研末，温酒送服，如《永类钤方》五灵脂散。其与蒲黄炭相伍，则化瘀止血之功更强，且止血不留瘀，化瘀不动血，配伍应证方剂中，可用于多种子宫异常出血症。尤师将五灵脂炒用，蒲黄制炭，功擅化瘀止血。

### 贯众炭－莲房炭

【功效】 清热凉血，化瘀止血。

【主治】 月经过多、经期延长、崩漏、产后恶露不绝及人工流产或葡萄胎术后出血等。

【用法】 贯众炭 10g，莲房炭 10g。

【禁忌】 大便燥者勿服。

【备考】 自拟。

【按语】 贯众味苦性微寒，入肝经、脾经，具有凉血止血之功，善治崩漏下血。《本草正义》："贯众苦寒沉降之质，故主邪热而能止血。"《本草纲目》亦言其"治下血、崩中、带下、产后血气胀痛……"。莲房为莲的成熟花托，即莲蓬壳，味苦涩，性温，功擅止血化瘀，常用于崩漏下血、尿血、产后瘀阻恶露不尽等下焦出血诸症。两药炒炭配伍，功专止血且能化瘀，可使血止而不留瘀。

## 仙鹤草 - 茜草

【功效】 活血化瘀，凉血止血。

【主治】 月经量多、经期延长、崩漏及计划生育各类手术所致出血者。

【用法】 仙鹤草 30g，茜草 10g。

【备考】 自拟。

【按语】 茜草味苦性寒，归肝经，味苦疏泄以通行血脉，性寒以清热，入肝经血分而奏活血、凉血、止血之功，用于热迫血妄行之出血症；仙鹤草苦涩性平，功专收涩止血。两者配伍，相须为用，止血之功倍增，且止血不留瘀，用于妇科各种血证甚效。无瘀滞者，茜草宜炒炭用，炒炭后收涩止血力增强，但其寒性及活血之力减。

## 丹参 - 旱莲草

【功效】 清热凉血，化瘀止血。

【主治】 月经量多、经期延长、崩漏证属血瘀化热者。

【用法】 丹参 15g，旱莲草 15g。

【禁忌】 丹参反藜芦。

【备考】 自拟。

【按语】 丹参色赤味苦，性平而降，入走血分，功善活血化瘀，清心凉血，行血止痛。古人云："一味丹参，功同四物。"其有祛瘀不伤血、祛瘀生新之妙，适用于血热瘀滞之经产诸证。旱莲草味甘酸性寒，汁黑，入肾补精，能益下而荣上，功善补肾滋阴，凉血止血。两药配伍，活血不动血，止血不留瘀，凉血无寒凝之弊，祛瘀无伤正之忧，共奏清热凉血、化瘀止血之功。

### 阿胶－蒲黄

【功效】补血止血，活血散瘀。

【主治】月经过多、崩漏等出血日久而兼见血虚征象者。

【用法】阿胶 10g，蒲黄 10g。阿胶烊化冲服，蒲黄包煎，若需增强其止血作用，可用炒蒲黄。

【备考】自拟。

【按语】阿胶、蒲黄均入血分，为治血要药。阿胶养血补血中有止血之力，而蒲黄止血中兼有化瘀之功，因其性平，故对出血证无论属寒属热，皆可用之。两药同用，相使配对，养血止血而无腻滞留瘀之弊，活血化瘀又无耗血动血之忧，用于月经过多、崩漏等日久有血虚征象者甚验。

### 山楂炭－茜草炭

【功效】活血、散瘀、止血。

【主治】经期延长，月经量多，上环或取环后阴道不规则流血属瘀血阻胞络者。

【用法】山楂炭 15g，茜草炭 15g。

【备考】自拟。

【按语】山楂炒炭，味苦涩，偏入肝经血分，行血散瘀而兼止血，使瘀血祛而血归经，用治瘀血阻络之出血证。茜草苦寒而降，专入肝经血分，既能凉血止血，又能活血散瘀，用于血热夹瘀之出血证。炒炭入药更加强其止血之效。《日华子本草》谓其"止鼻洪，带下，产后血运，乳结，月经不止……扑损瘀血"。两药相合，互相促进，活血、祛瘀、止血的作用增强，且止血而无留瘀之弊，活血而无动血之忧。

## 四、其他

### 山茱萸－仙鹤草

【功效】补肝益肾，收敛止血。

【主治】月经过多，崩漏不止伴大汗淋漓属肾虚不固者。

【用法】山茱萸 10g，仙鹤草 15g。

【禁忌】两药配伍，温补收涩，故命门火炽，或素有湿热，小便不利者不宜用。

【备考】 自拟。

【按语】 山茱萸味酸性温，质润，入肝经、肾经。其既可收敛固脱而涩精气，又能补益肝肾而助阴阳，为收敛、补益之良药，凡肝肾不足，体虚滑脱之证皆可用之。《医学衷中参西录》曰："山茱萸，大能收敛元气，振作精神，固涩滑脱……收敛之中兼具条畅之性，故又通利九窍，流通血脉……且敛正气而不敛邪气，与他酸敛之药不同。"仙鹤草功专收敛、止血。药理研究表明：仙鹤草所含的仙鹤草素能缩短凝血时间，使血小板数增加，因而有止血作用。两药参合，一长于补，一专于涩，标本兼顾，用治肾虚冲任不固之妇科出血性疾病甚效。

# 第五节　月经过少

月经周期正常，经量明显少于平时正常经量的 1/2，或少于 20mL，或行经时间不足 2 天，甚或点滴即净者，称为"月经过少"，亦称"经水涩少""经量过少"。本病包括西医学中的子宫发育不良、卵巢储备功能低下、子宫内膜结核、炎症或刮宫过深等出现的月经过少。

月经过少之病有虚实之分。虚证者多因精血亏少、冲任气血不足所致，治宜补肾益精、补血益气，以滋经血之源；实证者多因寒凝瘀阻、冲任气血不畅所致，治宜温经散寒、行气活血，以通调冲任。尤师所用代表药对，前者有"女贞子 – 旱莲草""熟地黄 – 山茱萸"，后者有"小茴香 – 益母草""鸡血藤 – 益母草"。

## 一、肾虚

### 女贞子 – 旱莲草

【功效】 补益肝肾，凉血止血。

【主治】 肝肾不足之月经量少、闭经；阴虚火旺，迫血妄行之月经量多、经期延长、崩漏下血；肝肾阴亏之绝经前后诸证，症见头晕、目眩、失眠、健忘等，还可用于头发早白证属肝肾不足者。

【用量】 女贞子 12g，旱莲草 12g。

【禁忌】 两药虽补而不腻，但性质寒凉，如脾胃虚寒泄泻及阳虚者均当忌服。

【备考】 女贞子、旱莲草两药伍用，《医便》名曰"二至丸"，《扶寿精方》名曰"女贞丹"。女贞子又名冬青子，于冬至之日采；旱莲草于夏至之日收。该方具有补益肝肾、滋阴止血之功，能交通季节、顺应阴阳，用于治疗肝肾不足，可见头目昏花、须发早白、腰背疼痛、下肢痿软，以及阴虚火旺、迫血妄行之妇人经期延长、淋漓不尽等证。

【按语】 前人谓"经水出诸肾"。肝肾不足，冲任亏虚，血海满溢不多，故月经量少、闭经；肝肾阴虚，虚火迫血妄行，故月经量多、崩漏下血；肾主脑生髓，肝肾阴虚，脑失所养，故绝经前后可见头昏目眩、失眠健忘；肾其华在发，肝肾阴虚，故头发早白。凡此种种，病虽不同，但均系肝肾阴虚所致，均可用补益肝肾之法治疗，体现"异病同治"的治疗原则。女贞子味甘苦性微凉，入肝经、肾经，补中有清，滋而不腻，能滋肾水、益肝阴，并清退虚热，用于治疗肝肾不足、阴虚火旺之妇科经产诸证。旱莲草味甘酸性寒，亦入肝经、肾经，长于补益肝肾之阴，且兼有凉血止血之效，故凡肝肾阴亏、阴虚火旺，以及血热妄行之各种出血证，用之尤宜。两药配伍，相须为用，互相促进，补肝肾，清虚热，凉血、止血之力增强。《医方集解》曰："此足少阴药也。女贞甘平，少阴之精，隆冬不凋，其色青黑，益肝补肾；旱莲草甘寒，汁黑入肾补精，故能益下而荣上，强阴而黑发也。"临床重用女贞子、旱莲草（最大剂量30g），配合生、熟地黄及荆芥穗、黑地榆等，用治子宫功能失调性出血证属肝肾阴虚者，其效亦佳。

## 熟地黄－山茱萸

【功效】 滋补肝肾。

【主治】 肝肾阴亏诸证。

【用法】 熟地黄15~20g，山茱萸10g。临床用于治疗月经过多、崩漏时，山茱萸用量可达15g。

【备考】 熟地黄、山茱萸伍用出自《小儿药证直诀》六味地黄丸，该方为滋补肝肾之基础方，主治肝、肾阴虚证。

【按语】 熟地黄味甘性温，归肝经、肾经。功擅补血滋阴，益精填髓。《珍珠囊》言其"主补血气，滋肾水，益真阴"，《本草纲目》谓其"填骨髓，长肌肉，生精血，补五脏内伤不足，通血脉，利耳目，黑须发"。山茱萸味酸涩，入肝经、肾经。本品既能补肾益精，又能温肾助阳，还可收涩固冲任。两者相伍，熟地黄味甘性温，偏补肾益精血，山茱萸味酸性温偏涩精养肝血，相辅相成，以补肾益肝，故可用于肝肾阴亏，血海满溢不多之月经过少，甚或经期延后、闭经之证，因其具有补肝肾、固冲任之功，亦可用于肝肾不足、冲任不固之月经量多、崩漏。

## 熟地黄 – 当归

见月经后期·肾虚。

## 熟地黄 – 山药

【功效】滋肾益脾。

【主治】肾阴不足诸证。

【用法】熟地黄 15~20g，山药 10~30g。

【备考】参《小儿药证直诀》六味地黄丸。

【按语】熟地黄味甘性温，乃益阴养血之上品，长于滋肾填精血。山药味甘性平，归脾经、肺经、肾经。本品既补脾肺之气，又益肺肾之阴，兼能固涩肾精，其与熟地黄相伍，一专于补，一补中有涩，山药培补后天之本以助先天，于此，脾肾同健，气阴双补，共奏滋肾益脾之功。

## 肉桂 – 淫羊藿

【功效】温肾助阳。

【主治】肾阳不足之月经不调、量少、闭经；亦可用于绝经前后诸证。

【用法】肉桂 2~5g，淫羊藿 5~10g。

【禁忌】肉桂、淫羊藿均系温热伤阴之品，肾阴亏虚、虚火上炎者不宜运用。

【备考】自拟。

【按语】肉桂味辛甘性热，归脾经、肾经、心经、肝经。本品甘热助阳补火，为治命门火衰之要药。正如《本草求真》所言，肉桂"大补命门相火，益阳治阴"。淫羊藿味辛甘性温，归肝经、肾经，有温肾壮阳、益精起痿之效，常用于肾阳虚衰的不孕、月经不调及尿频等。两者相伍，相辅相成，既可温肾助阳，鼓舞肾气，又能温经通脉，对阳虚寒凝、经脉不通之月经量少、闭经、痛经、不孕等均可配伍使用。

### 生鳖甲 – 生龟甲

见月经后期·肾虚。

## 二、血虚

### 白芍 – 熟地黄

见月经后期·血虚。

### 黄芪 – 当归

【功效】 补气生血。

【主治】 月经量少，伴头晕眼花、面色萎黄，证属血虚气弱者，以及妇人经期、产后血虚发热头痛。

【用法】 炙黄芪 30g，当归 6g。

【禁忌】 阴虚火旺者忌用。

【备考】 黄芪、当归伍用出自《内外伤辨惑论》当归补血汤，能补气生血，用治血虚发热。

【按语】 血载气，气生血，气血相依。若气虚血弱，则冲任气血不足，血海满溢不多，故月经量少；血虚不能上荣清窍，故头晕眼花，头痛；血虚气无所依，阳气浮越于外，故见发热。据"有形之血不能速生，无形之气所当急固"之理，治宜补气生血。黄芪味甘性温，入脾经、肺经，大补脾、肺元气，以资生血之源。当归甘补辛散，质润温通，入心经、肝经、脾经，功具养血和营且能调经，为妇科调经要药。两药相伍，正如吴昆所言："当归味厚，为阴中之阴，故能养血；黄芪则味甘，补气者也。今黄芪多数倍，而云补血者，以有形之血不能自生，生于无形之气故也。"张秉成亦言："二味合之，便能阳生阴长，使伤残之血，亦各归其经以自固耳，非区区补血滋腻之药，所可同日语也。"可见重用黄芪，轻用当归，目的在阳生阴长，气旺血生。阴血渐生，下可注胞宫，上可养清窍，且可潜涵浮阳，于此，诸症自除。李东垣说"血虚发热，证象白虎"。因此，临证使用本药对，应详辨发热之属虚属实，只有血虚发热者可用本药对，否则将犯"实实"之戒。

## 人参－当归

见月经过多·气虚。

## 三、血寒

### 肉桂－淫羊藿

见本病·肾虚。

### 小茴香－益母草

【功效】散寒止痛，活血调经。

【主治】月经量少，伴见小腹冷痛、得热痛减等寒凝血瘀表现者；亦可用于宫寒不孕。

【用法】小茴香 3~6g，益母草 15g。

【禁忌】阴虚火旺及热证者忌用。

【备考】自拟。

【按语】小茴香味辛性温，主入肝经、肾经、下焦经。本品气味芳香，善温暖下焦，散厥阴寒邪而止痛，常用治寒凝腹痛、得温痛减者。益母草为活血祛瘀之品，专入肝经，尤善通经，为经产要药。两药相伍，一温一寒，一长于温散，温能散寒，温可通经；一善于活血，活血能通经，活血可止痛。共奏活血调经、散寒止痛之功，用治月经量少证属寒凝血瘀及宫寒不孕者。

### 肉桂－牛膝

见月经后期·血寒。

## 四、血瘀

### 鸡血藤－益母草

【功效】养血活血，祛瘀通经。

【主治】月经量少、闭经、产后恶露不绝属血虚夹瘀者。

【用法】鸡血藤 15~30g，益母草 15~30g。

【禁忌】孕妇忌用。

【备考】自拟。

【按语】鸡血藤味苦甘性温，归肝经、肾经。其苦泄温通，甘温补益，入血分，走经络，能活血补血，祛瘀通经，为治血虚有瘀诸证之常用药，如月经量少、闭经、痛经等。《本草纲目拾遗》谓："治妇女经血不调，赤白带下，妇女干血痨，及子宫虚冷不受胎。"益母草味苦辛性微寒，专入肝经血分，苦降疏泄，辛以散瘀，主入肝经而活血祛瘀，为经产要药，故有"益母"之称。因其性寒清热，故以治血热瘀滞者为最宜。其常用于瘀热阻滞之闭经、痛经、产后腹痛、恶露不尽等，单用熬膏内服即有效。与鸡血藤相配伍，不但行瘀血而新血不伤，且"祛瘀生新"，养新血而无腻滞之弊。无论经前产后，证属血虚有瘀者，皆可随证应用。

### 山楂－丹参

【功效】活血化瘀，调经止痛。

【主治】经行不畅、月经量少、痛经、闭经证属瘀血阻滞者。

【用法】山楂 15~30g，丹参 15g。山楂化瘀多炒炭用。

【禁忌】丹参反藜芦。

【备考】自拟。

【按语】山楂味酸而甘，性微温，入脾经、胃经、肝经，功擅健脾开胃除积滞。因本品性温能通行气血，故亦有活血祛瘀止痛之功。治瘀血经闭、瘀阻痛经或产后瘀阻腰痛、恶露不尽等证，可单用本品水煎服。丹参味苦性微寒，入心经、肝经，入走血分而能活血化瘀调经，为妇科要药。《妇人明理论》有"一味丹参散，功同四物汤"之说。两药参合，相互促进，活血化瘀，调经止痛的作用增强。

# 第六节　经间期出血

两次月经中间，即氤氲之时，出现周期性少量阴道出血者，称为"经间期出血"，经间期出血大多出现在月经周期的第10~16天，即月经干净后5~7天。

　　经间期出血多因肾阴不足、脾气亏虚、湿热扰动或瘀血阻遏，使阴阳转化不协调而致。其治疗以调摄冲任阴阳平衡为大法，尤师常选用滋肾阴、补脾气、利湿热或消瘀血等药，配伍止血之品，临床在应证方剂中可选配下列药对。

　　西医学围排卵期出血，属异常子宫出血的范畴，可参照本病辨证治疗。

## 生地黄 – 熟地黄

【功效】凉血止血，滋阴补血。

【主治】月经不调（或多或少或经期延长或经间期出血等），经行发热，产后发热证属肝肾不足、精亏血少、阴虚火旺者。

【用法】生地黄 15~20g，熟地黄 15~20g。临床用治阴血亏虚之证时熟地黄用量重于生地黄，用于血热证时生地黄重于熟地黄。

【备考】生地黄、熟地黄伍用出自《景岳全书》二黄散。

【按语】生地黄味甘性寒质润，略带苦味，性凉而不滞，质润而不腻，味厚气薄，长于滋阴清热、凉血止血，用于治疗温病发热、阴虚发热、热性病后期、低热不退及血热妄行之吐血、衄血、崩漏下血、月经不调、胎动不安等。熟地黄即是生地黄同酒、砂仁、陈皮，经反复蒸晒，至内外色黑、油润、质体柔软黏腻而得，味甘性微温，入心经、肝经、肾经，其味甘质润，温而不燥，故有补血滋阴、生精补髓之效，为补益肝肾之上品。《本草纲目》言："熟地黄，填骨髓，长肌肉，生精血，补五脏，内伤不足，通血脉，利耳目，黑须发，男子五劳七伤，女子伤中胞漏，经候不调，胎产百病。"两药相伍，生地黄长于清，熟地黄专于补，相须为用，共奏凉血止血、滋阴补血之功效。生地黄、熟地黄各等份，研为细末，每服 10g，治胎漏下血或内热晡热，或头痛头晕，或烦躁作渴，或胁肋胀痛等症。熟地黄黏腻之性较甚，易于助湿碍胃。临证使用时可少佐砂仁，使补而不滞。

## 荆芥炭 – 藕节炭

【功效】收敛止血。

【主治】经间期出血者。

【用法】荆芥炭 12g，藕节炭 12g。

【备考】自拟。

【按语】 荆芥味辛性微温，入肺经、肝经。味辛而不烈，微温而不燥，性质和平，炒炭后，性变苦涩，而功专止血。张寿颐云："惟荆芥炒黑，则轻扬疏散之性已失，而黑能入血，可以止血之妄行。"藕节味甘微涩，既能收涩，又能化瘀，故收敛止血而不留瘀，炒炭则止血之力更强。两药合用，相辅相成，相得益彰，使止血之功倍增，对于经间期出血无论属何证型均可配伍应用。

## 黄檗－黑豆－茯苓

【功效】 清热解毒，利水除湿。

【主治】 湿热下注之经间期出血。

【用法】 黄檗 10g，黑豆 15~30g，茯苓 15g。

【备考】 自拟。

【按语】 湿热内蕴，于氤氲期阳气内动之时，引动湿热，损伤冲任，迫血妄行，因而出血。黄檗苦寒沉降，长于清泻下焦湿热，且可泻火解毒。《神农本草经》言其"主女子漏下赤白，阴伤蚀疮"。黑豆味甘性平，入脾经、肾经。本品具有活血、利水、祛风、解毒之功，《本草纲目》记载其"治肾病，利水下气，制诸风热，活血"。其与黄檗配伍，黄檗长于清热燥湿，黑豆于利水之中寓活血之功，于此清利湿热之功倍增。茯苓甘淡，渗湿健脾以洁其源。三者合用，清流洁源，使湿热去，热毒解，而出血自止。

## 萹蓄－荆芥炭

【功效】 清热利湿，止血止带。

【主治】 经间期出血、赤白带下属湿热下注者。

【用法】 萹蓄 15g，荆芥炭 15g。

【禁忌】 无湿热或脾虚者忌用。

【备考】 自拟。

【按语】 萹蓄味苦性微寒，苦能降泄，寒以清热，故能清热利湿而治湿热下注的小便短赤、淋漓涩痛及赤白带下。荆芥炒炭入血分，长于理血止血，可用于"吐血、衄血、下血、血痢、崩中、痔漏"（《本草纲目》）。其与萹蓄相伍，一长于渗利湿热治其本，一专于止血治其标，标本兼顾，共奏清热利湿、止血止带之功。

# 第七节 崩 漏

崩漏是指经血非时暴下不止或淋漓不尽，前者称为崩中，后者称为漏下，由于崩与漏二者常相互转化，故概称为崩漏，是月经周期、经期、经量严重紊乱的月经病。西医学排卵障碍性异常子宫出血可参照本病辨证治疗。治疗崩漏应根据病情的缓急轻重、出血的久暂，采用"急则治其标，缓则治其本"的原则，灵活运用塞流、澄源、复旧三法。

塞流即是止血。具体运用止血方法时，还要注意崩与漏的不同点。治崩宜固摄升提，不宜辛温行血，以免失血过多导致阴竭阳脱；治漏宜养血行气，不可偏于固涩，以免血止成瘀。尤师所用塞流药对多由茜草、仙鹤草、血余炭等止血药组成。

澄源即是求因治本。崩漏的主要病机是冲任损伤，不能制约经血。引起冲任损伤的常见原因有肾虚、脾虚、血热及血瘀。故此类药对，尤师多用补肾、健脾、清热、理气、化瘀等药配对组成，使崩漏得到根本治疗。塞流、澄源两法常常是相携并进，以标本兼顾。

复旧即是调理善后。崩漏在血止之后，应理脾益肾以善其后。故此类药对，尤师常选用调理脾胃、补肾调经之品配伍组成。

## 一、脾肾虚弱

### 熟地黄－山药

见月经过少·肾虚。

### 补骨脂－仙鹤草

【功效】温补肾气、止血调经。

【主治】崩漏、月经量多、经期延长等属肾虚而需止血者；胎漏、胎动不安证属肾虚者。

【用法】补骨脂 10g，仙鹤草 30g。出血量多势急者，仙鹤草可用至 60g。

【禁忌】肾阴虚者禁用。

【备考】自拟。

【按语】补骨脂苦辛大温，补命火而温脾阳，所谓"益火之源，以消阴翳"。常用于肾气不足，肾阳虚弱，封藏不固，冲任失约之经来无期量多淋漓之证。仙鹤草苦涩甘平，功专收涩止血，又其药性平和，故寒热虚实多种出血证均可应用，且该药有补虚强壮的作用，可用于脱力劳伤。配合补骨脂，一温一涩，塞流止血的同时正本清源，标本同治，事半功倍。

## 熟地黄 – 山茱萸

见月经过少·肾虚。

## 附子 – 当归

【功效】补肾助阳，养血活血。

【主治】崩漏证属阳虚血弱者。

【用法】附子6g，当归10g。附子有毒，宜先煎0.5~1小时，至口尝无麻辣感为度。

【禁忌】阴虚火旺阳亢及孕妇禁用。附子反半夏、瓜蒌、贝母、白蔹、白及。

【备考】自拟。附子、当归伍用，常用于崩漏日久属阳虚血弱者，临床可酌情配伍益气及止血之品，则疗效更佳。

【按语】本药对所治崩漏系阳虚血失统摄，出血日久阴血耗伤所致。此时温阳恐伤其阴，养血则虚冷不除。故宜补肾助阳与养血活血并举。附子辛甘温煦，入肾，有峻补元阳、益火消阴之效。当归甘温柔润入肝，养血补虚。其与附子温润结合，肝肾同治，温阳不伤阴，补血不腻滞。于此，阳气恢复，统摄有权。此外，当归的活血又可消离经之血所致之瘀。

## 白芍 – 枸杞子

见经断前后诸证·肾虚。

## 人参 – 附子

【功效】回阳救逆。

【主治】崩中下血、量多势猛而见四肢厥逆、脉微欲绝者；又治产后血晕、昏不知人、四肢厥逆、冷汗淋漓者。

【用法】 人参 10g，附子 6g。附子有毒，宜先煎 0.5~1 小时，至口尝无麻辣感为度。

【备考】 人参、附子合用名参附汤，出自《校注妇人良方》，用治阳衰气脱、大汗淋漓、气促喘息者。现代药理研究表明，此二药均有强心作用，对于心力衰竭属于心肾阳虚者，确有一定疗效。出血不止者可加用炮姜炭以温阳止血，同时可针刺人中、合谷，灸百合，血势仍不减者宜输血急救，血势渐缓，则谨守病机，辨证论治。

【按语】 本药对所治为血脱亡阳之证。"有形之血不能速生，无形之气所当急固"，挽救其垂危之候，不用大补大温之品乃非所及。故用甘温之人参，大补元气而固脾胃后天，其力宏效速，可回元气于垂绝，祛虚邪于顷刻。因肾为先天之本，元阳之根，附子大辛大热入肾，温壮元阳，通行十二经，伍人参以益气回阳，正如虞抟所言："附子禀雄壮之质，有斩关夺将之气，能引补药行十二经以追复散亡之元阳。"两药配合，药专效宏，作用迅捷，上助心阳，下补肾阳，中建脾气。附子得人参则回阳而无燥烈伤阴之弊，人参得附子则补气而兼温养之功。于此，先后天齐建，气阳同救，则生命垂危之候得以抢救。

## 附子－甘草

【功效】 温阳散寒，益气摄血。

【主治】 脾肾阳虚之崩漏下血。

【用法】 附子 6g，甘草 6g。附子有毒，宜先煎 0.5~1 小时，至口尝无麻辣感为度。

【备考】 附子、甘草伍用出自《金匮要略》甘草附子汤，该方用治风湿表里阳气俱虚之证。

【按语】 附子辛热有毒，气味雄烈，补肾助阳，散寒止痛，走而不守。甘草甘平性缓，补脾益气，调和药性，守而不走。两药合用，附子得甘草则辛甘化阳，使温阳散寒之力增强，且借甘草甘缓之性，既制其毒性，又使其温阳而无伤阴耗气之弊。甘草得附子则温中益气而无壅滞之虞，更好地发挥温阳散寒、益气摄血之效。两者配伍，主要取甘草甘平缓急调和药性，能抑制附子的辛热燥烈之性，减弱其毒性。

## 艾叶炭－阿胶

【功效】 温经止血。

【主治】 各类月经病、胎前、产后阴道流血不止属胞宫虚寒所致者。

【用法】 艾叶炭 10g，阿胶 15g（烊化冲服）。

【禁忌】 血热出血者不宜用。阿胶黏腻碍胃，脾胃虚弱者不宜用。

【备考】 自拟。

【按语】 艾叶味辛苦性温，归肝经、脾经、肾经。其辛散苦泄，性温祛寒，能温经散寒暖宫、调经止血安胎，用于冲任虚寒所致之月经过多、崩漏、胎漏，以及腹中冷痛、痛经、带下等证的治疗。现代药理研究表明，本品有抗纤维蛋白溶解作用，能降低毛细血管通透性而止血，并有兴奋子宫的作用，故为经产止血要药。其炒炭后温经止血作用增强。阿胶味甘性平质黏，为补血佳品，止血良药。《本草纲目》言其"疗吐血、衄血、血淋、尿血、肠风下痢、女人血痛血枯，经水不调，无子，崩中带下，胎前产后诸疾"。《神农本草经》亦谓其治"女子下血，安胎"。药理作用研究表明，本品有加速血液中红细胞和血红蛋白生长的作用，还能抗创伤性休克，用于治疗血虚出血诸证。两药相伍，一温一补，相辅相成，既可温补冲任胞宫，又能止血调经，用于出血量多、色淡质清者甚效。

## 仙鹤草－龙骨－牡蛎

【功效】 收敛止血。

【主治】 阴道各类出血量多，急需止血者。

【用法】 仙鹤草 30g，龙骨 30g，牡蛎 30g。龙骨、牡蛎宜先煎，煅用止血力增强。

【备考】 自拟。

【按语】 仙鹤草味苦涩性平，入心经、肝经、肺经。因其收涩作用较强，故止血效佳，又因药性平和，故寒热虚实各种出血证均可应用。单味浓煎服用即有效，但多随证配伍应用。现代药理研究表明，本品所含仙鹤草素能缩短凝血时间，使血小板数增加，因而有止血作用。《滇南本草》言其："调（治妇人）月经或前、或后、红崩白带，面寒，腹痛，赤白痢疾。"龙骨味甘涩性平，归心经、肝经、肾经，既能镇惊安神，又善收敛固涩。牡蛎味咸涩性微寒，归肝经、肾经。本品不但平肝潜阳，而且亦能收敛固涩。此两者相伍，一则助仙鹤草止血之功，再则其潜镇安神之功，可使患者心神宁静，以免有"动则扰阳，阳动则血不安"之患。

## 赤石脂－白石脂

【功效】收敛固涩，止血止带。

【主治】妇女月经过多，崩漏带下。

【用法】赤石脂15g，白石脂15g。两药入煎剂，宜打碎先煎。

【备考】自拟。

【按语】赤石脂甘温质重色赤，能重坠下降而直入下焦血分，奏收敛止血之功。白石脂同为矿石类之石脂，其色白故名。味甘酸性平，入肺经、胃经、大肠经，重坠下降而平惊悸，敛肺气，涩大肠，收敛固涩，止血止带。赤石脂偏走血分，白石脂偏入气分。两药配伍，一气一血，气血双调，收敛固涩之力更强。两者分子颗粒均有吸附作用，可保护黏膜，防止出血。临床用于各种血证甚效。

## 血余炭－百草霜

【功效】收敛止血。

【主治】月经过多、崩漏下血等。

【用法】血余炭10g，百草霜10g。

【备考】自拟。

【按语】血余炭味苦涩性平，入肝经、胃经、膀胱经。功擅收敛止血，用于月经量多、经期延长、崩漏下血等出血证。因其又能散瘀，故止血无留瘀之患。百草霜味辛涩性微温，入肝经血分而功专收敛止血。《本草纲目》："止上下诸血，妇人崩中带下，胎前产后诸病。"两药相伍，药专力宏，收涩止血之功倍增，且止血不留瘀。配伍应证方剂中，可广泛运用于妇女月经过多，崩漏下血等出血证。

## 白及－乌贼骨

【功效】收敛止血。

【主治】月经过多、崩漏下血。

【用法】白及10g，乌贼骨15g。

【禁忌】 白及不宜与乌头类药材同用（十八反）。内有瘀血阻滞者忌服，以免闭门留寇。

【备考】 自拟。

【按语】 白及味苦甘性微寒，质黏而涩，功善收敛止血。主治各种出血证，内服外用均有良效。现代药理研究证实，白及可显著缩短凝血时间及凝血酶生成时间，有抑制纤维蛋白溶解和加强血小板第三因子活性的作用。乌贼骨咸温，质涩性燥，功专收敛，常用治妇女崩漏、带下及外伤出血等。两药合用，相辅相成，使收敛、止血之功倍增，可用于各种出血证而需急止者。药理研究表明，白及及乌贼骨中均含有黏液质成分，确有一定止血作用，且能在病灶区形成胶状膜以促进病灶的愈合。

## 党参－椿根皮

见带下过多·脾虚湿滞。

## 五味子－五倍子

【功效】 益肾固精，止血止带。

【主治】 女子崩漏下血，赤白带下证属肾虚不固者；亦治子宫脱垂等。

【用法】 五味子 6g，五倍子 10g。

【禁忌】 两药均酸涩收敛，故凡表邪未解、内有实热、咳嗽初起、麻疹初发均不宜用。

【备考】 自拟。

【按语】 五味子味酸甘性温，归肺经、心经、肾经。酸能收敛，性温而润，故本品既可收敛固涩，又善滋养肾阴，用治诸多体虚、滑脱不固之证，如表虚多汗、遗精、崩漏、带下及久泄久痢、久咳等。五倍子味酸涩性寒，入肺经、大肠经、肾经，其收涩性较强，作用广泛，有固崩止血、固精缩尿、涩肠止泻、敛汗生津等多方面的功效。《本草纲目》："五倍子乃虫食其津液结成者，故所主治与之同功。其味酸咸，能敛肺、止血、化痰、止渴、收汗，其气寒，能散热毒疮肿，其性收，能除泄痢湿烂。"现代药理研究表明，五倍子可使皮肤黏膜溃疡等组织蛋白质凝固而呈收敛作用，能使血液凝固而呈止血作用。两药参合，相须为用，益肾固精，收敛固涩，止血止带之功益彰，故不仅可用治崩漏下血、赤血带下，亦可治子宫脱垂之证。五味子、五倍子伍用，收敛固涩之力颇强，故凡固摄无能，有滑脱征象者均可随症配伍使用。如肝肾不足、冲任不固之月经过多、崩漏不止，可与山茱萸、熟地黄、白芍、阿胶相伍；赤白带下，与黄檗、白芍、椿根皮、良姜同用；中气下陷之子宫脱垂，配伍升麻、柴胡、党参、黄芪等，为加强疗效，亦可酌加枳壳。

## 川续断 – 杜仲

见胎漏、胎动不安·肾虚。

## 二、血热

### 生地黄 – 地骨皮

见月经先期·血热。

### 槐角 – 黄芩

【功效】 凉血止血。

【主治】 血热崩漏及妇女绝经后因血热下迫而经水复来者。

【用法】 槐角 10g，黄芩 10g。

【禁忌】 槐角清泻力较强，且有滑肠作用，故孕妇慎用。两者均系寒凉之品，易伤脾胃，故脾胃虚寒者不宜使用。

【备考】 自拟。

【按语】 槐角味酸性微寒，入肝经、胃经、大肠经。其有凉血泄热、收敛止血之效，尤宜于下焦血热所致的便血、崩漏等出血证。黄芩味苦性寒，为清热燥湿、泻火解毒常用之品，能清热凉血止血，用于火毒炽盛迫血妄行之出血证。两药同用，相互促进，使清热凉血止血的作用增强，且槐角质润，可使黄芩清热而无苦燥之弊。故两者相伍，常用于血热崩漏及绝经后因血热而致经水复来者。子芩（条芩）体实而坚，质重主降，善泻大肠湿热；枯芩（片芩）中空而枯，体轻主浮，偏泻肺火，清上焦热；酒炒则清上部火热；猪胆汁炒善清肝胆热；凉血、止血宜炒炭用；清热多生用。

### 紫珠－侧柏叶

见月经过多·血热。

### 侧柏叶－艾叶

【功效】凉血止血或温经止血。

【主治】血热妄行之各种妇科出血证；下焦虚寒所致月经过多、崩漏下血。

【用法】侧柏叶 10~15g，艾叶 10~15g。

【备考】自拟。

【按语】侧柏叶苦涩而寒，既能凉血止血，又能收敛止血。艾叶苦燥辛散，芳香而温，功偏温经止血、暖宫散寒。两药合用，一寒一温，相制为用。若侧柏叶用量重于艾叶，则艾叶温热之性被制，而助侧柏叶止血之功，且其温散芳香之性可使侧柏叶止血不留瘀，可用于血热妄行之出血证。若艾叶用量重于侧柏叶，则重在温经止血，且温经而无动血之忧，主要用于虚寒性出血。若用量相等，则该药对寒热之性趋于平和，突出止血，出血无论属寒属热均可应用。

### 槐花－百草霜

【功效】凉血止血。

【主治】崩漏及上环术后阴道异常流血者。

【用法】槐花 15g，百草霜 15g。

【备考】自拟。

【按语】槐花味苦性寒，善清泄血分热邪而奏凉血止血之功，因药性沉降，故以治下部出血为优。百草霜味辛性温，能收敛止血，其味辛能散，故又能散瘀，从而使血止而不留瘀。两药相伍，相须为用，加强止血之效。

### 地榆－槐角

【功效】凉血止血。

【主治】热迫血妄行之月经过多、崩漏下血。

【用法】地榆 15g，槐角 10g。

【备考】自拟。

【按语】血热则妄行，热不除则血不止，热既清则血自安。地榆性寒味苦而酸，有凉血泄热、收敛止血之功，尤宜于下焦血热所致的出血。《本草求真》赞之曰："清不虑其过泄，涩亦不虑其过滞。实为解热止血药也。"槐角为槐的成熟果实，性寒凉而苦降，虽然止血作用较槐花为弱，但是清降泄热之力较强，兼能润肠。两药合用，性寒入血分而凉血止血，治热迫血行、下部出血诸证甚验。

## 苎麻根－陈棕炭

【功效】清热凉血，收敛止血。

【主治】血热妄行之月经过多、经期延长、崩漏下血；湿热下注之赤白带下；怀胎蕴热之胎动不安及胎漏下血。

【用法】苎麻根 10g，陈棕炭 10g。

【备考】自拟。

【按语】苎麻根味甘性寒，入心经、肝经血分，故能凉血泄热以止血，用于血分有热、迫血妄行之吐衄、崩漏下血等证，还可治疗怀胎蕴热之胎动不安及胎漏下血。陈棕炭味涩性平，为较强之收敛止血药，各种出血无瘀者均宜用之。与苎麻根相伍，相辅相成，既凉血又止血，标本兼顾，用于血热妄行之出血证甚妙。

## 赤小豆－当归

【功效】清热凉血，利湿解毒。

【主治】湿热下注之崩漏、经水过多证及阴痒、阴肿等。

【用法】赤小豆 15g，当归 6g。应用时可将赤小豆先浸，令出芽，然后曝干，再与当归等份，共研末为散，另以开水或再加醋适量调服。

【备考】赤小豆、当归伍用，出自《金匮要略》，名曰"赤小豆当归散"，主治先血后便之近血和狐惑病。

【按语】赤小豆味甘酸性偏凉，性善下行，能清热解毒，散恶血而止血，补血脉而利经气，渗湿热而排脓。当归补血活血，使浊瘀得去，新血得生。两药伍用，共奏清热凉血、和血止血、渗湿排脓之功。现代临床主要用于湿热蕴毒所致之下焦病变。

## 龟甲 – 黄檗

【功效】 滋阴清热。

【主治】 阴虚血热之月经过多、崩漏带下等。

【用法】 龟甲 20g（打碎先煎），黄檗 10g。

【备考】 龟甲、黄檗配伍出自《丹溪心法》大补阴丸，该方滋阴降火并用，主治阴虚火旺证。

【按语】 对既有阴虚，又有血热证的治疗，若只降火而不滋阴，即使火势暂息，犹恐复萌；若只滋阴而不降火，则火旺之势，又易灼阴，故必须滋阴与降火并用，才可两全。《本草通玄》说："龟甲咸平，肾经药也。大有补水制火之功。"可见其为滋阴养血、清退虚热的要药。《药品化义》云："黄檗，味苦入骨，是以降火能自顶至踵，沦肤彻髓，无不周到，专泻肾与膀胱之火。"两药相伍，一补一清，正本清源，滋阴以降火，泻火以保阴。

## 胡黄连 – 银柴胡

【功效】 清热退蒸，凉血止血。

【主治】 阴虚热伏之月经过多、崩漏兼骨蒸潮热者。

【用法】 胡黄连 10g，银柴胡 10g。

【备考】 胡黄连、银柴胡伍用出自《证治准绳》清骨散，该方清虚热、退骨蒸，主治肝肾阴虚、虚火内扰之虚劳骨蒸、潮热盗汗等证。

【禁忌】 脾胃虚寒者忌服。

【按语】 肝肾阴虚，虚火内扰，冲任不固，故月经过多、崩漏而伴见骨蒸潮热。此证皆由虚火为患，若只滋阴而不清热，则虚火猖獗之势难于控制。胡黄连性寒，入心经、肝经血分，有退虚热、除骨蒸、凉血清热之功，为治阴虚劳热骨蒸之良药。《新修本草》："胡黄连主骨蒸劳热，补肝胆，明目，治冷热泄痢，厚肠胃，治妇人胎蒸虚惊。"银柴胡甘寒益阴清热凉血。因其退热而不苦泄，理阴而不升腾，故为治虚热退骨蒸之良药，常用于阴虚血热的潮热骨蒸、虚烦、赢瘦等证。两药相须合用，作用更强。胡黄连得银柴胡之甘，退热而不甚苦泄；银柴胡得胡黄连之苦，理阴而不嫌升腾，因其配伍具有清热凉血之效，故可达止血之功。

## 三、血瘀

### 血竭－龙骨

【功效】 化瘀止血。

【主治】 阴道各类出血需化瘀敛血者。

【用法】 血竭 3g，龙骨 30g。

【禁忌】 孕妇忌服。

【备考】 自拟。

【按语】 血竭味甘咸性平，入心经、肝经。味咸入血分，内服能活血化瘀止痛，外敷有止血生肌敛疮之效。《本草纲目》："血竭，散滞血诸痛。……乳香、没药虽主血病，而兼入气分，此则专于血分也。"故可用于瘀血内阻之痛经、月经量多、崩漏下血、产后瘀阻等。其配合长于收敛固涩之龙骨，一散一敛，活血不动血，止血不留瘀，从而使瘀去而血归经，达到止血的目的。

### 花蕊石－钟乳石

【功效】 化瘀止血。

【主治】 崩漏下血内有瘀滞者。

【用法】 花蕊石 10g，钟乳石 10g。

【禁忌】 此两药均为石药，性烈，原为劫药，可暂用而不可久服。多用久用大损阴血。故阴虚火炎、迫血上行者，当用滋阴降火之品，不可运用此两药；无瘀血停滞者，也不可服；孕妇忌用。

【备考】 自拟。

【按语】 花蕊石味酸涩，性平，入肝经血分。酸涩收敛，既能止血，又能化瘀，对于出血而夹瘀者最为适宜。《本草纲目》曰："花蕊石，其功专于止血……又能下死胎，落胞衣，去恶血。"钟乳石味甘性温，入肺经、肾经，能壮元阳、温肺气、破痼冷、生气血、下乳汁，用于治疗下焦虚寒、冲任不固之崩漏下血等证。两药伍用，祛瘀生新，下气止血之力增强，不仅止血神速，且无留瘀之弊。

**地龙－茜草**

【功效】 活血通经，化瘀止血。

【主治】 崩漏，阴道流血淋漓不尽而属瘀热阻滞，或上环术后阴道出血淋漓不尽者。

【用法】 地龙 10g，茜草 10g。

【禁忌】 脾胃虚弱者忌用。

【备考】 自拟。

【按语】 地龙味咸性寒体滑，下行降泄，故性擅走窜，长于通经活络，且兼清热。其可用于治疗瘀热内阻经络、血不循经而外溢所致的各种出血性疾病。茜草味苦性寒降泄，专入肝经血分，既能凉血止血，又能活血化瘀，常用于热扰血海、血热妄行之出血诸证，有止血而不留瘀之妙。两药相伍，化瘀止血并用，使瘀去络通，血循常道而出血自止。同时，化瘀通经无动血之虑，凉血止血无留瘀之弊，临证用于瘀热阻滞之出血证甚效。

# 第八节 闭 经

原发性闭经是指女性年逾 16 岁，虽有第二性征发育但无月经来潮，或年逾 14 岁，尚无第二性征发育及月经。继发性闭经是指月经来潮后停止 3 个周期或 6 个月以上。古称"女子不月""月事不来""经水不通""经闭"等。西医学病理性闭经，可参照本病辨证治疗。

闭经的治疗重在辨明虚实，虚证者常选用由补肾滋肾、补脾益气、补血益阴等药物组成的药对，以滋养经血之源；实证者常选用由行气活血，或温经通脉，或祛邪行滞之品组成的药对，以疏通冲任经脉。本病虚证多实证少，切忌妄行攻破之法，误犯虚虚实实之戒。

## 一、肾虚

参见月经后期、月经过少肾虚型。

## 二、脾虚

### 生山药－鸡内金

【功效】 补脾益胃，养血调经。

【主治】 闭经属脾虚者。

【用法】 生山药 15~30g，鸡内金 15g。

【备考】 自拟。

【按语】 脾为后天之本，气血生化之源。脾虚则生化之源匮乏，冲任气血不足，血海不能满溢，遂至月经停闭。治宜补益脾胃，使气血化生有源。山药味甘性平，归脾、肺、肾三经，既补脾肺之气，又益肺肾之阴，《本草正义》曰："山药能健脾补虚，滋精固肾，治诸虚百损，疗五劳七伤。"现代药理研究表明，山药富含多种营养成分，如糖蛋白质、尿囊素、胆碱、精氨酸、淀粉酶、蛋白质、脂肪、淀粉及含碘物质等，故可用于虚证的治疗。鸡内金味甘性平，生发胃气，养胃阴，生胃津，健脾消食。两药参合，山药补脾，鸡内金益胃，脾胃相和，则气血生化有源，血海按时满盈，则月事以时下。山药之补得鸡内金之消，使补而不滞，消而不伤。共奏补脾益胃，养血调经之效。

## 三、气滞血瘀

### 丹参－香附

【功效】 行气化瘀，通经止痛。

【主治】 气滞血瘀之闭经、痛经等。

【用法】 丹参 10g，香附 10g。

【禁忌】 丹参反藜芦。

【备考】 自拟。

【按语】 丹参味苦性微寒质润，入心经、肝经血分，有活血化瘀而不伤气血之特点，为妇科要药。香附味辛香气浓，能走善降，有"气病之总司，女科之主帅"之称。两药伍用，一气一血，行气助化瘀，瘀去经调痛止。

## 郁金 – 香附

见经行乳房胀痛·肝郁气滞。

## 桃仁 – 红花

【功效】 活血通经，祛瘀止痛。

【主治】 血滞经闭、痛经。

【用法】 桃仁 10g，红花 6g。

【禁忌】 孕妇忌服。

【备考】 桃仁、红花伍用出自《医宗金鉴》桃红四物汤，又名"元戎四物汤"。该方治妇女月经不调、痛经、经前腹痛，或经行不畅而有血块、色紫黯，或血瘀而致的月经过多、淋漓不净等。

【按语】 桃仁味苦性平，归心经、肝经、大肠经，质润多脂，能疏肝活血而祛瘀，用于血瘀痛经、闭经、产后腹痛及癥瘕积聚等证。红花味辛性温，入心经、肝经，味辛行散，性温能通，善走厥阴血分而活血祛瘀，尤长于通经以治经产瘀滞诸证。小剂量入药，尚有调养气血之功，可用于产后血晕，症见头晕、眼花、气冷，甚至出现口噤者。两药伍用，桃仁破瘀力强，红花行血力胜，相互促进，活血通经，去瘀生新的力量增强。于此，瘀去血行，血海能应时满溢，故可治血滞之经闭。因气血通畅，通则不痛，故亦可治疗痛经。

## 当归 – 桃仁

【功效】 养血祛瘀，润肠通便。

【主治】 血瘀或兼血虚之月经不调、闭经、痛经等，又治产后血虚肠燥大便秘结。

【用法】 当归 10g，桃仁 10g。

【禁忌】 孕妇及月经多者不宜用。

【备考】 参《医宗金鉴》桃红四物汤。

【按语】 当归补血养血力佳，又能行血和血。桃仁为活血破瘀常用之品。两药合用，相使配对，当归得桃仁，活血祛瘀之力加强，桃仁得当归，破瘀之中又兼养血之功，使祛瘀而不伤血，故常用于治疗妇科血瘀血虚之多种病症。此外，两药均有润肠通便之功，配伍后协同作用可治产后肠燥便秘症。

## 牡丹皮 – 丹参

【功效】清热凉血，活血散瘀。

【主治】月经不调、闭经、痛经证属血热瘀滞者；产后瘀滞，少腹疼痛等；宫外孕之血瘀包块。

【用法】牡丹皮 10g，丹参 10g。

【禁忌】丹参反藜芦。

【备考】自拟。牡丹皮、丹参伍用，治疗范围很广，配伍不同，应用亦有所差异。治血证多与生艾叶、生柏叶、生地黄、生荷叶等伍用；治瘀血诸症，多与生蒲黄、五灵脂参合；治阴虚发热，低烧不退，久久不愈者可与青蒿、鳖甲配伍。

【按语】牡丹皮味苦辛性微寒，苦寒清泻，辛香行散，归心经、肝经，走血分，既可凉血，又可活血，凉血不滞血，活血而不动血。丹参味苦微寒，归心经、肝经，味苦降泄，入肝经血分而善活血通经，为妇科要药。因药性偏寒，故常用于治血热瘀滞之经产诸症。两药配伍，凉血活血，祛瘀生新，使血热得清，血行得畅，诸症自除。

## 赤芍 – 大黄

【功效】泄热逐瘀，和营止痛。

【主治】瘀血经闭、痛经，又治急、慢性盆腔炎所致下腹疼痛等实热证。

【用法】赤芍 10g，大黄 6g。

【禁忌】妇女胎前产后，月经过多者，均当忌用。赤芍反藜芦。

【备考】赤芍、大黄伍用出自《千金方》神明度命丸。该方主治"久病，腹中积聚，大小便不通，气上抢心，腹中胀满，逆害饮食"之证。现代临床多用治瘀血或实热所致之下腹疼痛。

【按语】赤芍善入营血，通利血脉而活血祛瘀。李杲云："赤芍药破瘀血而疗腹痛。"大黄峻猛善攻，既能泄热破积，又能入血降泄、活血行瘀。两药伍用，大黄得赤芍直入血分，而破血中之滞；赤芍得大黄直入于下，使瘀热从大便排出。共奏泄热逐瘀、和营止痛之功。

## 水蛭－生鸡内金

【功效】 破血逐瘀通经。

【主治】 闭经属血瘀者。

【用法】 水蛭 6g，生鸡内金 15~30g。

【备考】 自拟。

【按语】 水蛭味咸苦性平，有毒。其味咸走血，苦能疏泄，故功擅破血逐瘀，力峻效宏。《本经》言其"主逐恶血、瘀血、月闭、破血瘕积聚"。故本品常用于血瘀经闭癥瘕积聚。鸡内金味甘性平，归脾经、胃经，生发胃气，健脾消食。《医学衷中参西录》云："鸡内金，鸡之胃也。中有瓷石铜、铁，皆能消化，其善化瘀积可知。"由此可见，两药伍用，不仅能加强消积化瘀之功效，而且鸡内金可顾护脾胃，防止水蛭破血逐瘀而伤正气，此相须相畏共用，治血瘀闭经甚效。鸡内金是一味健脾益胃、消食化积、去瘀生新的佳品。根据进化论的观点，凡动物弱于齿者，必经于胃，故鸡内金消化力甚强，可谓无物不消，无物不化也。鸡内金入药，有生、炒之分，炒用适用于消食开胃，生用适用于通淋化石、破消瘀积。

## 三棱－莪术

【功效】 破血行气，消积止痛。

【主治】 闭经、痛经证属气滞血瘀、瘀血内阻者，以及癥瘕积聚（卵巢囊肿、子宫肌瘤等）因瘀而致者。

【用法】 三棱 10g，莪术 10g。

【禁忌】 孕妇忌服，三棱不宜与牙硝同用（十九畏）。

【备考】 三棱、莪术伍用出自《经验良方》三棱丸，该方用于治疗血滞经闭腹痛。

【按语】 三棱味辛苦，性平和，入肝经、脾经。本品既能入血分以破血祛瘀，又能走气分以行气消积，为中、下焦气滞血瘀之要药，用于治疗气滞血瘀之闭经、癥瘕积聚等证。《日华子本草》："三棱，治妇人血脉不调，心腰痛，落胎，消恶血，通月经，治气胀，消扑损瘀血，产后腰痛，血运并宿血不下。"莪术味辛苦性温，入肝经、脾经。其药性作用，基本同于三棱，但偏入肝脾气分，功专行气破血、散瘀通经。《药性论》言其"治女子血气心痛，破痃癖冷气，以酒醋磨吸"。现代研究认为，两药均有抗肿瘤作用，可用于治疗子宫颈癌、外阴癌及皮肤癌等。三棱为血中之气药，长于破血中之气；莪术为气中之血药，善破气中之血。两药参合，相辅相成，相须为用，共奏破血行气、消积止痛之功。张锡纯谓："三棱气味俱淡，微有辛意；莪术味微苦，气微香，亦微有辛意，性皆微温，为化瘀血之要药，以治女子癥瘕，月经不通，性非猛烈而建功甚速。"临证应用，若治陡然腹胁疼痛由于气血凝滞者，可单用三棱、莪术，不必以补药佐之。若治瘀血积久过坚者，尤师认为，疗程必长，需以补药佐之，如黄芪、党参，才能长期服用而无伤正之弊，且补气亦助于行血，使瘀血之化亦较速。

## 四、寒凝血瘀

### 桂枝－牛膝

【功效】温经祛寒，活血止痛。

【主治】闭经、痛经证属寒凝血滞胞宫者。

【用法】桂枝 6~10g，牛膝 15g。

【禁忌】温热病及阴虚阳盛，血热妄行诸证均忌服；孕妇、月经过多者慎用。

【备考】自拟。

【按语】桂枝味辛甘性温，入心经、肺经、膀胱经，具有温通经脉、散寒止痛之效，常用于寒凝血滞之诸痛症。牛膝味苦甘酸性平，性善下行，主祛下焦瘀血而有活血通经，引血下行之功，可治妇科经产诸疾，如血瘀经闭、痛经、月经不调等。两药合用，一长于温散，一善于下行。于是，寒散血畅瘀去，血海自可满溢，则月经复常，且"通则痛止"，故可用治闭经、痛经属寒凝血滞者。牛膝有川牛膝、怀牛膝之分，川牛膝偏于活血祛瘀，怀牛膝偏于补肝肾强筋骨。

### 川芎－桂枝

见痛经·寒凝血瘀。

### 大黄 – 附子

【功效】温阳散寒，攻逐破瘀。

【主治】妇女寒凝血瘀之经闭。

【用法】大黄 10g，附子 6g。附子先煎久煎，大黄后下。

【备考】大黄、附子配伍出自《金匮要略》大黄附子汤，该方温里散寒、通便止痛，主治寒积里实证。

【按语】经产之时，血室正开，若过食生冷，或涉水感寒，寒邪乘虚客于冲任，血为寒凝成瘀，滞于冲任，气血运行阻隔，血海不能满溢，遂致月经停闭。治宜温阳散寒，攻逐破瘀。"大黄气味重浊，直降下行，走而不守，有斩关夺门之力，故号将军。专攻心腹胀满，胸胃蓄热，积聚痰实，便结瘀血，女人经闭"（《药品化义》）。大黄性虽苦寒，但与辛热温阳散寒之附子相伍，不仅寒凉之性革除，保存其下瘀血之用，而且借附子温散走窜之性，更助其行瘀血之功，故可用于闭经属寒凝血瘀者。

### 姜黄 – 桂枝

见痛经·寒凝血瘀。

# 第九节　痛　经

痛经是指妇女正值经期或经行前后，出现周期性小腹疼痛，或伴腰骶酸痛，甚至剧痛晕厥，影响正常工作及生活的疾病。本病包括西医学的原发性痛经，子宫内膜异位症、子宫腺肌病、盆腔炎性疾病或宫颈狭窄等引起的继发性痛经。

痛经多因胞脉失于濡养或气血壅滞胞脉引起，即前人所谓"不荣则痛""不通则痛"。一般痛在经前多属实，痛在经后多属虚；痛甚于胀多为血瘀，胀甚于痛多为气滞；剧痛多为实证。本病以实证居多，虚证较少，尤师常用行气活血、温经散寒之品配伍成对，突出止痛的作用特点。

# 一、气滞血瘀

## 当归－川芎

【功效】补血活血，调经止痛。

【主治】月经不调、经行腹痛、产后腹痛等证属营血瘀滞者。

【用法】当归 10g，川芎 6g。

【禁忌】湿盛中满，大便泄泻者忌服。

【备考】当归、川芎伍用，名曰"佛手散"，又名"芎归散"，出自《普济本事方》，治妊娠伤胎、难产、胞衣不下等病症。《医宗金鉴》谓："命名不曰归芎，而曰佛手者，谓妇人胎前、产后诸症，如佛手之神妙也。"明代张景岳云："一名芎归汤，亦名当归汤，治产后出血过多，烦晕不省，一切胎气不安，亦下死胎。"

【按语】当归味甘辛，性温，入心经、肝经、脾经，甘补辛散，质润温通，既补血活血，又调经止痛，为妇科要药。用于治疗血虚或血虚兼有瘀滞的月经不调、经闭、痛经、产后腹痛等证。川芎味辛性温，入肝经、胆经、心包经。本品辛散温通，既能活血，又能行气，能"下调经水，中开郁结"，治妇女月经不调、经闭、痛经、产后瘀滞腹痛等，为妇科活血调经之要药。两药配伍，当归以养血为主，川芎以活血为最，补血不滞，活血不伤，共奏补血活血、调经止痛之功，对血虚兼有瘀滞之月经不调、痛经等最为适宜。补血宜用当归身，活血宜用当归尾，和血宜用全当归，酒炒能加强通经活血之功。

## 赤芍－归尾

【功效】化瘀止痛。

【主治】瘀血阻滞之痛经、闭经、癥瘕积聚、产后腹痛等。

【用法】赤芍 10g，归尾 10g。

【禁忌】孕妇及月经过多者慎服，赤芍反藜芦。

【备考】自拟。

【按语】赤芍味苦性寒，专入肝经血分，功能为清肝火、凉血热、散瘀血、通经脉、消瘀肿，主要以凉血活血为主，故凡血热、血瘀之证，或妇女经闭、痛经、产后瘀血积聚，以及损伤瘀肿等一切瘀血留滞作痛等证，皆可用之。《本草备要》曰："赤芍主治略同（白芍），尤能泻肝火，散恶血，治腹痛坚积，血痹疝瘕，经闭，肠风，痈肿，目赤……能行血中之滞。"当归甘补辛散，苦泄温通，为血中之气药，既能补血，又能活血。其中全当归长于补血活血，当归身专于补血，当归尾善于活血祛瘀止痛。赤芍与归尾配对，一寒一温，相制为用，使活血化瘀止痛之力增强。

## 香附 – 延胡索

【功效】 疏肝解郁，理气止痛。

【主治】 气滞血瘀之痛经及妇科手术后的腹痛。

【用法】 香附 10g，延胡索 10g。

【备考】 自拟。

【按语】 香附味辛苦微甘，善入肝经。辛能通行，苦能疏泄，微甘缓急，故为疏肝解郁，行气止痛之要药，因其兼入血分，为"血中气药"，故又善理气调经。《本草经疏》言："盖血不自行，随气而行，气逆而郁，则血亦凝涩，气顺则血亦从之而和畅，此女人崩漏带下，月事不调之病所以咸须之耳。"是以被誉为"气病之总司，女科之主帅"。延胡索辛散苦泄温通，能"行血中气滞，气中血滞，故专治一身上下诸痛"。其止痛作用优良，无论何种痛证，均可配伍应用。近代临床用治多种内脏痉挛性或非痉挛性疼痛，均有较好疗效。其与香附配用，有协同作用，可行滞气，化瘀血，止疼痛。现代药理研究表明，香附能弛缓子宫肌张力，降低肠管紧张性，拮抗乙酰胆碱对肠管的作用，有镇痛、抗炎和抑制金黄色葡萄球菌的作用，且其挥发油有雌激素样作用；延胡索则有明显的镇痛作用。

## 川楝子 – 延胡索

【功效】 疏肝泄热，活血止痛。

【主治】 经行腹痛证属气滞血瘀兼见热象者。

【用法】 川楝子 10g，延胡索 10g。

【禁忌】 川楝子味苦性寒，故脾胃虚寒者慎用。

【备考】 川楝子、延胡索伍用，名曰"金铃子散"，出自《素问病机气宜保命集》，治热厥心痛，或发或止，久不愈者。

【按语】肝藏血而主疏泄，性喜条达，其经脉布胁肋，绕阴器，抵少腹。肝气郁结，血行不畅，胞脉壅滞，故经行腹痛。川楝子味苦性寒，善入肝经，既疏肝经之郁，又泄气分之热，且长于止痛。《本草纲目》云："楝实……因引心包相火下行，故心腹痛及疝气为要药。"延胡索辛温善走，"虽为破滞行血之品，然性情尚属和缓……而又兼能行气，不专于破瘀见长，故能治内外上下气血不宜之病，通滞散结，主一切肝胃胸腹诸痛，盖攻破通导中之冲和品也"（《本草正义》）。两者配伍，一入气分，一入血分，行气助活血，活血助行气，如此则气血并调，胞脉畅通，故止痛之功显著。况两者配伍，行气活血而无伤正之弊，正与女性经期生理变化合拍。因此，不仅痛经之属于气滞血瘀者适宜，其他证型亦可斟酌配伍运用。

## 益母草－香附

见产后腹痛。

## 益母草－茺蔚子

【功效】活血调经，凉肝明目。
【主治】瘀血阻滞之月经不调、痛经、产后恶露不尽，以及经期肝经热盛、头目眩晕、目赤肿痛等病症。
【用法】益母草 10g，茺蔚子 10g。
【备考】自拟。
【按语】益母草味辛苦性微寒，苦泄辛散，主入血分，善于活血祛瘀调经，为妇科经产要药，无论胎前、产后，皆可随证选用。益母草之果实即为茺蔚子，也叫益母草子，味甘，性微寒，功用与益母草相似，但又兼明目益精，行中有补，常用于肝热头目眩晕，目赤肿痛或眼生翳膜。两药合用，一则活血调经之功增强，且活血行血而不破血，用治瘀血阻滞之月经不调、痛经、产后恶露不尽；再则可凉肝明目，用治经期肝经热盛，头晕目眩、目赤肿痛之证。

## 香附－乌药

见月经后期·气滞。

## 川楝子 – 郁金

【功效】 疏肝解郁，理气止痛。

【主治】 肝郁气滞之痛经及经行乳房胀痛。

【用法】 川楝子 10g，郁金 10g。

【禁忌】 两药均为苦寒之品，故脾胃虚寒者慎用。郁金不宜与丁香同用。

【备考】 自拟。

【按语】 川楝子味苦性寒，偏入肝经，功善舒肝行气止痛，用于治疗肝郁气滞诸痛症。郁金味辛苦性寒，入肝经、胆经、心经，本品既能活血，又能行气解郁而达止痛之效。《本草备要》谓其"行气解郁，泄血破瘀"。两药配伍，疏肝解郁，理气止痛的作用增强，可用于肝郁气滞之痛经及经行乳房胀痛。因两者性皆寒凉，故尤宜于气郁化火者。

## 香附 – 川芎

见月经后期·气滞。

## 八月札 – 益母草

【功效】 行气活血，调经止痛。

【主治】 痛经、经水不利属气滞血瘀者。

【用法】 八月札 15g，益母草 15g。

【禁忌】 孕妇忌服。

【备考】 自拟。

【按语】 八月札味苦性平，归肝经、胃经。能疏肝理气，散结止痛。用于肝郁气滞所致的痛经、胁肋疼痛等证。益母草味辛苦性微寒，辛开苦泄，能活血祛瘀以通经，为妇科经产常用药。《本草纲目》言其"活血破血，调经解毒。治胎漏产难，胞衣不下，血晕，血风，血痛，崩中漏下"。两者配合，一行气，一活血，气血双调，行气助活血、血行气自畅。共奏理气活血、调经止痛之功，主治气滞血瘀之痛经、经水不利。

## 荔枝核 – 香附

【功效】 疏肝理气，散寒止痛。

【主治】 经期腹胀痛或小腹冷痛属寒凝气滞者。

【用法】 荔枝核 12g，香附 10g。

【备考】 荔枝核、香附相伍出自《妇人大全良方》蠲痛散，该方用治寒凝气滞诸痛证。二药醋制，止痛之力增强。

【按语】 荔枝核味甘微苦性温，归肝经、肾经。本品味苦疏泄以行气散结，性温祛寒而能止痛，又主入肝经，故善治寒凝肝脉，肝气郁结诸痛证。《本草备要》曰："入肝肾，散滞气，避寒邪，治妇人血气痛。"香附味辛苦微甘，辛能通行，苦能疏泄，微甘缓急，故为疏肝解郁，行气止痛之要药。因其兼入血分，为血中气药，故又善理气调经。因此，该药被誉为"气病之总司，女科之主帅"。其生品入药，能上行胸膈，外达皮肤；熟品入药，可下走肝肾，外彻腰足。炒黑入药，善行血分以止出血；盐水浸炒，入血分而润燥；青盐炒之，可补肾气；酒浸炒之，能行经络以散其滞；醋浸炒之，可消积聚；姜汁炒之，则化痰饮。其与荔枝核配伍，直入肝经，功专力宏，使疏肝理气，散寒止痛的作用增强，故常用于寒凝气滞之痛经。

## 荔枝核 - 桔梗

【功效】 行气解郁，散结止痛。

【主治】 经期小腹刺痛或冷痛属肝郁气结者。

【用法】 荔枝核 12g，桔梗 6g。

【备考】 自拟。

【按语】 荔枝核味甘微苦性温，味苦以疏泄气机开结气，性温祛寒能止痛，又主入肝经，故善治寒凝肝脉诸痛证。《本草备要》曰："入肝肾，散滞气，避寒邪，治妇人血气痛。"桔梗味辛苦性平，能通阳泄气，《本草崇原》曰"桔梗，治少阳之胁痛，上焦之胸痹，中焦之肠鸣，下焦之腹满"。《重庆堂随笔》曰："桔梗，开肺气之结，宣心气之郁，上焦药也。肺气开则府气通，故亦治腹痛下利，昔人谓其升中有降者是矣。"故用于上焦气结所致下焦郁而不通者尤宜，既能治疗痛经，亦能宣畅上焦气机，治疗胸胁胀闷或疼痛。《伤寒论》中三物白散治寒实结胸，即取桔梗温中破积之功也。两药同用，理气散结之功倍增，宣上焦之气，散下焦之结，则气畅痛止。桔梗理气升清用量宜轻，解表宜量大。

## 五灵脂－没药

【功效】 化瘀止痛。

【主治】 痛经、产后腹痛证属瘀血阻络者，亦可用于异位妊娠腹痛。

【用法】 五灵脂 10g，没药 10g。

【禁忌】 孕妇忌用，不宜与人参同用。

【备考】 自拟。

【按语】 五灵脂味咸甘性温，主入肝经血分。本品既能通脉散瘀，又可甘缓止痛，故为治瘀阻诸痛之要药。《本草纲目》云："五灵脂止妇人经水过多，赤带不绝，胎前产后，血气诸痛，男女一切心腹、胁肋、少腹诸痛，疝痛，血痢肠风腹痛，身体血痹刺痛。"没药辛散苦泄，芳香走窜而善活血止痛，用于治疗血瘀疼痛较佳。《本草纲目》曰："没药，散血消肿，定痛生肌。"两药同用，相互促进，化瘀止痛之力增强，长于治各种瘀阻疼痛。临床报道，用五灵脂与没药相伍，治疗儿枕痛（产后子宫复旧不全），服药 1 天即痛减，2 天痊愈，屡验屡效。

## 生蒲黄－生五灵脂

【功效】 活血祛瘀，散结止痛。

【主治】 经行腹痛、经量不多，以及产后恶露不行证属瘀血停滞者。

【用法】 生蒲黄 12g，生五灵脂 12g。入煎剂宜用布包煎。

【禁忌】 血虚无瘀及孕妇慎用。五灵脂一般不宜与人参同用（十九畏）。但临床上对血瘀日久，或癥积肿瘤等血瘀而见气虚明显之顽症，亦可配用之。蒲黄生用可致胃部不适、食欲减退，故脾胃虚弱者慎用。

【备考】 蒲黄、五灵脂伍用，名曰"失笑散"，出自《太平惠民和剂局方》，又名"断弓弦散"，治瘀血内阻、月经不调、小腹急痛、产后腰痛、恶露不行。近代有用本方加味治疗心绞痛及异位妊娠等病属瘀血停滞者。实验研究表明，本方能提高机体对减压缺氧的耐受力，对垂体后叶素引起的大白鼠急性心肌缺血有对抗作用；对小白鼠的自发活动具有明显的镇静作用；有降低血压的作用。

【按语】 蒲黄为"蒲之精华所聚"，入肝经、心经血分。味甘无峻烈之弊，性平无寒热之偏。因其体轻气香，故能"通经脉，消瘀血"。生用性滑，长于行血消瘀，《本草汇言》曰："凡生用则性凉，行血而兼消。"故广泛用于妇科经产诸证属血瘀者。五灵脂形如凝脂，受五行之灵气而得名。本品苦咸温通疏泄，专入肝经血分，功擅活血化瘀止痛，为治疗血瘀诸痛之要药。两药生品合用，活血化瘀、散结止痛之功倍增，为治血瘀作痛之经验药对。正如汪昂所言："此手足厥阴药也，生蒲黄性滑而行血，五灵脂气燥而散血，皆能入厥阴而活血止痛，故治血痛如神。"因本药对兼有止血作用，故使用时不会因祛瘀而致出血过多。本药对着重活血化瘀，行气之力不足，可酌加行气止痛之品，如与金铃子散配合使用，效果更佳。

## 红花－苏木

【功效】活血祛瘀，通经止痛。

【主治】瘀血内阻之痛经、闭经、癥瘕积聚等。

【用法】红花 6g，苏木 10g。

【禁忌】孕妇忌服。

【备考】自拟。

【按语】红花辛散温通，入心经、肝经血分，有活血通经、祛瘀止痛之功。故凡血瘀之经闭、痛经、腹中包块等症最为常用。应用时，若取养血和血之功，则用量宜小，若取活血祛瘀之力，则用量宜大。《本草汇言》称其为"破血、行血、和血、调血之药"。苏木咸能入血，辛可走散，有活血祛瘀、消肿止痛之功。主要用于妇女血滞经闭腹痛，产后瘀阻及瘀肿疼痛等证。《本草纲目》谓"苏方木乃三阴经血分药，少用则和血，多用则破血"。两药均为活血化瘀之品，红花长于活血化瘀，消散癥瘕；苏木长于活血通络兼能消肿止痛，如此相须配对，增强活血祛瘀止痛之力。

## 大腹皮－乌药

【功效】行气化湿，散寒止痛。

【主治】经行小腹胀痛，经水不利因气滞湿阻所致者，可伴见头面四肢水肿、脘腹痞闷胀满等症状。

【用法】大腹皮 10g，乌药 10g。

【备考】自拟。

【按语】 大腹皮为槟榔的果皮，味辛性微温，入脾经、胃经、大肠经、小肠经。辛以行散，性温而通，故能下气宽中，化湿利水，用于湿阻气滞、脘腹痞闷、大便不爽等证。乌药辛温香窜，善散寒行气以止痛，上走肺以宣通，中入脾以宽中，下达肾与膀胱而温肾散寒，通行三焦气分而主寒郁气滞之胸腹胀痛。两药相合，同入气分，相须为用，行气化湿，散寒止痛的作用增强，用于治疗气滞湿阻之痛经，经水不利偏寒者。

## 乳香－没药

【功效】 理气活血，化瘀止痛。

【主治】 经行不畅、行经腹痛、产后腹痛证属气血凝滞者，以及异位妊娠。

【用法】 乳香 6g，没药 10g。

【禁忌】 孕妇忌服。入药多炒用，生用易致恶心、呕吐。

【备考】 乳香、没药伍用出自《证治准绳》乳香止痛散，该方治疮肿疼痛。两药与当归、丹参伍用，张锡纯命名为活络效灵丹，"治气血凝滞，痰癖癥瘕，心腹疼痛，腿痛臂痛，内外疮疡，一切脏腑积聚，经络湮瘀"。已故老中医李汉卿先生运用此方化裁，活血化瘀，消癥杀胚，治疗异位妊娠等，屡用屡验，现已编入教材，为异位妊娠保守治疗的方剂之一。

【按语】 乳香味辛苦性温，入心经、肝经、脾经。辛散，苦泄，温通，且气味芳香走窜，为宣通脏腑、透达经络之要药，尤善活血祛瘀，通经止痛，用于治疗瘀血阻滞之心腹诸痛，如痛经、产后瘀血腹痛等。没药味苦辛性平，入心、肝、脾三经。辛平芳香，能通滞散瘀止痛，为行气散瘀止痛之要药，用于治疗气滞血瘀、经行腹痛、月经不畅等证。两药参合，乳香辛温香润，能于血中行气，以行气活血为主；没药苦泄力强，功擅活血散瘀。一气一血，气血兼顾，取效尤捷，共奏理气活血、化瘀止痛之功。张锡纯《医学衷中参西录》云："乳香、没药，两药并用，为宣通脏腑，流通经络之要药。故凡心胃胁腰肢体关节诸疼痛皆能治之，又善治女子经行腰痛，产后瘀血作痛，月事不以时下。……虽为开通之品，不致耗伤气血，诚良药也。"

## 天仙藤 – 益母草

【功效】 理气活血，化湿行滞。

【主治】 痛经或产后腹痛属气滞、湿阻、血瘀胶结者。

【用法】 天仙藤15g，益母草15g。

【禁忌】 孕妇忌用。

【备考】 自拟。

【按语】 天仙藤味辛苦性温，入肝经气分，其辛可行散，苦可燥湿，性温而通，合之能行气化湿、通经活络，用于气滞湿阻、经络不通之证。益母草苦泄辛散，主入肝经血分，善于活血祛瘀调经，为妇科经产要药。本品又有利尿之功，对水瘀互结证最为适宜。其与天仙藤配伍，一气一血，一能行气化湿，一可活血利水，相互促进，气行则血行，气化则湿化，湿化血行则气机畅通，共奏理气活血、化湿行滞之功，用于气滞湿阻瘀血胶结之痛经、产后腹痛，其效颇佳。

## 络石藤 – 益母草

【功效】 活血、通络、止痛。

【主治】 经行少腹胀痛，痛甚于胀，证属瘀血内阻夹热者。

【用法】 络石藤15g，益母草15g。

【禁忌】 经血量多者勿用，孕妇忌用。

【备考】 自拟。

【按语】 络石藤味苦性寒，入厥阴肝经，功擅通络而止疼痛。《要药分剂》曰："络石之功，专于舒筋活络。"益母草苦降疏泄，辛以散瘀，亦为活血祛瘀之品，用以治疗瘀热阻滞之痛经、闭经、产后恶露不尽等证。现代药理研究证明，益母草煎液对动物子宫有直接兴奋作用，可使宫缩频率、幅度及紧张度增加，对实验性血栓形成有抑制作用。两药相伍，一专于通络止痛，一善于活血祛瘀，使活血、通络、止痛的作用增强，用于痛经证属瘀血内阻又夹热者最为适宜。

## 络石藤 – 延胡索

【功效】 活血行气，通络止痛。

【主治】 经行不畅，伴少腹疼痛证属瘀血阻滞、经络不通者。

【用法】 络石藤 15g，延胡索 15g。

【备考】 自拟。

【按语】 络石藤味苦性微寒，入心经、肝经。本品味苦燥湿，性寒清热，既能凉血祛风除湿，又兼通经活络。现代研究表明，其具有强心、促进血液循环的作用。常用于外邪阻滞、经络不通所致的痹证等。延胡索味苦辛性温，辛散苦泄温通，既能走血分而活血祛瘀，又走气分以行气止痛，为血中气药，止痛佳品，广泛用于一身上下气滞血瘀诸病，单用研末内服即有良效。醋炙延胡索可增强其止痛作用。药理研究表明，其有明显的镇痛作用。两药配伍，一寒一温，一通一散，使气畅血行络通而痛自止。

## 人参－苏木

【功效】 益气活血，祛瘀止痛。

【主治】 气虚血瘀之痛经、产后血晕。

【用法】 人参 10g，苏木 10g。

【禁忌】 孕妇忌服。

【备考】 人参、苏木相伍，古时多用于治疗产后元气大伤、瘀血内攻所致的血晕，症见喉中气急喘促、鼻起煤烟、面目茄色等。唐容川《血证论》释之云："盖谓肺金气足，则制节下行，血不独不能犯肺脏，而亦不能犯肺之气分也。今不独干犯气分，瘀血上行，并真犯肺脏。血者肝木所司，金气将绝，木乃敢侮之。肺气已败，血乃得乘之。方取苏木秉肝木之气，色赤味咸以破血，是治肝以去肺之贼，而急用人参生津，调肺以补气，使肺气一旺，则制节下行，而血不得犯矣。"

【按语】 人参味甘性温，功善大补元气，益气生津，可治一切气虚之证。苏木味甘咸性平，咸入血分，甘能缓急和血，故善活血通经，祛瘀止痛，为通经疗伤之品。常用于瘀血阻滞之闭经、痛经、产后腹痛等证。《日华子本草》曰："苏木治妇人血气心腹痛，月候不调及蓐劳。排脓止痛，消痈肿扑损瘀血。"两药合用，一气一血，一补一攻，气血同治，攻补兼施。人参得苏木，益气而促血行，且虽补而不令壅滞；苏木得人参，破瘀而不致伤气，两药相辅相制，共奏益气活血、祛瘀止痛之功。

## 大黄－桃仁

【功效】 破瘀泄热。

【主治】 瘀热互结所致痛经、闭经、产后恶露不下之少腹疼痛、肌肤甲错等。

【用法】 大黄 10g，桃仁 10g。

【禁忌】 孕妇忌服。

【备考】 《伤寒论》中大黄牡丹汤、桃核承气汤、下瘀血汤等均以大黄与桃仁相伍为用，为仲景治疗瘀热互结多种病证的常用药对，现代临床用之甚效。

【按语】 大黄苦寒沉降，气味俱厚，力猛善走，能直达下焦，荡涤胃肠积滞，清泻血分实热，且借其入血降泄之功，又能活血逐瘀，用治妇女瘀血经闭、癥瘕积聚、产后瘀阻等证。桃仁味苦甘性平，富含油脂，入肝经走血分，为破瘀行血常用之品。故广泛应用于瘀血阻滞之经闭、痛经、腹中包块、产后瘀阻、蓄血发狂、跌打损伤等。两药配对，刚柔相济，相得益彰。张锡纯分析指出："大黄……原能开气破血，为攻下之品，然无专入血分之药以引之，则其破血之力仍不专。方中用桃仁者，取其能引大黄之力专入血分以破血也。"故大黄得桃仁，专入血分，破血下瘀之功更显；桃仁得大黄，破积滑肠之力增强，对瘀热停积不行兼见大便秘结不通者，用后一通肠腑，使瘀热与大便并下。但是，临床应用时应严格掌握剂量用法，"衰其大半而止"，防止克伐太过，损伤正气。

## 二、寒凝血瘀

## 艾叶－香附

【功效】 温经散寒，行气止痛。

【主治】 月经不调、小腹冷痛证属寒凝气滞者；亦治宫寒不孕，带下清冷等。

【用法】 艾叶 6g，香附 10g。

【备考】 艾叶、香附伍用出自《寿世保元》艾附暖宫丸，治子宫虚寒不孕、月经不调、肚腹时痛、胸膈胀闷、肢怠食减、腰酸带下等。艾叶经炒炭后温经止血作用增强，香附醋炙止痛力增强。

【按语】 艾叶味辛苦性温，入肝经、脾经、肾经。辛散苦泄，性温祛寒，能温经散寒，调经止痛，止血安胎，用于治疗冲任虚寒所致之月经过多、崩漏、胎漏及腹中冷痛，带下清冷等证。香附主入肝经气分，味辛以疏散肝气之郁结，味苦以降泄肝气之横逆，味甘而能缓肝之急，气芳香走窜，药性平和，乃疏肝解郁之良药。因其兼入血分，为"血中气药"，是妇科调经之圣药，可用于肝郁气滞所致之月经不调、痛经等。两药相伍，艾叶除沉寒痼冷为主，香附开郁理气为要。一温一行，共奏调经散寒、理血利气、通经止痛之效。

## 荔枝核－橘核

【功效】 行气散结，祛寒止痛。

【主治】 痛经以胀痛为主证属寒凝气滞，伴见小腹冷痛，得温则减者；亦治乳房结块、卵巢囊肿等。

【用法】 荔枝核 12g，橘核 12g。

【备考】 自拟。

【按语】 荔枝核味辛微苦性温，归肝经、胃经。本品辛行苦泄温通，又主入肝经，故功擅疏肝理气，散寒止痛，常用于治疗寒凝肝脉，肝郁气滞之痛证。《本草纲目》曰其"行散滞气，治疝气痛，妇人血气痛"。橘核为橘的种子，味苦性平，入肝经。功能行气散结止痛，用于肝郁气滞所致的各种痛证。两药参合，并入肝经，效专力宏，共奏行气散结、祛寒止痛之功。临床用于痛经属寒凝气滞者甚效。因本药对具有疏肝理气、散结之功，故亦可用治妇人乳房结块、卵巢囊肿等。两药盐炙入药，令其专走下焦，可提高疗效。

## 川芎－桂枝

【功效】 温经散寒，调经止痛。

【主治】 痛经、闭经证属寒凝经脉者。

【用法】 川芎 10g，桂枝 6g。

【禁忌】 温热病、阴虚阳亢、血热妄行等证禁用。孕妇及月经过多者慎用。

【备考】 自拟。

【按语】 川芎辛温香窜，走而不守，为血中气药，功善行气活血，调经止痛。桂枝辛散温通，有温通经脉，散寒止痛之效，常用于寒凝血滞诸痛症。现代药理实验表明，其所含桂皮醛，有镇痛、镇静、抗痉厥作用。两药相伍，协同为用，温、通、行并用，使寒散络通，则痛自止、经自调。临证应用时，酌情配伍理气活血之品，疗效更佳。

## 姜黄－桂枝

【功效】 温经散寒，利血通脉。

【主治】 气滞血瘀之痛经、闭经、产后腹痛等病症。

【用法】 姜黄 10g，桂枝 6g。

【禁忌】 孕妇及月经多者禁服。

【备考】 自拟。

【按语】 姜黄味辛苦而性温，辛温相合，能外散风寒，内行气血；苦温相合，能外胜寒湿，内破瘀血。故有活血通行、行气止痛、祛风疗痹之效。凡气滞血瘀而致的胸胁脘腹疼痛、肢体痹痛、经闭腹痛，以及跌打损伤瘀肿、产后恶露不尽、少腹刺痛等，均可应用。《日华子本草》曰："姜黄治癥瘕血块、痈肿，通月经，治扑损瘀血，消肿毒，止暴风痛冷气，下食。"现代药理研究证明，本品对子宫有兴奋作用，使子宫阵发性收缩加强。桂枝辛散温通，能振奋气血，透达营卫。可外行于表解散肌腠风寒，横走四肢温通经脉寒滞，且能散寒止痛，活血通络。两药同用，相使配对，桂枝温通经脉有助于血液的流畅，从而加强姜黄的活血止痛之力；姜黄的破血行气又有利于桂枝通达阳气，温经散寒作用的发挥，共奏温经散寒、利血通脉之功效。

## 附子－白芍

【功效】 温阳散寒，养血止痛。

【主治】 寒凝胞络之痛经。

【用法】 附子 6g，白芍 15g。附子久煎，至口尝无麻辣感为度。

【禁忌】 阴虚内热及孕妇忌用，附子不宜与半夏、瓜蒌、贝母、白蔹、白及同用。

【备考】 自拟。

【按语】 附子辛热燥烈，走而不守，能通行十二经。《本草汇言》曰："附子，回阳气，散阴寒，逐冷痰，通关节猛药也。……凡属阳虚阴极之候，肺肾无热之证者，服之有起死之殊功。"可见附子为补火助阳、散寒止痛之要药。白芍苦酸微寒，性柔润而主静，养血敛阴而柔肝，和营缓急而止痛。两药合用，附子温肾中真阳，助长脏腑气血；白芍滋养阴血，以助生阳之源，有温阳配阴、养阴配阳之特点。附子温散寒凝，白芍养血和营，可散血之寒凝而缓急止痛。白芍酸收敛阴，兼缓附子辛散燥烈，使温阳散寒而不伤阴耗血。两药共用，一阴一阳，一寒一热，一收一散，刚中有柔，动中有静，相反相成，具有良好的温阳散寒、缓急止痛之功。

# 第十节　经行发热

每值经期或经行前后，出现以发热为主的病证，称"经行发热"，又称"经来发热"。本病与西医学的慢性盆腔炎、生殖器结核、子宫内膜异位症及临床症状不明显的感染有关。

经行发热的主要发病机制是气血营卫失调，值月经的生理改变而发。治疗以调气血、和营卫为原则。因气血营卫失调多由阴虚、肝郁、血瘀而致，故尤师常选滋阴清热、疏肝解郁、活血祛瘀之品配伍成对，如鳖甲与青蒿、赤芍与白芍。

## 一、阴虚

### 青蒿－地骨皮

【功效】　清退虚热，凉血除蒸。

【主治】　经行发热属阴虚血热者。

【用法】　青蒿 10g，地骨皮 10g。

【备考】　青蒿、地骨皮配伍来自《温病条辨》青蒿鳖甲汤，该方透热滋阴，主治温病后期，阴虚邪伏证。

【按语】　青蒿苦寒清热，辛香透散，长于清透。地骨皮甘寒清润，能凉血清肝肾之虚热。两者相伍，青蒿长于清透阴分虚热，退无汗之骨蒸；地骨皮善于泻肝肾虚热，退有汗之骨蒸，且于清热除蒸泄火之中，兼有生津止渴之功。两者相须为用，清退虚热，凉血除蒸。

### 生地黄－熟地黄

见经间期出血。

### 鳖甲－青蒿

【功效】养阴透热。

【主治】经行发热，产后发热属阴虚者，症见夜热早凉，热退无汗。

【用法】鳖甲 15g，青蒿 10g。

【禁忌】脾胃虚寒，食少便溏者不宜用；多汗者慎用；孕妇忌服。

【备考】青蒿、鳖甲伍用，出自吴鞠通《温病条辨》青蒿鳖甲汤，主治温病后期，阴液耗伤，邪伏阴分，夜热早凉，热退无汗者。

【按语】邪热留阴，阴液正虚，不可一味滋阴，滋阴则留邪，亦不能一味散邪，散邪则伤阴。只能滋阴透邪并用，方可达到治疗目的。鳖甲味咸性寒，入肝经、肾经，咸寒质重，滋肝肾之阴而潜纳浮阳。青蒿味辛苦性寒，气味芳香，入肝经、胆经。苦寒清热，芳香透散，可使阴分伏热外透而出。两药相伍，鳖甲专入阴分滋阴，青蒿可出阳分透热，两者出入结合，使养阴而不恋邪，透热而不伤正，有相得益彰之妙，即如吴瑭所释："此方有先入后出之妙，青蒿不能直入阴分，有鳖甲领之入也；鳖甲不能独出阳分，有青蒿领之出也。"

### 地骨皮－牡丹皮

见月经先期·血热。

## 二、血瘀

### 桃仁－红花

见闭经·气滞血瘀。

### 赤芍－白芍

【功效】养阴清热，活血调经。

【主治】经行发热属血分有热，低烧久久不退者；妇人月经不调，经闭诸证属于血虚夹瘀夹热者。

【用法】赤芍 10g，白芍 10g。

【禁忌】 血虚无瘀者忌用,反藜芦。

【备考】 自拟。

【按语】 赤芍味苦性微寒,入肝经。因本品善走血分,能清肝火,除血分郁热而有凉血之功,且能活血通经,散瘀行滞,治疗血热瘀滞之经行发热、闭经、月经不调等证。白芍味酸苦,性微寒,入肝经,功擅养血敛阴,柔肝止痛。两药配伍,赤芍凉血散瘀,白芍养血柔肝;赤芍泻肝火,白芍养肝阴,一散一敛,一泻一补,赤芍得白芍凉血散瘀不伤正,白芍得赤芍养血敛阴不留邪,共奏清热凉血、养血敛阴、散瘀止痛之功,故用治妇科血虚夹瘀夹热之证。

### 赤芍 – 归尾

见痛经·气滞血瘀。

# 第十一节　经行头痛、眩晕

每值经期或行经前后,出现以头痛或头晕目眩为主的病证,称为"经行头痛",或"经行眩晕",属西医学经前期综合征范畴。

经行头痛、眩晕的发病机制,一为气血阴精不足,清窍失养,一为痰、瘀之邪上扰清窍而致。治疗以调理气血、肝脾为大法,实证者行气活血祛痰,虚证者补气养血滋阴。尤师常用益气养血、滋阴潜阳、祛瘀通络、化痰息风之药配伍成对。鉴于益气养血、活血祛瘀药对在其他章节讨论较多,本节主要介绍滋阴潜阳、化痰息风之药对,如白芍与钩藤、天麻与川芎。此外,经期正气亏虚,风邪乘虚而入之头痛,治当疏风止痛,选用白芷、细辛之类药物组成药对。

## 一、阴虚阳亢

### 白芍 – 钩藤

【功效】 养肝敛阴,平肝息风。

【主治】 经行头痛或围绝经期综合征证属阴血不足、肝阳偏亢者,症见头痛、眩晕、急躁易怒、失眠多梦等。

【用法】 白芍 10g,钩藤 10g。

【备考】 自拟。
【按语】 白芍味酸性寒，入肝经，柔肝平肝，具养肝体、敛肝气、平肝阳、令肝气不妄动之功；钩藤味甘性微寒，平肝之力较强，兼有一定的清热息风作用。白芍偏治肝虚之本，养肝敛阴，使阴充制阳；钩藤偏治肝旺之标，平肝凉肝而不伤阴。两者标本兼顾，相使合用，能缓肝之急以息风，滋肝之体以驱热。临床可预防妊娠子痫，治重症抽搐昏迷。

## 白芍－龟甲

见月经先后无定期·肾虚。

## 珍珠母－谷精草

【功效】 平肝潜阳，疏风清热。
【主治】 经行头痛眩晕属肝阳上亢而稍有热象者。
【用法】 珍珠母 20~30g（打碎先煎），谷精草 10~15g。
【备考】 自拟。
【按语】 珍珠母味咸性寒质重，入肝经、心经，能平肝阳，清肝火，镇心神，常用于肝阳上亢、肝火上炎之头痛眩晕等。谷精草"其质轻清，故专行上焦直达巅顶，能疏散头部风热，治目疾头风，并疗风气痹痛者，亦以轻清之性，善于外达也"（《本草正义》）。两者相伍，一长于平镇肝阳，一善于疏散风热，相辅相成，以治疗经行头痛眩晕属肝阳上亢者。

## 天麻－川芎

【功效】 平肝息风，祛风止痛。
【主治】 经行头痛，症见巅顶或偏正头痛、眼黑头晕、久治不愈者。
【用法】 天麻 10g，川芎 6~15g。
【备考】 自拟。
【按语】 天麻味甘性平，专入肝经，为平肝息风之要药，因其既息肝风，又平肝阳，且有祛外风、通经络的作用，故"主头风、头痛、头晕虚旋……"。本品止痛作用较好，现代临床用 20% 天麻针剂，肌内注射治疗坐骨神经痛、三叉神经痛及眶上神经痛等症。川芎辛温走窜，走而不守，既入血分以活血行气调经，又能"上行头目"，祛风止痛。治头痛，无论风寒、风热、风湿、血虚、血瘀均可配伍用之，前人有"头痛不离川芎"之说。两者合用，天麻长于息风治晕；川芎偏于调经祛风止痛，相辅相助，对经行头痛眩晕，无论外风、内风均可配伍运用。两药伍用除用于经行头痛眩晕外，还可用于风湿痹痛，行经身痛或肢体麻木不仁等证。

## 草决明－夏枯草

【**功效**】 清肝泻火，降压止痛。

【**主治**】 经行头痛证属肝火上扰者，症见经行头痛，甚或巅顶掣痛、头晕目眩、烦躁易怒等。

【**用法**】 草决明 10g，夏枯草 10g。

【**禁忌**】 大便溏泄者慎用。

【**备考**】 自拟。

【**按语**】 草决明味甘苦咸性寒质滋润，气禀轻扬，能升能降是其特长。既能疏散风热、清降肝火，又可益肝肾之阴，且兼润燥通便。常用于治疗风热或肝火之头痛、眩晕、目赤及肝肾阴亏之目暗不明、青盲等证，如兼有便秘者更为适宜。《药性论》曰："草决明除肝家热。"现代药理证明其有明显降压作用。夏枯草味辛苦性寒，长于清泻肝火，散结明目，常用于肝火上炎、目赤肿痛、头痛眩晕等证。两药配伍，同入肝经，功专力宏，清热、降压、止痛之功增强，且兼以滋补肝肾之阴，使清降而无伤阴之忧，与妇女经期生理特征相符。

## 刺蒺藜－滁菊花

【**功效**】 平肝潜阳。

【**主治**】 经行头痛、眩晕及子晕因肝阳上亢所致者。

【**用法**】 刺蒺藜 10g，滁菊花 10g。

【**备考**】 自拟。

【**按语**】 刺蒺藜苦降入肝，有平抑肝阳的作用，用于肝阳上亢，头晕目眩。滁菊花性寒入肝经，能清热平肝，主"诸风头眩、肿痛、目欲脱，泪出"（《神农本草经》）。两药合用，相须为用，善治肝阳上亢之头痛眩晕。

## 茺蔚子 - 夏枯草

【功效】 清肝泻火，降压止痛。

【主治】 经行头痛头晕证属肝火上炎者。

【用法】 茺蔚子 10g，夏枯草 10g。

【备考】 自拟。

【按语】 茺蔚子为益母草的果实，其活血调经之力与益母草相似，适用于妇女月经不调、经前腹痛作胀、产后瘀阻腹痛及崩漏下血而有瘀滞者。因其功兼凉肝明目，故又可用于肝热头痛、目赤肿痛等症。夏枯草苦寒泄热，辛能散结，长于清肝火，散郁结，为治肝火痰热郁结之要药。两药合用，茺蔚子偏活血调经，夏枯草偏清降肝火，于此，对月经不调、经期头痛眩晕者甚为有效。两药伍用亦可用于血压时高时低者。症见头痛、眩晕、耳鸣、失眠、注意力不能集中，以及全身走窜疼痛、颜面及四肢麻木、脉虚数，或数大无力，重按尤甚。两药一活血一下降，使盈者平，亏者和，血压自趋正常也。

## 刺蒺藜 - 僵蚕

【功效】 平肝息风，祛风止痒。

【主治】 肝风上扰之经行头痛、眩晕，又治经行风疹瘙痒。

【用法】 刺蒺藜 10g，僵蚕 10g。

【备考】 自拟。

【按语】 刺蒺藜辛散苦降，入肝经，既能平抑肝阳，又可祛风止痒。《别录》谓其"治身体风痒，头痛"。僵蚕味咸辛性平，归肝经、肺经，既能平肝息风、化痰浊，又能祛外风、散风热。两药合用，刺蒺藜长于平抑肝阳；僵蚕善于息风止痉。两者相辅相成，使平肝阳，息肝风的作用大增，以治肝风上扰之头痛、眩晕。因两药又均可祛外风止瘙痒，故用于经行风疹。

## 龙胆草 - 钩藤

【功效】 清肝泻火，平肝息风。

【主治】 经行头目皆痛证属肝火上炎或肝阳上亢者。

【用法】 龙胆草 10g，钩藤 10g（入煎剂宜后下）。

【禁忌】 脾胃虚寒者不宜用。

【备考】 自拟。

【按语】 龙胆草大苦大寒，性善沉降，主泻肝胆之实火，有"凉肝猛将"之称。钩藤甘微寒，主入肝经、心包经。肝主风，心包主火，风火相煽，则病为惊风抽搐，头晕目眩。本品轻清而微寒，既能泄火，又能定风，故为治疗极热生风抽搐及肝经有热，肝阳上亢之眩晕、头痛、目赤等症所常用。两药合用，龙胆草功偏清泄而沉降，钩藤专主平息而轻透，相辅相成，共奏清肝泻火、平肝息风之功。

## 二、瘀血阻滞

### 麝香 – 老葱

【功效】 活血化瘀，通窍止痛。

【主治】 经行头痛、小腹疼痛拒按属瘀血阻滞者。

【用法】 麝香 0.1g，老葱 10g。麝香入丸散或研极细末冲服，不宜入煎剂，老葱亦不宜久煎。

【禁忌】 孕妇忌用。

【备考】 麝香、老葱相伍，出自《医林改错》通窍活血汤，该方具有活血通窍之功，主治头面瘀阻所致之头痛、头晕、耳聋、脱发等。

【按语】 瘀血内停，经期冲气挟瘀血上逆，阻滞胞络，故经前或经期头痛。瘀血阻滞冲任，血行不畅，故小腹疼痛拒按。麝香味辛性温，气极香，走窜之性甚烈，可行血中之瘀滞，开经络之壅遏，以通经散结止痛。《本草纲目》曰："盖麝香走窜，能通诸窍之不利，开经络之壅遏，若诸风、诸气、诸血、诸痛、惊痫癥瘕诸病，经络壅闭，孔窍不利者，安得不用为引导以开之通之耶？非不可用也，但不可过耳。"老葱辛散温通，其性走窜，能达表入里，"通上下阳气"。与麝香配伍，辛香开窍，通窍活血止痛，故用治血瘀头面之头痛。

## 三、痰湿中阻

### 半夏 – 天麻

【功效】 燥湿化痰，平肝息风。

【主治】 经行前后头晕头痛沉重、胸闷泛恶、少食多寐等证属肝风夹湿痰者。

【用法】 半夏 10g，天麻 10g。

【禁忌】 半夏反乌头。

【备考】 半夏、天麻伍用，出自《医学心悟》半夏白术天麻汤，治痰厥头痛、胸膈多痰、动则眩晕。若体虚者，加人参。

【按语】 "无痰不作眩""诸风掉眩，皆属于肝"。肝风夹湿痰上扰清窍，故见头晕诸症。半夏味辛性温，长于燥湿化痰，为治湿痰要药。天麻味甘性平，善于息风止眩，为平肝息风要药。两药配伍，功专化痰息风。《脾胃论》曰："足太阴痰厥头痛，非半夏不能疗；眼黑头旋，虚风内作，非天麻不能除。"两药配合，痰除风息，则眩晕头痛自止。

## 胆南星－刺蒺藜

【功效】 清热化痰，平抑肝阳。

【主治】 经行头痛、眩晕属肝阳上亢，痰火上扰者。

【用法】 胆南星 6g，刺蒺藜 15g。

【禁忌】 孕妇忌用。

【备考】 自拟。

【按语】 胆南星味苦性凉，归肝经、胆经，本品功擅清热化痰，息风定惊，主治中风、癫、惊风、头风眩晕、痰火喘咳等证。刺蒺藜味苦辛性平，归肝经，本品苦降，有平抑肝阳的作用，用于肝阳上亢之头晕目眩。两者相伍，胆南星于清热化痰之中寓息风定惊，刺蒺藜则功专平肝疏肝。于此，平肝息风之功增强，故可用于肝阳上亢、痰热上扰之眩晕头痛。

# 四、外感

## 白芷－细辛

【功效】 疏风止痛。

【主治】 月经前后头痛属外感风邪者。

【用法】 白芷 12g，细辛 3~5g。

【禁忌】 气虚、血虚或因肝风、肝阳而引起的头痛非本药对所宜。

【备考】 白芷、细辛配伍出自《太平惠民和剂局方》川芎茶调散，该方祛风止痛，主治外感风邪头痛。

【按语】 "伤于风者，上先受之"。妇女经期，正气亏虚，风邪乘虚而入，上扰清窍，阻遏清阳之府，故见头痛。白芷味辛性温，归胃经、肺经。本品辛香温燥，辛散祛风，温燥除湿，芳香通窍，善能止痛，故为治风寒所引起的阳明经头痛之要药（前额部）。《本草求真》曰："白芷，气温力厚，通窍行表，为足阳明经祛风散湿主药。"细辛味辛而厚，性温而烈，上行入肺，以发散在表之风寒，下行走肾，以散肾经之风寒，故为宣通内外，发散风寒的要药，同时又有较强的止痛作用，长于治疗少阴经头痛。《本草正义》曰："细辛，芳香最烈，故善开结气，宣泄郁滞，而能上达巅顶，通过耳目，旁达百骸，无微不至。"两药皆为祛风止痛的"风药"，正合汪昂所谓"头痛必用风药者，以巅顶之上，惟风药可到也"之意。于此，使风去络通，清阳之气上汇脑腑，自无头痛之苦。

## 菊花－川芎

【功效】 疏风，散热，止痛。

【主治】 经行头痛证属风热上扰者。

【用法】 菊花 10g，川芎 10g。

【备考】 菊花、川芎两药伍用出自《医方集解》菊花茶调散，功能疏风止痛、清利头目，主治风热上犯之头晕目眩及偏正头痛。

【按语】 菊花体轻达表，气清上浮，微寒清热，长于疏散风热。《神农本草经》言其治"诸风头眩，肿痛，目欲脱，泪出"。川芎辛温升散，上达巅顶，入肝经血分而善祛风止痛，为治疗头痛之要药。两药伍用，既能清热，更可祛风止痛，为治头痛之常用药对。现代临床可辨证用于各种类型的头痛，川芎用量宜大，则取效明显。

## 蔓荆子－刺蒺藜

【功效】 疏散风热，清利头目。

【主治】 经行头痛眩晕及目赤肿痛、目昏多泪等属风热上扰者。

【用法】 蔓荆子 10g（打碎煎服），刺蒺藜 10g。

【备考】 自拟。

【按语】 蔓荆子味苦辛，性微寒，入膀胱经、肝经、胃经，辛能散风，寒能清热，轻浮上行，主散头面风热之邪，有祛风止痛之效，用于治疗风热上扰之头痛眩晕，以及目赤肿痛等。《名医别录》言其"治风头痛，脑鸣，目泪出"。《本草纲目》引元素曰其可疗"太阳头痛，头沉昏闷，除目暗，散风邪"。刺蒺藜苦降辛散，药性平和，既能散风止痛，又因专入肝经，而能疏散肝经风热以明目退翳，常用于风热目赤肿痛、多泪多眵或翳膜遮睛等症。两药相伍，相互促进，使疏散风热之功倍增，故用治风热上扰之经行头痛眩晕。

## 全蝎－细辛

【功效】 祛风，通络，止痛。

【主治】 月经前后头痛难忍者。

【用法】 全蝎 4g，细辛 5g。

【禁忌】 细辛辛香耗气，故凡气虚多汗，阴虚火旺，血虚内热者均当忌用，且用量不宜过大，反藜芦。全蝎有毒，用量亦宜小，血虚生风者忌用。

【备考】 自拟。

【按语】 全蝎味辛性平有毒，专入肝经，既能平肝息风止痉，又擅搜风通络止痛，常用于治疗顽固性偏正头痛。细辛味辛性温，入肺经、肾经。本品辛温走窜，气味浓烈，在外散风寒以解表邪的同时，又可宣肺气而通窍止痛。为治疗多种痛症之要药。两药相伍，一通一散，相须为用，使祛风通络止痛的作用增强。经行头痛有虚实之殊，临床常以疼痛时间、疼痛性质辨其虚实。大抵实者多痛于经前或经期，且多胀痛或呈刺痛；虚者多在经后或行经将净时作痛，多为头晕隐痛。虚证头痛治以调理气血为主，使气顺血和，清窍得养，则痛自止。细辛与全蝎配伍常用于经行头痛偏实偏寒者。临证须详辨虚实，勿犯虚虚实实之戒。

## 僵蚕－荆芥穗

【功效】 祛风清热，止痛止痒。

【主治】 经行头痛、风疹块属风热者。

【用法】 僵蚕 10g，荆芥穗 10g。

【备考】 自拟。

【按语】 僵蚕味咸辛性平，入肺经，因其得清化之气，故僵而不腐。其气味俱薄，轻浮而升。故有散风热，止痛痒之功，用于风热引起的头痛、风疹瘙痒。荆芥穗即荆芥的花穗，味辛芳香，性温不燥，气质轻扬，轻宣发散，善疏解在上、在表之风邪，并能入血分，以祛血中之风，故可用于经行外感风邪之证。两药伍用，并走于上，祛风清热、止痛止痒之力增强。

# 第十二节　经行身痛

每值经前或经期，出现以身体疼痛为主的病证，称"经行身痛"。

经行身痛多因气血虚弱、瘀血阻滞使气血不和，肢体失于荣养而致。治疗以调气血、和营卫为大法，或补气血以濡养肢体，或祛瘀血以通利血脉。尤师常选益气养血、活血通络、通痹止痛等药物配伍成对，如白芍与鸡血藤、羌活与川芎。

## 桑寄生－杜仲－牛膝

【功效】 补肝肾，祛风湿，止痹痛。

【主治】 经行、产后身痛以腰腿痛甚者。

【用法】 桑寄生 15g，杜仲 15g，牛膝 15g。

【备考】 参《千金要方》独活寄生汤。

【按语】 肝藏血主筋，肾藏精主骨，腰为肾之府。素体肝肾不足，气虚血弱，月经前气血下注冲任，行经时血泄气耗，令气血更虚，肢体百骸失于濡养，遂至腰腿疼痛。产后百节空虚，风寒湿邪乘虚而入，客于经络、关节、肌肉，经脉痹阻，不通则痛。桑寄生味苦甘，性平，归肝经、肾经，本品既能祛风湿，又能养血益肝肾，强筋骨，故可用治营血亏虚、肝肾不足之风湿痹痛，腰膝酸软，筋骨无力等证。杜仲甘温，功擅补肝肾，强筋骨，暖下元，《本草汇言》曰："凡下焦之虚，非杜仲不补，下焦之湿，非杜仲不利；足胫之酸，非杜仲不去；腰膝之痛，非杜仲不除。……补肝益肾，诚为要药。"牛膝味苦甘酸性平，入肝经、肾经，本品制用能补肝肾，强筋骨。三药相伍，相辅相成，共奏补肝肾、祛风湿、止痹痛之功。

## 桑枝 – 桑寄生

【功效】 益肾壮骨，通络止痛。

【主治】 经行身痛或产后身痛证属肾虚夹风湿者。

【用法】 桑枝 10g，桑寄生 10g。

【备考】 自拟。

【按语】 桑枝味苦性平，功善祛风湿，通经络，达四肢，利关节，并有显著的镇痛作用。治风湿痹痛、四肢麻木拘挛，以及外感风邪引起的肢体酸痛等证，均为临床常用之品。《本草图经》曰："桑枝不冷不热，可以常服。"桑寄生味苦甘性平，既能祛风湿、调血脉、舒筋通络，又能补肝肾、强筋骨，故尤宜于肝肾不足、腰膝酸痛者。《本经》曰："桑寄生主腰痛，小儿背强，痈肿，安胎，充肌肤，坚发齿，长须眉。"两药合用，桑枝长于通，寄生偏于补，一通一补，标本兼顾，益肾壮骨，祛风胜湿，通络止痛之功增强，适用于月经期及产后身痛属肾虚夹风湿者。

## 五加皮 – 杜仲

【功效】 补肝肾，祛风湿，止疼痛。

【主治】 妊娠或经行腰痛属肾虚伤湿者。

【用法】 五加皮 10g，杜仲 10g。

【禁忌】 阴虚火旺，舌干口苦者忌服。

【备考】 自拟。

【按语】 五加皮味辛苦性温，主入肝经、肾经。既能外散风湿之邪，又能温补肝肾阳气，风湿除则痹痛愈，肾阳复则筋骨自健，故为祛风湿、止疼痛、补肝肾、强筋骨之要药。《本草纲目》曰："五加皮，治风湿痿痹，壮筋骨，其功良深。"现代药理研究表明，五加皮有抗炎、镇痛的作用，且能抗疲劳、增强机体的抗病能力，有明显的抗紧张作用，并对金黄色葡萄球菌、铜绿假单胞菌（绿脓杆菌）有抑制作用。杜仲苦泄温补，入肝经、肾经，既能补肝肾，又能行血脉，有补而不滞，行中有止之效，故为补肝肾疗伤止痛之要药，常用于肝肾不足所致的腰膝酸痛。同时有固肾安胎之功，对妊娠腰痛尤为适宜。两药相合，同入肝经、肾经，五加皮辛温散风，除寒燥湿之功强，杜仲温补而润，功偏益肝肾、健筋骨。两者相须为用，扶正与祛邪并行，标本兼顾，为临床常用之强壮性祛风湿药对，符合妊娠期用药"治病"与"安胎"并举的原则。

## 羌活－川芎

【功效】散风祛湿，活血止痛。

【主治】经行身痛或产后身痛证属风湿侵袭，气血运行受阻者。

【用法】羌活 10g，川芎 10g。

【禁忌】血虚有热者禁用。

【备考】羌活、川芎配伍来自《脾胃论》羌活胜湿汤，该方具有祛风胜湿止痛之功用，主治风湿痹痛。

【按语】羌活味辛苦性温，归肝经、膀胱经、肾经。其辛散苦燥，气味雄烈，上升发表作用较强。入膀胱经，长于散肌表风寒湿之邪；入肝、肾二经，善除筋骨间风寒湿邪，且通利关节而止痛。故对外感风寒或风湿而引起的头痛、背强、一身尽痛或风寒湿痹，关节疼痛等证皆可应用，尤宜于上半身肌肉风湿病或腰背部肌肉有自觉畏冷挛缩者。《本草纲目》引王好古言："羌活气雄……治足太阳风湿相搏，头痛，肢节痛，一身尽痛者，非此不能除。"现代药理研究表明，羌活有显著的解热、发汗、镇痛作用。川芎辛温走散为血中气药，上行巅顶，下达血海，旁通四肢，具有较强的祛风止痛、行气活血作用。两药都有升散止痛的作用，相须配对，散风除湿，活血止痛之功益彰。正如《本经逢原》所言："羌活治足太阳风湿相搏一身尽痛，与川芎同用，治太阳、厥阴头痛，发汗散表，通利关节。"

## 白芍－鸡血藤

【功效】养血通络，柔筋止痛。

【主治】经行身痛证属血虚筋脉失养者。

【用法】白芍 15g，鸡血藤 30g。

【禁忌】腹满者忌用，白芍反藜芦。

【备考】自拟。

【按语】血主濡之，若素体血虚，又经行时阴血下注胞中，因而不能濡养筋脉，则肢体疼痛麻木，治宜养血通络止痛。白芍味苦酸性微寒，入肝经、脾经，功擅养血敛阴，柔肝缓急止痛，《神农本草经》言："除血痹，止痛。"可用于治疗血虚不能濡养筋脉之痹痛。鸡血藤味苦甘，苦泄温通，甘温补益，入血分，走经络，既活血，又补血，为调经要药，且可舒筋活络止痛。正如《饮片新参》所言："去瘀血，生新血，流利经脉。治暑痧、风血痹症。"两药相伍，既可补益营血，使筋脉得养，又能活血舒筋止痛，而且补血而不滞，行血而不伤，标本兼顾，经行身痛自止。临证运用时，若配伍当归补血汤，以加强益气养血、柔筋止痛的作用，则效果更好。白芍生用多用于平肝，炒白芍则多用于养血敛阴，故治疗经行身痛以炒白芍为宜。

## 小茴香－补骨脂

【功效】温肾，散寒，止痛。

【主治】经行或产后腰痛如折属肾虚寒凝气滞者。

【用法】小茴香 10g，补骨脂 12g。

【禁忌】两药均辛温助火，故阴虚火旺及热证、大便秘结者不宜用。

【备考】自拟。

【按语】腰为肾之府，肾为冲任之本，胞脉属于肾而络于胞中。肾阳虚弱，虚寒内生，冲任、胞宫失其温煦，寒凝气滞，故经期或产后腰痛如折，小腹冷痛，得温则舒，且经少色黯淡。治以温肾散寒止痛。小茴香味辛性温而芳香，主温肝肾，善散厥阴寒邪而止痛。《开宝本草》言其"主膀胱，肾间冷气，调中止痛"。补骨脂性温兼涩，入肾有温补肾阳、强腰固精之功，用于肾阳不足、下元虚冷之腰膝冷痛，小便清长。《本草经疏》曰："补骨脂，能暖水脏，阴中生阳，壮火益土之要药也。"两药相合，一温一补，一散一涩，散不伤正，涩不留邪。于此，标本兼顾，共奏温肾散寒、行气止痛之功。用治经行产后腰痛如折属肾虚寒凝气滞者甚效。

## 补骨脂－核桃仁

【功效】补肾助阳，润肠通便。

【主治】经期或产后腰痛证属肾阳虚弱而兼有便秘者。

【用法】补骨脂 10g，核桃仁 10g。

【禁忌】两药性温，阴虚火旺、内有痰热者均不宜运用。

【备考】补骨脂、核桃仁伍用出自《太平惠民和剂局方》青娥丸，治肾虚腰痛如折、俯仰不利、转侧艰难。根据临床体会，妇人经期或产后腰痛证属肾虚者，常伴有大便秘结，此时用之，恰如其分，如能长服，定有益处。

【按语】腰为肾之府，肾阳虚弱，下焦失于温养，故经期、产后腰膝疼痛。又肾主五液，司开合，肾阳不足，气化无力，津液不布，肠失濡润，故大便秘结。补骨脂味辛苦，性大温，入肾经、脾经，因其气温味苦，故能暖丹田，壮元阳，强腰膝，为治疗肾阳不足、命门火衰之经期、产后腰膝冷痛之要药。核桃仁味甘性温，入肾经、肺经、大肠经。其味甘气热，皮涩肉润汁黑，既能补肾温阳，强健腰膝，用于治疗肾虚阳衰、腰痛酸楚，又能润燥滑肠，用于治疗肠燥便秘。两药相伍，相须为用，正如《本草求真》所言："胡桃……与补骨脂一水一火，大补下焦，有同气相生之妙。"清代黄宫绣亦言："黄檗无知母，破故无胡桃，犹水母之无虾也。"

# 第十三节　经行吐衄

每值经前或经期，出现有规律的吐血或衄血者，称"经行吐衄"，又称"倒经""逆经"。本病包括西医学代偿性月经。

经行吐衄主要由火热上炎，值月经期冲脉气盛上逆，损伤阳络而致。治疗以清降逆火、引血下行为大法，据病之虚实不同，或滋阴降火，或清泄肝火。尤师本类药对多由生地黄、牡丹皮、栀子等配对组成。如水牛角配炒栀子，生地黄配牛膝。

## 水牛角－炒栀子

【功效】清热泻火，凉血止血。

【主治】经行吐衄属血热者。

【用法】水牛角15g，炒山栀子10g。

【禁忌】脾虚便溏，食少者忌用。

【备考】自拟。

【按语】《医宗金鉴》曰："妇女经血逆行，上为吐血、衄血，及错行下为崩血者,皆因热盛也,伤阴络则下行为崩,伤阳络则上行为吐衄也。"由此可见,经行吐衄多为火热上炎,值月经期冲脉气盛上逆,损伤阳络而致。治宜清降逆火,引血下行。水牛角味咸性寒,入血分,功能为清热、凉血、解毒,常用于热入血分,迫血妄行之吐衄出血病证。栀子味苦性寒清降,归心经、肺经、肝经、胃经,以清泻为功,能清泻三焦火邪,清热凉血解毒,可导热引血下行而有止血之效。炒黑运用,止血之力增强,《本草纲目》言其"治吐血、衄血、血痢、下血、血淋、损伤瘀血……汤火伤"。两药相伍,相须为用,共奏清热泻火,凉血止血之功。临床治疗时常以水牛角、炒山栀子配合牛膝以引血下行,于行经前 5~7 天开始用药,其效最佳。

## 生地黄 - 牛膝

【功效】 滋阴补肾,清热凉血。

【主治】 经行吐衄、口糜属肺肾阴虚者。

【用法】 生地黄 10g,牛膝 10g。

【禁忌】 孕妇及月经过多者禁用。

【备考】 自拟。

【按语】 生地黄味甘微苦而性寒,有清热凉血、滋阴补肾、生津止渴之功。牛膝味辛苦性微寒,专入肝经、肾经,功偏补益肝肾,其性善下行而引血下行以降上炎之虚火。两药合用,生地黄以滋阴凉血为主,牛膝以引血下行为长,共奏滋阴补肾、清热凉血之功。具有标本兼顾、上下并治之功,用治肾虚阴亏、虚火上炎所致诸症。

## 牡丹皮 - 赤芍

【功效】 清肝凉血,散瘀止血。

【主治】 经行吐衄证属肝经郁火者。

【用法】 牡丹皮 10g,赤芍 10g。

【禁忌】 孕妇忌用,赤芍反藜芦。

【备考】 牡丹皮、赤芍配对源自《外台秘要》犀角地黄汤,该方清热凉血,活血散瘀,主治热入血分之各种出血证。

【按语】 肝经郁火,伏于冲任,经前或经期冲气偏盛,冲气挟肝火循经上逆,肝脉过颠,损伤阳络,故经行吐血、衄血。牡丹皮味苦辛,性微寒,入心经、肝经、肾经，苦寒清泻，辛香行散，归心经、肝经，走血分，故有清心肝之热、凉血散瘀止血之效，为治热入营血、迫血妄行、发斑发疹、吐血衄血的常用药。赤芍味苦辛性微寒，专入肝经血分，能清肝凉血，活血散瘀，为凉血祛瘀之要药，可用于热入营血，经行吐衄及血瘀经闭、痛经、产后瘀滞腹痛等症。两药配伍，相须为用。牡丹皮清肝凉血作用较强，赤芍活血祛瘀之力为胜，于是，热清血凉，出血自止，且因其具有活血散瘀之功，故清热凉血止血又无留瘀之弊。

# 第十四节　经行泄泻

每值经前或经期，大便泄泻，经净自止者，称为"经行泄泻"，亦称"经来泄泻"。本病包括西医学经前期综合征所出现的腹泻。

经行泄泻多因脾肾阳虚、运化失司所致，属虚证者多，故治疗以温肾健脾为大法，尤师常选补骨脂、干姜、山药等温肾暖脾，固涩止泻之品配伍成对，如补骨脂配肉豆蔻、山药配莲子。

## 一、脾气虚弱

### 人参 – 白术

见月经先期·气虚。

### 人参 – 茯苓

【功效】健脾，利湿，止泻。

【主治】脾虚水湿内停之经行泄泻、带下缠绵。

【用法】人参 10g，茯苓 15g。

【备考】人参、茯苓伍用出自四君子汤，参苓白术散中亦配伍该药对，两方为健脾益气的常用方。四君子汤为补气健脾基础方，参苓白术散功在健脾渗湿，主治脾虚湿停泄泻。

【按语】《黄帝内经》曰："湿盛则濡泄。"脾主运化水湿，倘若素体脾虚，在经前经期气血下注冲任而为月经之时，其虚更虚。脾虚运化失常，湿浊下注大肠则泄泻，下注胞宫则带下，治宜健脾利湿。人参、茯苓皆味甘入脾之品，人参味甘性温，益气健脾；茯苓味甘性淡，健脾渗湿。两者相伍，益气之中有利湿之功，补虚之中有运脾之力，既去已停之湿，又杜生湿之源，且补而不滞，利而不伤，标本兼顾，故可用于脾虚湿停之泄泻、带下。

## 白术－茯苓

见带下过多·脾虚湿滞。

## 山药－莲子

【功效】补脾止泻，固肾止带。

【主治】经行泄泻，妊娠泄泻证属脾虚者，以及脾肾两虚所致之带下缠绵。

【用法】山药15~30g，莲子10g。

【禁忌】湿盛中满，或有积滞者，不宜服用（山药助湿）。

【备考】山药、莲子伍用可见于参苓白术散，该方用治脾虚湿停之泄泻，亦可治脾虚湿浊下注的带下过多。若肾虚明显时，可酌加补骨脂、肉豆蔻，其效更佳。

【按语】经行、妊娠泄泻，主要责之于脾肾虚弱，因脾主运化，肾司二便。经行时气血下注血海，妊娠时血聚养胎，使脾肾益虚，遂致泄泻，故治以健脾补肾为主。山药味甘性平，质润液浓，不热不燥，补而不腻，作用和缓，是一味平补气阴的要药，既能补脾益肾，又兼涩性，能止泻止带，用于治疗脾胃虚弱、食少体倦、泄泻便溏及妇女带下等症。《本草纲目》曰："山药，益肾气，健脾胃，止泄痢，化痰涎，润皮毛。"莲子味甘涩性平，入脾经、肾经、心经。其禀芬芳之气，合禾谷之味，故为补脾之要药，既能补脾益气，又可涩肠止泻，用于治疗脾虚泄泻、食欲不振等症，《本草纲目》言："交心肾，厚肠胃，固精气，强筋骨，补虚损……止脾泄久痢，赤白浊，女子带下崩中诸血病。"两药合用，山药偏补，莲子偏涩，相互促进，其功益彰。

## 山药－茯苓

见带下过多·脾虚湿滞。

## 二、肾阳虚弱

### 补骨脂－肉豆蔻

【功效】 温补脾肾，涩肠止泻。

【主治】 脾肾阳虚之经行泄泻。

【用法】 补骨脂 12g，肉豆蔻 10g。

【备考】 补骨脂、肉豆蔻伍用即《普济本事方》二神丸，具有温补脾肾、涩肠止泻之功，主治肾泄。

【按语】 补骨脂味辛苦而性温，补肾助阳，温脾止泻，尤善补命门之火以散寒邪，为治肾虚泄泻、壮火益土之要药，正如李时珍所言，补骨脂"治肾泄，通命门，暖丹田，敛精神"。肉豆蔻涩肠止泻，温中行气。与补骨脂相配，既可助温肾暖脾之功，又能涩肠止泻，故用治脾肾阳虚之经行泄泻。

### 补骨脂－吴茱萸

【功效】 温脾止泻。

【主治】 经行泄泻伴下腹冷痛证属脾肾阳虚者。

【用法】 补骨脂 12g，吴茱萸 3~6g。

【备考】 补骨脂、吴茱萸伍用出自《内科摘要》四神丸，原方主治"脾胃虚弱、大便不实、饮食不思或泄泻腹痛等证"。现代临床为治五更肾泄的要方。

【按语】 补骨脂补肾助阳，温脾止泻，为壮火益土之要药。吴茱萸味辛性热，能温脾益肾，助阳止泻。其与补骨脂相伍，温阳散寒之功大增，脾阳足则运化复常，肾阳足则可上温脾土，故泄泻自止。

### 补骨脂－巴戟天

【功效】 温肾助阳，涩肠止泻。

【主治】 经行泄泻伴腰膝疼痛、筋骨痿软者。

【用法】 补骨脂 15g，巴戟天 10g。

【备考】 自拟。

【按语】 补骨脂味辛苦性温，入肾经、脾经，能补肾阳以暖脾止泻，用于脾肾阳虚泄泻。巴戟天味甘辛性微温，归肾经、肝经。本品功擅补阳益精而强筋骨，可用于肝肾不足的筋骨痿软、腰膝疼痛之证。两者相伍，补骨脂既能补肾助阳，又可暖脾止泻；巴戟天则长于补肾阳、强筋骨，故可用治经行泄泻偏肾阳虚弱，并伴腰膝疼痛、筋骨痿软者。

## 肉豆蔻－五味子

【功效】温中涩肠。

【主治】脾肾阳虚之经行泄泻。

【用法】肉豆蔻 6~10g，五味子 6g。

【备考】参《内科摘要》四神丸。

【按语】肉豆蔻味辛性温而涩，归脾经、胃经、大肠经。本品既能涩肠止泻，又能温中暖脾，治脾胃虚寒，久泻不止。五味子味甘酸性温，能收敛固涩以助止泻，且可益肾。两者相伍，温涩之力加强，用治经行泄泻偏脾肾虚弱者。

# 第十五节　经行水肿

每值经前或经期，头面四肢水肿者，称为"经行水肿"，或称"经来遍身水肿"。本病包括西医学经前期综合征所出现的水肿。

经行水肿多由脾肾阳虚，水湿运化不畅，或肝郁气滞，水湿宣泄不利，值经期血气下注冲任，脾肾愈虚或气血壅滞之时，使水湿泛滥肌肤所致。虚证者治以温肾健脾利水，实证者治以活血行气利水，但总以利水调经为要。尤师本类药对多选黄芪、茯苓、泽兰、防己等药配对组成，如黄芪配茯苓、防己配泽兰。

经行水肿虽有虚实之分，但治疗用药，无论虚实，切忌专投攻逐峻利之品，以免更伤正气。

## 黄芪－茯苓

见妊娠肿胀。

## 泽兰－泽泻

【功效】 活血调经，利水消肿。

【主治】 经前及经期水肿，皮肤紫黯，按之不凹陷，证属气滞血瘀者。

【用法】 泽兰 10g，泽泻 10g。

【禁忌】 肾虚带下清冷者慎用。

【备考】 自拟。

【按语】 泽兰辛散温通，味苦降泄，性较温和，行而不峻，既能活血调经，又能利水消肿，对瘀血阻滞、水瘀互结之水肿尤为适宜。泽泻味甘淡性寒，归肾经、膀胱经。功擅利水消肿。两药伍用，泽兰入血分而活血散瘀，泽泻入气分利水渗湿，气血同治，共奏活血调经、利水消肿之功。经行水肿病机有二：有脾肾阳虚，气化不利，水湿不运而肿者；有肝郁气滞，血行不畅，滞而作胀者。前者经行面浮肢肿，按之没指，属虚；后者经行身体肿胀，皮肤紫黯，按之无凹陷，随手而起，证属气滞血瘀之实证。泽兰与泽泻相伍，活血消肿，用于后者甚效。

## 防己－泽兰

【功效】 利水消肿，行血通络。

【主治】 妇女经期、产后水肿。

【用法】 防己 10g，泽兰 10g。

【禁忌】 胃纳不佳，阴虚体弱者慎服。

【备考】 自拟。

【按语】 防己味辛苦性寒，辛以散风，苦以泄湿，寒以清热，善泄下焦血分湿热，为湿热互结、小便不利、脚气水肿、腹水胀满等证的常用药物。《本草求真》曰："防己，辛苦大寒，性险而健，善走下行，长于除湿、通窍、利道，能泻下焦血分湿热，为疗风水要药。"泽兰味苦辛气香，性温通达，善舒肝脾之郁，以活血祛瘀行水，具有散结通经而不伤正气之特点，为妇科常用药。两者伍用，利水与行血并行，互相协同，使利水消肿，行血通络之力增强，且寒温并用，相互制约，而无寒热偏盛伤正之虞。祛湿止痛宜木防己；利水消肿宜汉防己。症偏于下部，湿重于风者，多用汉防己；症偏于上部，风重于湿者，多用木防己。

## 赤小豆 – 泽兰

【功效】行气活血，利水消肿。

【主治】经行水肿、产后水肿属水瘀互结者。

【用法】赤小豆 15g，泽兰 10g。

【备考】自拟。

【按语】赤小豆味甘酸性平，性善下行，功善清热利湿，行水消肿，用于治疗水肿胀满、小便不利等症。《神农本草经》言其"主下水，排痈肿脓血"。泽兰味苦辛性微温，入肝经、脾经。本品辛散温通，药性平和不峻，为妇科活血调经常用之品。因其又能利水，故对瘀血阻滞、水瘀互结之水肿尤为适宜。两药配伍，赤小豆善于下行，通利水道，使水湿下泄而消肿；泽兰入血分，善活血调经、利水消肿，两者相辅相成，活血调经，利水消肿的作用增强。

## 赤小豆 – 红枣

【功效】利水消肿。

【主治】经行水肿轻症。

【用法】赤小豆 30g，红枣 5 枚。

【备考】自拟。

【按语】赤小豆性善下行，能通利水道，使水湿下泄而消肿。然一味渗利，势必损伤正气，故伍少量红枣。红枣味甘性温，入脾经、胃经，其质柔润，一则健脾以制水，再则以其甘缓之性防大量赤小豆通利太过。两药配伍，一利一补，利不伤正，补不留邪，使脾健、水去而肿消。

# 第十六节　经行乳房胀痛

每值经前或经期，乳房作胀，甚至胀满疼痛，或乳头痒痛者，称为"经行乳房胀痛"。本病包括西医学经前期综合征所出现的乳房胀痛，多见于青壮年妇女。

经行乳房胀痛多因肝气郁结或痰湿阻滞，使乳络不畅而致。治疗以行气豁痰、疏通乳络为大法，故本类药对尤师常用疏肝理气、通络止痛之品配伍成对，如"郁金－香附""路路通－赤小豆"。

## 一、肝郁气滞

### 柴胡－白芍

见月经先后无定期·肝气郁滞。

### 柴胡－青皮

【功效】疏肝理气，解郁散结。

【主治】肝经气郁日久，交结不散，甚则气滞血瘀之乳房肿块、胀痛或刺痛，痛处不移者。

【用法】柴胡10g，青皮10g。

【禁忌】本药对疏肝理气之功较峻，故气郁轻症或兼阴血不足者慎用。

【备考】自拟。

【按语】柴胡、青皮皆有疏肝理气之功。柴胡香气馥郁，轻清上升，宣透疏散，调达肝气，功擅疏理上焦之郁；青皮味辛性温，其气峻烈，沉降下行，破肝经气结，善疏达下焦之郁，又是疏肝导滞要药。两者伍用，升降相宜，气郁可畅，气滞可行，气结可散，况气行则血行，行气利于散血，故常用于气郁重症或气滞血瘀者。

### 川楝子－香附

【功效】疏肝解郁，行气止痛。

【主治】肝气郁结所致乳房胀痛、胸胁胀闷，甚或月经不调、痛经。

【用法】川楝子10g，香附10g。

【禁忌】 川楝子味苦性寒有毒，故不宜持续、过量使用；脾胃虚寒者慎用，炒用可减其寒凉之性。

【备考】 自拟。

【按语】 足厥阴肝经绕阴器，抵少腹，分布于胸胁乳房。若肝气郁结，气机不畅，不通则痛，故见乳房胸胁胀满疼痛；因肝与胞宫关系密切，肝气郁结，气血不和，故月经不调、痛经。川楝子苦寒，入肝经，善舒肝气，止疼痛，常用于肝气郁滞或肝胃不和所致之胁肋作痛，脘腹疼痛。香附味辛、苦、甘，性平，功专疏肝理气、调经止痛，既能行气，又能活血，为气中血药及妇科圣药。两药相伍，直入于肝，以疏肝理气止痛。因川楝子味苦性寒，可清泄肝热，故肝郁化热者亦可用之。

## 青橘叶 – 郁金

【功效】 行气解郁，活血止痛。

【主治】 肝郁气滞之乳房胀痛、胸胁胀痛，伴口苦、不欲饮食、心烦不宁等。

【用法】 青橘叶 10g，郁金 10g。

【禁忌】 郁金反丁香。

【备考】 自拟。

【按语】 青橘叶味苦辛而性平，专入肝经以疏肝解郁，行气散结，消肿止痛，适用于肝气郁滞之胁肋作痛、乳房结块及癥瘕等症。郁金辛开苦降，芳香宣达，性寒又能清热，入气分以行气解郁，入血分以凉血破瘀，为血中之气药，可用于气血凝滞不畅所致的胸痛、胁痛、痛经等症。《本草备要》曰："郁金行气解郁，泄热破瘀，凉心热，散肝郁，下气破血。"两药伍用，橘叶偏入肝经气分以疏肝解郁，行气散结；郁金主入肝经血分，长于行气解郁，祛瘀止痛；相须配对，气血同调，故于肝郁气滞之乳房、胸胁胀痛尤中肯綮。

## 川楝子 – 郁金

见痛经·气滞血瘀。

## 郁金 – 香附

【功效】 舒肝解郁，行气活血。

【主治】经前乳房胀痛，痛经，闭经证属气滞血瘀者。

【用法】郁金 10g，香附 10g。

【禁忌】不宜与丁香同用。

【备考】自拟。

【按语】郁金味辛苦性寒，入肝经、心经、肺经。辛能行散，苦能疏泄，主入心、肝二经而能活血通脉，舒肝解郁，治气滞血瘀诸证，如胸胁胀痛、痛经、乳房胀痛等。《本草备要》曰其"行气解郁，泄血破瘀，凉血热，散肝郁，下气破血"。香附宣畅十二经气分，兼入血分，尤善疏肝解郁，行气止痛。用于肝气郁结诸证。《本草纲目》曰："香附能利三焦，解六郁……止心腹肢体头目齿耳诸痛……妇人崩漏带下，月经不调，胎前产后百病。"两药相合，气血同调，相辅相成，使气行血畅，瘀去痛止。因气畅血行，血海应时满溢，故本药对亦可治气滞血瘀之闭经。郁金有川郁金、广郁金之分，两者功用相似。但川郁金活血之力较大，长于活血祛瘀；广郁金行气之力较胜，长于行气解郁。临床酌情选用。两药醋炙止痛力增强。

### 路路通 - 娑罗子

【功效】疏肝理气，通络止痛。

【主治】经前或经期乳房胀痛属肝郁气滞者。

【用法】路路通 10g，娑罗子 10g。

【备考】自拟。

【按语】肝司冲脉，肝脉挟乳，若肝气郁结，遇经前、经期冲脉气血充盛，则肝经气血郁滞更甚，令乳络不畅，遂至乳房胀痛。路路通味苦疏泄，"其性大能通十二经穴"，可通经下乳，治乳房胀痛、乳汁不通等证。娑罗子味甘性温，主入肝经，功专疏肝解郁、理气行滞。两药配伍，娑罗子引路路通直达厥阴气分，一疏一行，相得益彰，共奏行气、通络、止痛之效。路路通配伍木通、王不留行可用于产后乳络不通之乳汁不下。

### 娑罗子 - 香附 - 青皮

【功效】疏肝解郁，消胀止痛。

【主治】经前乳房胀痛而胀胜于痛者。

【用法】娑罗子 10g，香附 6g，青皮 6g。

【备考】自拟。

【按语】娑罗子味甘性温，功专疏肝理气；香附芳香走窜，辛散苦降，不寒不热，能通行十二经脉，主入肝经气分，功善疏肝理气，为调经要药。李时珍谓本品为"气病之总司，女科之主帅"；青皮辛散苦泄，气味峻烈，善沉降下行，主入肝、胆二经气分，长于疏肝胆、破结气，以治肝气郁结证。三药共用，均行厥阴气分，效专力宏，疏肝解郁、消胀止痛甚效。青皮性峻烈，易耗损正气，故气虚者慎用。三药醋炒止痛力增强。

## 白术－白芍

【功效】健脾柔肝。

【主治】肝郁脾虚之经行乳房胀痛、月经不调及肝脾不和之妊娠腹痛。

【用法】白术 10g，白芍 10g。

【备考】白术、白芍伍用出自《金匮要略》当归芍药散，主治肝脾不和之妊娠腹痛。现代妇科临床广泛应用于肝脾不和诸证，如肝郁脾虚之经行乳房胀痛、月经不调等。

【按语】白术、白芍配伍是临床调和肝脾的常用药对之一。白术味甘苦而性温燥，主入脾经，功专健脾燥湿，能助脾胃之健运以促生化之源，使气血充盛而诸疾无从以生。白芍味酸性寒而柔润，主入肝经，功专养血敛阴柔肝。两药合用，一阳一阴，白术健脾而无温燥伤阴之弊，白芍柔肝而无滋腻碍脾之忧。

# 二、气滞湿阻

## 路路通－赤小豆

【功效】利水消肿，通络止痛。

【主治】经前双乳胀痛伴下肢水肿、小便不利等。证属气滞湿阻者，亦可用于乳痈（乳腺炎）。

【用法】路路通 10g，赤小豆 15g。

【禁忌】外感恶寒及尿多者忌用。

【备考】自拟。

【按语】路路通味苦性平，归肝经、肾经。苦能疏泄，善行十二经而奏通经活络止痛之效。赤小豆味甘酸，性平，善下行，既能清热利湿、利尿消肿，又可解毒排脓，用于热毒痈疮。两者伍用，一长于通，一长于利，相互促进，共奏利水消肿、通络止痛之功。治乳痈初起，红肿热痛，上药内服的同时可配合赤小豆研末外敷，用鸡蛋清、蜂蜜、醋或水调敷患处，干则换药。

## 路路通－猪苓

【功效】通经活络，利水渗湿。

【主治】经前乳胀证属气滞湿阻，伴小便灼热不利、水肿者。

【用法】路路通 10g，猪苓 10g。

【禁忌】无水湿者忌服。

【备考】自拟。

【按语】路路通辛散苦燥，长于通经活络，且可利水消肿。猪苓甘淡渗泄，归肾经、膀胱经，利水作用较强，用于水湿停滞偏热者。两者配伍，通经活络、利水渗湿的作用增强，经络通，水湿去，则乳胀、小便不利、水肿之症自除。

# 三、其他

## 鹿角霜－陈皮

【功效】温阳通络，行气止痛。

【主治】经前双乳胀痛，小便清长者。

【用法】鹿角霜 10g，陈皮 10g。

【禁忌】阴虚火旺者忌服。

【备考】自拟。

【按语】素体阳虚，经前气血下注冲任，阳气愈亏，阳虚寒生，寒凝气滞，乳络不通，故经前双乳胀痛，小便清长。鹿角霜味咸涩，性微温，入肝经、肾经，能温肾助阳。陈皮味辛苦，性温，辛散苦降，燥而不烈，芳香利气，功能行气通络止痛，为治疗气滞所致多种痛症的要药。两药合用，一长于温肾助阳，一专于行气消胀，相辅相成，用于经前双乳胀痛，兼见小便清长者甚效。

# 第十七节　经行情志异常

每值经前或经期出现烦躁易怒，或情志抑郁，悲伤欲哭，坐卧不宁，经后又复如常人者，称为"经行情志异常"。本病属西医学经前期综合征范畴。

经行情志异常或因痰火、郁热扰乱心神而致，或因心血不足、心神失养而致。治疗以养心安神为大法，具体治疗或养心血，或泄肝热，或清痰火。本类药对尤师常由酸枣仁、胆南星、石菖蒲等药组成，如酸枣仁配珍珠母、酸枣仁配知母。

## 一、心肝血虚

### 酸枣仁－珍珠母

【功效】养肝血，安心神。

【主治】肝血不足，心神不宁之经行情志异常，又治绝经前后诸证。

【用法】酸枣仁15~30g（捣烂），珍珠母15~20g（打碎）。入煎剂时，二药均需先煎久煎。

【备考】自拟。

【按语】酸枣仁味甘，入心经、肝经，能养心阴、益心肝之血而有安神之效，故多用于肝血虚，心失所养之心悸、怔忡、失眠、健忘等症。珍珠母味咸性寒质重，入心能镇心安神。两者相伍，标本兼顾，共奏养肝血、安心神之功。

### 酸枣仁－知母

【功效】养血滋阴，清热除烦。

【主治】经行情志异常，见心悸、失眠、头晕、烦躁，证属心肝血虚者。

【用法】酸枣仁15g，知母10g。酸枣仁打碎入煎剂，并宜先煎久煎。

【备考】酸枣仁、知母伍用出自《金匮要略》酸枣仁汤，该方具有养血安神、清热除烦之功，主治肝血不足、虚热扰神证。

【按语】肝藏血，人卧则血归于肝。肝血不足，则肝魂不守而失眠多梦。心主血，血旺则心神安定。心肝血虚，在经行肝血下注血海之时，阴血愈虚，虚热愈盛，既不能濡养心神，虚热又扰乱心神，故而出现虚烦不寐、心悸头晕等证候。治宜养血滋阴，清热除烦。酸枣仁味甘酸性平，入心经、肝经，能养心阴、益心肝之血而有安神之效，常用于心肝血虚之心悸、失眠。药理实验研究表明，本品煎剂有镇静、催眠作用。知母味苦性寒质润，善滋肾阴清虚热，填肾水以降心火。两者配对，酸苦合用，心肝并治，养心阴，益肝血，而安神定志，清虚热，除烦躁而疗虚烦不眠。

## 白芍 - 合欢皮

【功效】 柔肝养心，安神解郁。

【主治】 妇人肝血不足、肝木失养之神情抑郁、失眠不安。

【用法】 白芍 15g，合欢皮 10g。

【备考】 自拟。

【按语】 肝藏血，心主血；肝善条达，心藏神明。营血不足则肝木失濡，心神失养，可致肝气郁结，心神不宁。白芍味酸入肝，善于养血柔肝，使肝体得濡，肝用复常，则肝气条达。合欢皮甘平，为舒肝解郁、悦心安神之品，适宜于情志不遂，忿怒忧郁而致烦躁不宁、失眠多梦，能使五脏安和，心志欢悦，收安神解郁之效。《神农本草经》言："合欢皮主安五脏，令人欢乐无忧。"两药配对，心肝同治，标本兼顾，共奏柔肝养心、安神解郁之功。

## 夜交藤 - 合欢花

【功效】 养血解郁，宁心安神。

【主治】 妇人脏躁，症见忧郁不乐、虚烦不眠、多梦易醒等属阴虚血少，心神失养者。

【用法】 夜交藤 15g，合欢花 15g。

【备考】 自拟。

【按语】 夜交藤味甘性平，入心经、肝经血分。本品功擅补血养心安神，常用于治疗血虚所致的虚烦不眠、惊悸多梦。合欢花功能与合欢皮相似，然花更长于解郁、理气、开胃，在安神剂中，尤多用之。夜交藤、合欢花两药均为甘平之品，有宁心安神之功，然夜交藤偏于养血宁心，能引阳入阴而收安神之效，合欢花偏于开郁解忧以除烦安神。两药相须为用，具有较好的养血解郁、宁心安神之功。脏躁者，乃脏阴不足，有干燥躁动之象，病位在于心经、肾经、脾经，属内伤虚证，虽有火而不宜清降，有痰而不宜温化，多以甘润滋养之法为主。临床以甘麦大枣汤配伍夜交藤、合欢花，每收良效。

## 二、痰火上扰

### 胆南星 – 石菖蒲

【功效】祛痰开窍，镇静安神。

【主治】经前、产后精神异常属痰热内扰者。

【用法】胆南星 6g，石菖蒲 10g。

【禁忌】阴虚阳亢慎用。

【备考】自拟。

【按语】取生南星研末，与牛胆汁充分拌匀，日晒夜露，至变为黑褐色时，装入牛胆囊中，悬挂阴干，即为胆南星。故本品取生南星与牛胆汁之结合性能，味苦、微辛、性凉，入肝经、胆经。能清热化痰，息风定惊，镇静安神，用于痰热内扰、烦躁易怒、精神紧张、失眠少寐等症。石菖蒲味苦辛性温，归心经、脾经、胃经。辛香苦燥，能祛除痰湿而有开窍、安神、醒脾之效。现代药理研究表明，其挥发油有镇静作用，能减弱麻黄碱的中枢兴奋作用，显著延长戊巴比妥钠的麻醉时间。故常用于惊悸健忘、失眠多梦等症的治疗。两药相伍，一凉一温，一长于化痰定惊，一善于开窍宁神，使祛痰开窍、镇静安神的作用增强，且无寒热偏盛之弊。

## 三、其他

### 黄连 – 肉桂

【功效】交通心肾。

【主治】经行情志异常或绝经综合征证属心肾不交者，症见心悸怔忡、入夜尤甚、多梦失眠、心烦不安、难以入睡等。

【用法】黄连 10g，肉桂 3g。

【备考】黄连、肉桂伍用出自《韩氏医通》交泰丸。该方温助下焦气化而使水津升，清降心火而使心火不亢，犹如自然界地气上升与天气下降，天地交泰之理，故名交泰丸。主治心肾不交，怔忡不宁，夜寐不安。现代除用于绝经综合征外，还多用于治疗神经官能症。

【按语】黄连味苦性寒，泻心火，制亢阳。肉桂味辛甘性大热，温肾阳，引火归元。两药配伍，黄连重用，味大苦性大寒，主入心经，清降独亢之心火；肉桂轻用，味辛甘性大热，主入肾经。两者一寒一热，以寒为主，重在清心降火，然又寒而不遏，热而不助火，相反相成，使心肾相交，水火既济，则心神得安，不寐自除。

## 绿梅花－玫瑰花

见月经先后无定期·肝气郁滞。

# 第十八节　经行口糜

每值经前或经期，口舌生疮、糜烂者，称"经行口糜"。

经行口糜之发病机制主要是火热内蕴，值月经期冲脉气盛，气火上逆，灼伤口舌而致。治疗以清热泻火为原则，尤师常选滋阴降火、清热泻火之品配伍成对，如黄连配升麻、鲜生地黄配鲜石斛。

## 黄连－升麻

【功效】清胃泻火。

【主治】经行口糜证属胃热熏蒸者。

【用法】黄连 6g，升麻 6g。

【备考】黄连、升麻伍用出自李东垣《兰室秘藏》清胃散，功能清胃凉血，治胃有积热，循足阳明经脉上攻所致之牙痛、面肿、牙龈溃烂等证。因胃为多气多血之府，故胃热每致血分亦热，治疗时可酌加牡丹皮、生地黄等清热凉血之品。

【按语】口为胃之门户。若胃热亢盛，又经前冲气偏盛，挟胃热上逆，灼伤口舌，故口舌生疮，糜烂疼痛。黄连苦降性寒，清热解毒，长于泻胃中积热。升麻味辛甘性微寒，轻清升散，既能清热解毒，"治口齿风肿痛，牙根浮烂恶臭"（《药性论》），更能升散上炎之郁火，取《内经》"火郁发之"之意。两药合用，一主升散，一主沉降，黄连得升麻泻火而无凉遏之弊，升麻得黄连散火而无升焰之虞。两者清上彻下，使上炎之火得散、内郁之热得降，则毒热尽解而口糜可愈。

### 鲜生地黄 - 鲜石斛

【功效】滋阴养液，清热生津。

【主治】经行口糜证属肺胃火炽，胃阴不足者。

【用法】鲜生地黄 15~30g，鲜石斛 15~30g。

【备考】鲜生地黄、鲜石斛伍用出自《时病论》清热保津法，主治温热有汗，风热化火，热伤津液，舌苔变黑。

【按语】阴虚火旺，值月经期冲脉气盛、气火上逆之时，灼伤口舌而致口舌生疮、糜烂。鲜生地黄甘寒多汁，略带苦味，性凉而不滞，质润而不腻，功专清热生津，凉血止血。鲜石斛甘寒汁浓，气味轻清，重在滋养肺胃之阴而清虚热。两药生用，养阴生津清热之力更强，以治肺胃火炽、胃阴不足之经行口糜。

### 生地黄 - 牛膝

见经行吐衄。

# 第十九节　经行风疹块

每值临经时或行经期间，周身皮肤突起红疹，或起风团，瘙痒异常，经净渐退者，称为"经行风疹块"，或称"经行瘾疹"。

本病多因风邪为患，有内风、外风之别。内风者，源于素体虚弱，适值经行，气血益虚，血虚生风所致；外风者，由风邪乘经期、产后、体虚之时，袭于肌肤腠理所致。治疗以消风止痒为大法，虚证养血祛风，实证疏风清热。本类药对，尤师常用荆芥、防风、当归、蝉蜕等药组成，如"当归 - 荆芥"。

## 一、血虚

### 当归－荆芥

【功效】 养血祛风。

【主治】 经行风疹块属血虚生风者。

【用法】 当归 10g，荆芥 10g。

【备考】 当归、荆芥伍用出自《济生方》当归饮子，该方功擅养血活血，祛风止痒，主治血虚有热，风邪外袭之皮肤疮疖，或痒或肿或发赤疹瘙痒。

【按语】 素体阴血不足，经前气血下注，经时气血外泄，阴血更虚，血虚生风，故见风疹。治宜养血祛风。当归功善补血和血，寓前人"治风先治血，血行风自灭"之意；荆芥善祛血中之风。两者合用，养血祛风，养血不留邪，祛风而无伤阴耗血之忧，故可治经行风疹属血虚生风者。荆芥若炒炭入药，又具止血之功。《本草汇言》云："凡一切失血之证，已止未止，欲行不行之势，以荆芥炒黑，可以止之。"故当归若与荆芥炭配对，可用治月经量多、经期延长之病症。

### 当归－胡麻仁

【功效】 养血润燥。

【主治】 经行风疹属血虚生风，见皮肤瘙痒、干燥、脱屑等。

【用法】 当归 15g，胡麻仁 15g。

【备考】 当归、胡麻仁伍用出自《外科正宗》消风散，该方主治"风湿浸淫血脉，致生疮疖、瘙痒不绝，以及风热瘾疹，遍身云片斑点，乍有乍无并效"。

【按语】 《景岳全书·本草正》曰："当归，其味甘而重，故专能补血；其气轻而辛，故又能行血。补中有动，行中有补，诚血中之气药，亦血中之圣药也。"胡麻仁味甘性平，质润多脂，养血润燥。刘河间曰："治风先治血，血活则风去。胡麻入肝益血，故风药中不可阙也。"其与当归相伍，养血润燥之功大增，且又无滋腻之弊，故可用治经行风疹见皮肤干燥、脱屑者。

## 二、风热

### 僵蚕 – 刺蒺藜

见经行头痛、眩晕·阴虚阳亢。

### 蝉蜕 – 薄荷

【功效】 清热透疹，疏风止痒。

【主治】 经行风疹块、妊娠皮肤瘙痒证属风热者。

【用法】 蝉蜕 6g，薄荷 6g。

【禁忌】 两药相伍，升散之力较强，故体弱多汗者不宜服。

【备考】 蝉蜕、薄荷伍用出自《景岳全书》，名曰"二味消风散"，用于治疗皮肤瘙痒症、风疹块。

【按语】 蝉蜕味甘性寒，归肺、肝经。其体轻气浮，功擅宣散透发，能宣散风热，透疹止痒，可治疗风热外束、风疹瘙痒之证。薄荷味辛凉，归肺、肝经。味辛主散，性凉清热，质轻宣散，故为疏散风热、宣毒透疹的要药，可治痘疹初期隐隐不透，或麻疹将出之际及风疹、皮肤瘙痒等症。两药参合，相互为用，升散之力倍增，共收疏散风热，祛风止痒之效。妇科临床应用此药对时，结合"妇女以血为用"的特点，配伍养血药，如当归、白芍、生地黄等，取效更捷。

### 僵蚕 – 荆芥穗

见经行头痛、眩晕·外感。

### 荆芥 – 防风

【功效】 祛风止痒。

【主治】 经行风疹块，皮肤瘙痒属外感风邪者。

【用法】 荆芥 10g，防风 10g。

【备考】 荆芥、防风伍用出自《外科正宗》消风散，该方既能发散风寒又能祛经络中之风热，故凡四时感冒，症见恶寒怕风、发热无汗、全身疼痛之证，均可配伍应用。如《医宗金鉴》之荆防四物汤，用荆芥、防风伍以四物汤，取其养血祛风之意而治产后外感发热身痛之证。

两药发表散寒宜生用，止血宜炒炭用。

【按语】荆芥辛散气香，长于发表散风，且微温不烈，药性和缓，表寒表热皆可用之。因本品轻扬透散，祛风止痒，故可用治风疹瘙痒。此外，荆芥若炒炭长于理血止血，可用于多种出血证。防风辛温发散，气味俱升，以辛为用，功善疗风，既散肌表风邪，又除经络湿邪，且止痛功良，常用治风寒表证、风疹瘙痒。若炒炭，亦有止血之功。此二药辛温散风之性相同，但荆芥发汗散寒之力较强，防风祛风止痛之功较胜。两药参合，正如《本草求真》所言："荆芥……不似防风气不轻扬，驱风之必入人骨肉也，是以宣散风邪，用以防风之必兼用荆芥者，以其能入肌肤宣散故耳。"

## 白芷 - 僵蚕

见带下病·寒湿下注。

# 三、血热

## 白鲜皮 - 紫草根

【功效】清热凉血，燥湿解毒。

【主治】经前或经期瘾疹属湿热者。

【用法】白鲜皮 12g，紫草根 30g。

【禁忌】两药相伍性寒凉润滑，有通便作用，脾虚便溏者忌服。

【备考】自拟。

【按语】白鲜皮味苦性寒，归脾经、胃经。能清热燥湿，泻火解毒，祛风止痒，常用于风疹、瘾疹、湿疹、疥癣、皮肤瘙痒等证。《本草纲目》曰："白鲜皮气寒善行，味苦性燥，足太阴、阳明经去湿热药也。"《药性论》言其"治一切热毒风，恶风风疮疥癣赤烂"。紫草根味甘性寒质润，为清润之品，入心经、肝经，走血分，能凉血解毒，活血透疹，用于热与血搏之斑疹、瘾疹等。两药参合，一入血分，一走肌肉，一凉血活血透疹，一祛风除湿止痒，使湿热之邪并除而瘾疹自消，且寓"治风先治血，血行风自灭"之理。

**凌霄花 - 紫草**

【功效】 清热凉血，祛风透疹。

【主治】 经前或经期荨麻疹证属风热者。

【用法】 凌霄花 30g，紫草 15g。

【禁忌】 孕妇忌用。两药相伍，性寒质滑，具有通便作用，脾虚便溏者忌服。

【备考】 自拟。

【按语】 凌霄花即紫葳，味辛性微寒，入肝经、心包经。本品性寒清热，直入血分有凉血祛风、活血祛瘀之功，可用于治疗血分风热之证。《医学正传》单以本品为末，酒调服，治通身痒者。《滇南本草》云："祛皮肤瘙痒，消风解热。"紫草甘寒质润，为清润之品。入心经、肝经，走血分，能凉血活血，解毒透疹。《本草纲目》言其"治斑疹痘毒，活血凉血，利大肠"。常用于治疗热入营血之发斑、疹毒、麻疹不透。两药相伍，相须为用，既凉血活血，又祛风透疹，且寓前人"治风先治血，血行风自灭"之意，故对经期或经前荨麻疹者甚效。

# 第二十节　绝经前后诸证

　　妇女在绝经前后，出现烘热面赤，进而汗出、精神倦怠、烦躁易怒、头晕目眩、耳鸣心悸、失眠健忘、腰背酸痛、手足心热，或伴有月经紊乱等与绝经有关的症状，称"绝经前后诸证"。本病包括西医学绝经综合征，双侧卵巢切除或放射治疗后双侧卵巢功能衰竭出现绝经综合征表现者。

　　绝经前后诸证的发生与绝经前后的生理特点有密切关系。妇女 49 岁前后，肾气由盛渐衰，天癸由少渐致衰竭，冲、任二脉也随之而衰少，在此生理转折时期，受内、外环境的影响，易致阴阳失调而发病。治疗以调治肾阴阳为大法，若涉及他脏者，则兼而治之。故本类药对，尤师常用滋肾阴、温肾阳及养心安神、平肝潜阳等药配对组成，如"女贞子 - 旱莲草""龙眼肉 - 酸枣仁"。

# 一、肾虚

## 女贞子－旱莲草

见月经过少·肾虚。

## 白芍－枸杞子

【功效】 养血滋阴，柔肝平肝。

【主治】 妇女绝经综合征证属肝肾阴虚者，症见头晕目眩、口干目涩、心悸失眠、腰酸腿软等；又治肝肾不足、肝不藏血之各种出血证，如妇女月经过多、崩漏等。

【用法】 白芍 15g，枸杞子 10g。

【禁忌】 脾虚腹满便溏者不宜服。白芍反藜芦。

【备考】 自拟。

【按语】 白芍味酸性寒，入肝经，能养血敛阴，柔肝平肝。常用于血虚、阴虚及肝阳上亢诸证。枸杞子味甘性平质润，入肝经、肾经，有滋补强壮作用，能补肾生精，养肝明目，为平补肝肾要药。故凡肾虚精亏，腰脊酸痛，精血不能上奉所致之头晕目昏、迎风流泪，均可应用。《食疗本草》曰："枸杞子并坚筋耐老，除风补益筋骨，能益人，去虚劳。"两药相伍，一则补血敛阴柔肝，一则益精滋肾明目，肝肾同补，相辅相成，使肾精得充，肝木得养，精血足而肝木平，则诸症消失。

## 熟地黄－菟丝子

见月经先后无定期·肾虚。

## 牡蛎－鳖甲

【功效】 滋阴潜阳，软坚散结。

【主治】 绝经综合征之头痛眩晕，烦躁不安，心悸失眠证属阴虚阳亢者；又治癥瘕积聚及崩中漏下。

【用法】 牡蛎 20g，鳖甲 10g。

【备考】 自拟。

【按语】 牡蛎与鳖甲配伍，具有滋阴潜阳和软坚散结两方面的功效。牡蛎味咸性寒质重，具有平肝潜阳镇惊之功，多用治水不涵木，阴虚阳亢之眩晕失眠。鳖甲为滋阴潜阳之要药，与牡蛎相合，一长于潜阳，一长于滋阴，取长补短，使滋阴潜阳之力倍增。以治绝经综合征见有头痛眩晕、心悸失眠属阴虚阳亢者。因二者均味咸，有软坚散结之功，合用消坚散积作用加强，以治癥瘕积聚。此外，牡蛎味涩，煅用有收敛固涩作用，可用治崩中带下。滋阴潜阳，二者宜生用；软坚散结，鳖甲宜醋炙，牡蛎宜生用；滋阴固涩，牡蛎宜煅用，鳖甲宜生用。

## 仙茅－淫羊藿

【功效】补肾扶阳。

【主治】妇女绝经综合征偏肾阳虚者。

【用法】仙茅 10g，淫羊藿 15g。

【禁忌】两药温热燥烈易伤阴助火，故阴虚火旺者不宜服。

【备考】仙茅、淫羊藿伍用出自《中医方剂临床手册》二仙汤，该方主治绝经综合征、绝经期高血压病属肾阴阳两虚者。

【按语】仙茅味辛性热，有毒，入肾经，本品辛热温散，药力峻猛，能壮肾阳，补命火，祛寒湿，蠲痹强筋，为壮阳祛寒之峻品。用于治疗肾阳不足，命门火衰所引起的精神萎靡、面浮肢肿、腰膝酸冷、大便溏薄或经行量多、崩中暴下、带下清稀等症。《本草纲目》曰："仙茅性热，补三焦命门之药也，惟阳弱精寒，禀赋素怯者宜之，若体壮相火炽盛者服之，反能动火。"淫羊藿味辛甘性温，入肝经、肾经。甘温助阳，辛温行散，故既能补肾壮阳，又可祛风除湿，用于治疗肾阳虚衰所引起的腰膝酸软、尿频、神疲体倦，以及女子月经不调、带下清冷等症。两药相伍，相须为用，使温肾壮阳的作用增强。仙茅、淫羊藿同用可提高性腺功能，促使排卵，故对不孕症的治疗也有一定的积极意义。

## 玄参－地骨皮

【功效】滋阴凉血，退热除蒸。

【主治】绝经综合征见有潮热、骨蒸证属虚热内扰者。

【用法】玄参 10~15g，地骨皮 10g。

【禁忌】 外感风寒、脾虚便溏者不宜服。玄参不与藜芦同用。

【备考】 自拟。

【按语】 玄参味甘苦咸,性微寒,归肺经、胃经、肾经。本品甘寒质润,能清热凉血,滋阴润燥,可用于阴津不足之证,张完素谓之"无根之火,以玄参为圣药"。地骨皮味甘性寒,归肺经、肝经、肾经。善于清虚热、退骨蒸,为凉血退热除蒸之佳品,清泄火热同时能生津止渴,用于阴虚发热、骨蒸潮热、盗汗等。两药配伍,滋阴凉血,退热除蒸之功倍增。现代药理研究证明,地骨皮乙醇提取物、水提取物等均有显著的解热作用。

## 浮小麦 – 莲须

【功效】 收敛止汗。

【主治】 绝经综合征见有汗多、潮热等证属阴虚内热者。

【用法】 浮小麦 10~30g,莲须 5~10g。

【备考】 自拟。

【按语】 浮小麦为禾本科植物小麦未成熟的颖果。其味甘性凉,归心经。本品能补心气,敛心液;因轻浮走表,故可实腠理,固皮面,为养心敛液、固表止汗之佳品。本品甘凉并济,能益气阴,除虚热,故可亦治阴虚发热、骨蒸劳热等证。莲须为莲花中的雄蕊。味甘涩性平,归心经、肾经。本品具有固肾涩精之功。《本经逢原》云:"莲须,清心通肾,以其味涩,故为秘涩精气之要药。"两药为伍,可交通上下,补心气、清心火、固心液,固肾精,水火济而虚汗发热可止。阴虚内热明显者酌情加用女贞子、墨旱莲等滋阴清热。

# 二、心肝血虚

## 龙眼肉 – 酸枣仁

【功效】 养血补心,安神益智。

【主治】 绝经综合征以心悸、怔忡、健忘、失眠、多梦为主症,因思虑过度、劳伤心脾所致者。

【用法】 龙眼肉 15g,酸枣仁 15g。

【备考】 龙眼肉、酸枣仁伍用出自《济生方》归脾汤,该方主治心脾两虚之失眠、健忘、心悸、怔忡。现多用于治疗神经衰弱、绝经综合征之失眠多梦。

【按语】 龙眼肉甘温而润，归心经、脾经，本品既可补脾养心而益智，又可补血宁心以安神，有病则补虚疗病，无病则强身健体，为性质平和的药食同源之品。酸枣仁甘酸而平，归心经、肝经、胆经。本品能养心阴、益心肝之血而有安神之效，故多用于阴血虚，心失所养之心悸、怔忡、失眠、健忘等症。两药相须配对，相使为用，一长于补脾养心益血，一善于养心益肝安神，故适用于心肝血虚、心神失养之证。

## 酸枣仁－远志肉

【功效】 养心益肝，补血安神。

【主治】 绝经综合征见有心悸、失眠、健忘、汗出，证属心肝血不足，心神失养者。

【用法】 酸枣仁 15g，远志肉 10g。

【备考】 酸枣仁、远志肉伍用出自归脾汤，该方始载于宋代严用和《济生方》，用治思虑过度，劳伤心脾之健忘、怔忡。元代危亦林《世医得效方》扩充其用，治疗脾不统血而妄行之吐血、下血等证。明代薛己《正体类要》，在原方中增加了当归、远志两味，又将其用于治疗惊悸、盗汗、嗜卧、食少、月经不调、赤白带下等证。

【按语】 阴血不足，以致"阳亢不入于阴，阴虚不复阳纳"而出现夜寐不安，时而惊悸胆怯，治宜滋阴养血，使阴血充盈，心肝得养则精神自安，惊悸自止，阴阳既济则眠安卧宁。酸枣仁味甘酸性平，归心经、肝经、胆经，能养心阴、益心肝之血而有安神之效。故多用于阴血虚，心失所养之心悸怔忡、失眠、健忘等。因其味酸，故又可收敛止汗。远志肉味苦辛性微温，主入心、肾，既能开心气而宁心安神，又能通肾气而强志不忘，为交通心肾、安定神志之佳品。合而用之，既能滋养阴血，又善交通心肾，治心肝血虚、心神失养之失眠、惊悸胆怯、健忘尤宜。

## 酸枣仁－珍珠母

见经行情志异常。

### 白芍－白薇

【功效】凉血退热，补血益阴。

【主治】妇人阴亏血虚发热、盗汗骨蒸。

【用法】白薇 15g，白芍 15g。

【禁忌】脾胃虚寒，食少便溏者不宜用。

【备考】自拟。

【按语】白薇味苦性寒，善入血分，有清热凉血、益阴除热之功，是退虚热、除骨蒸的要药。《本草正义》曰："凡阴虚有热者、自汗盗汗者、久疟伤津者、病后阴液未复余热未清者，皆为必不可少之药，而妇女血热，又为恒用之品类。"白芍味酸性寒，入肝经，能养血敛阴，柔肝平肝，为妇科补血常用之品，常用于治疗妇女血虚发热、自汗盗汗及月经不调、痛经、崩漏等。两药均为性寒阴柔之品，凉血而不伤阴，补血而不滋腻，凉血益阴相得益彰。

## 三、肝阳上亢

### 天麻－钩藤

【功效】平肝潜阳，息风定眩。

【主治】绝经综合征见头目眩晕属肝阳偏亢，肝风上扰者。

【用法】天麻 15g，钩藤 15g。两药入煎剂宜后下。

【备考】参《杂病证治新义》天麻钩藤饮。

【按语】天麻味甘性平质润，专入肝经，能平降肝阳，息风定眩。其药性平和，善治一切风证，尤为治眩晕要药，无论虚实，均可加减用之。《脾胃论》说："……眼黑头眩，虚风内作，非天麻不能除。"钩藤味甘性凉，入肝经、心经。轻清疏泄，功善清肝火，平肝阳，息肝风。药理研究证明，二者均有良好的镇静、降压、抗惊厥的作用，故相伍为用，互相促进，相辅相成，使平肝潜阳、息风定眩的作用增强。绝经期眩晕一症，由于肾阴虚于下不能潜纳肝阳，则肝阳上亢，阳亢化风而致。治疗时，除选用天麻、钩藤平肝息风外，还应适当选用熟地黄、山药、枸杞子、龟甲、山茱萸等以养阴潜阳，标本同治。

## 石决明－磁石

【功效】 滋肾平肝，潜阳安神。

【主治】 绝经综合征属肝肾阴虚、肝阳上亢者，症见头晕、目眩、头痛、耳鸣、耳聋、失眠多梦等。

【用法】 石决明 20g，磁石 20g。两药均须打碎先煎。

【备考】 自拟。

【按语】 《黄帝内经》曰："诸风掉眩，皆属于肝。"若肝肾阴虚，阴不制阳，则肝阳上亢，阳亢风动，上扰清窍，故见眩晕头痛，耳鸣耳聋。治宜滋肾平肝。石决明味咸性寒质重，专入肝经，有平肝阳、清肝热之功。《医学衷中参西录》载："石决明味微咸，性微凉，为凉肝、镇肝之要药。……故善治脑中充血作痛，作眩晕，因此证多系肝气、肝火挟血上冲也。"磁石味咸性寒质重沉降，归心经、肝经、肾经，其入心能镇惊安神；入肝能平肝潜阳；入肾能益肾阴、敛浮阳。且本品尚能聪耳明目，故对阴虚阳亢之眩晕头痛、耳鸣耳聋、失眠多梦之证较为适宜。两药均味咸性寒质重，具平肝潜阳之功。然石决明主入肝经，长清肝热，潜肝阳；磁石偏走肾经，有养肾益阴之功，配合使用，滋肾水，涵肝木，有水、木相生之妙用，共奏滋肾平肝、潜阳安神之功。现代药理研究证实，两者均有镇静作用。

## 紫石英－紫贝

【功效】 镇静安神，平肝潜阳。

【主治】 绝经综合征症见血压升高、头晕头痛、心神不安、失眠健忘等属阴虚阳亢者。

【用法】 紫石英 15g，紫贝 15g。两药均须打碎先煎。

【备考】 自拟。

【按语】 紫石英、紫贝均质重沉降，有镇静安神之功，然紫石英味甘性温，主入心经、肝经，上能镇心神，下能益肝血；紫贝味咸性平，主入肝经，既能清肝火，又能潜肝阳。两药同用，相须配对，心肝并治，共奏镇静安神、平肝潜阳之功效。

### 紫石英－珍珠母

【功效】镇心安神，平肝潜阳。

【主治】绝经综合征患者见心悸、头痛者。

【用法】紫石英 30g。珍珠母 15g。两药均须打碎先煎。

【备考】自拟。

【按语】紫石英质重而镇，气暖而补，专行心肝血分，故能镇心定悸，温肺暖宫而治心悸、怔忡、咳逆上气及女子宫寒不孕。珍珠母味甘咸，性寒，亦入心经、肝经，既能平肝潜阳，又可镇心安神，用治肝阳上亢、眩晕头痛及心神不宁之心悸失眠。《饮片新参》曰其"平肝潜阳，安神魂，定惊痫，清热痞、眼翳"。两药参合，紫石英以入心经为主而镇心定悸，珍珠母以走肝经为要而平肝潜阳，有心肝同治之妙。

### 紫石英－龙齿

【功效】镇静安神，清热除烦。

【主治】绝经综合征患者见心烦、失眠、多梦者。

【用法】紫石英 15g，龙齿 15g。两药均须打碎先煎。

【备考】自拟。

【按语】紫石英为一种含氟化钙的矿石，色紫而有莹光，故名紫石英。其味甘，性温，入心、肝血分。上能镇心神，定惊悸，安魂魄，镇逆气；下能益肝，填补下焦，暖胞宫，故既能治疗心神不安、心悸、怔忡等症，又可暖宫调经。龙齿为古代脊椎动物牙齿的化石，味涩，性凉，入心经、肝经，其质体重坠，重以去怯，涩可收敛，功善镇心安魂，镇静安神，兼除烦热，用于治疗癫狂、心悸、失眠、烦热不安等症。两药参合，均入心、肝血分，紫石英镇心平肝以定惊，龙齿镇静安神以除烦，相须为用，去怯之力益彰。

### 夏枯草－珍珠母

【功效】清热平肝，镇心安神。

【主治】绝经综合征患者见头目眩晕、烦躁易怒、心悸、失眠者。

【用法】夏枯草 30g，珍珠母 30g（打碎先煎）。

【备考】 自拟。

【按语】 肝主藏血，性喜条达，若肝经郁火或肝阳上亢，阳热上扰清窍，则见头晕目眩；内扰心神，则烦躁易怒，心悸失眠。夏枯草味苦性寒泄热，辛能散结，长于宣泄肝胆之郁火，畅利气机之运行，有清热散结、清肝降压之功。适用于肝胆郁火及肝阳上亢之头痛目眩、高血压等症。现代药理研究证实，夏枯草有降低血压、利尿、收缩子宫、增加肠蠕动、兴奋心脏的作用。珍珠母味咸性寒质重，归心经、肝经，既能清心经、肝经之热，又能平肝阳、镇心神。故凡心肝热盛，阳浮于上之眩晕耳鸣、心悸失眠、癫狂惊悸及肝虚目暗、肝热目赤之症均可用之。两药合用，夏枯草偏清降，珍珠母偏重镇，相辅相成，共奏清肝火、平肝阳、安心神之功。

## 牡蛎 – 葛根

【功效】 平肝潜阳，安神定志。

【主治】 绝经综合征证属肝阳上亢者，症见头晕目眩项强、心悸失眠、心烦口渴。

【用法】 牡蛎 15g（打碎先煎），葛根 15g。

【备考】 自拟。

【按语】 牡蛎味咸性寒质重，重镇安神，平肝潜阳；葛根味甘性凉而润，气质轻扬，具升散之性，故于清热之中，又善鼓舞胃中清气上行以输津液。用葛根者，既可防牡蛎质重碍胃，又能生津止渴。现代药理研究表明，葛根能扩张心脑血管，改善血液循环，有明显降压作用，能较好缓解高血压病人的"项紧"症状。两药合用，相使配对，牡蛎质重潜降，引气血下行，葛根升散，使清阳上升，升降相济，气血并调，共奏平肝潜阳、安神定志之功。

## 四、其他

## 赤小豆 – 绿豆衣

【功效】 清热利水消肿。

【主治】 绝经综合征见面目、下肢水肿证属湿热者。

【用法】 赤小豆 30g，绿豆衣 20g。

【备考】自拟。

【按语】赤小豆性善下行，功能清热利湿，行血消肿，通利小便，使湿热之邪从小便而出，故能治疗水肿胀满、湿热黄疸、痈肿、泻痢等。绿豆衣即绿豆的种子皮，故又称绿豆皮。绿豆味甘性寒，入心经、胃经。能资脾胃，厚肠胃，润皮肤，和五脏，消水肿，清暑热，解热毒。绿豆衣体轻气寒，比绿豆更凉，故清热解毒、消暑止渴、利尿、清肠胃热毒更强，常用于治疗夏日中暑、口干口渴、心烦不宁等症。两药伍用，一清一利，相互促进，使湿热之邪从小便排出而肿自消。

## 黄连－肉桂

见经行情志异常。

# 第 *8* 章

# 带 下 病

带下病是指带下量明显增多或减少，色、质、气味发生异常，或伴全身或局部症状者。带下明显增多者称为带下过多；带下明显减少者称为带下过少。在某些生理情况下也可出现带下增多或带下减少，如月经期前后、排卵期、妊娠期带下增多而无其他不适者，为生理性带下；绝经前后白带量减少而无不适者，亦为生理现象，不作病论。

## 第一节　带下过多

凡带下的量明显增多，色、质、气味发生异常，或伴全身、局部症状者，称为"带下病"，又称"下白物""流秽物"。本病包括西医学的阴道炎、子宫颈炎、盆腔炎、妇科肿瘤等疾病引起的带下增多。

带下过多，多系湿邪为患，而脾肾功能失常又是发病的内在条件；病位主要在前阴、胞宫；任脉损伤、带脉失约是带下病的核心机制。治疗以健脾、升阳、除湿为主要原则，辅以舒肝固肾。故本类药对，尤师多用白术、山药、五味子、芡实等组成。因湿浊可以从阳化热而成湿热，也可以从阴化寒而成寒湿，所以治疗要佐以清热除湿、清热解毒、散寒除湿之品，如黄檗、赤小豆、连翘、白芷等。

# 一、脾虚湿滞

## 人参－白术

见月经先期·气虚。

## 白术－茯苓

【功效】 健脾利湿。

【主治】 带下清稀、量多、色白、质黏属脾虚湿停者，亦治妊娠恶阻、妊娠水肿、经行泄泻。

【用法】 白术 15g，茯苓 15g。

【备考】 白术、茯苓伍用出自《医宗金鉴·妇科心法要诀》茯苓导水汤，该方主治妊娠水肿胀满，或喘而难卧。临床循其治法，辨证施方，对妊娠羊水过多之水肿，确有疗效。

【按语】 脾为阴土，喜燥而恶湿。脾虚则湿浊内停，下注则带下或泄泻；泛滥肌肤则水肿；脾胃虚弱，水湿内停，升降失常，则恶心呕吐。治宜健脾利湿。白术味甘以健脾，性苦温以燥湿，正合《黄帝内经》"脾欲缓，急食甘以缓之，脾苦湿，急食苦以燥之"之意，被誉为脾脏补气的第一要药。茯苓甘以健脾，淡以利湿，功擅渗利水湿而益脾。两药合用，同为脾经要药，前者重在补，后者重在利，一补一利，既健脾以杜生湿之源，又利水以祛已成之湿，且渗利不伤正，故适宜于脾虚湿浊下注之带下、泄泻及妊娠水肿等病证。

## 人参－茯苓

见经行泄泻·脾气虚弱。

## 山药－茯苓

【功效】 健脾益气，利水渗湿。

【主治】 脾虚夹湿之带下过多及经行泄泻。

【用法】 山药 30g，茯苓 15g。

【备考】 山药、茯苓伍用出自《太平惠民和剂局方》参苓白术散，该方健脾益气、渗湿止泻，主治脾虚湿停之泄泻。

【按语】 山药味甘性平，健脾益气，固肾益精，以补涩为主。茯苓味甘性淡，渗湿健脾，而以渗利为主。两药合用，山药得茯苓则补涩而不留湿，茯苓得山药则利湿而不伤阴。如此补中有利，利中有涩，合为平补缓利之剂，为脾虚夹湿又不耐峻补峻利者所宜。

## 人参－山药

见月经先期·气虚。

## 茯苓－猪苓

【功效】 利水，渗湿，止带。

【主治】 水湿下注之带下过多，亦可用于妊娠水肿。

【用法】 茯苓 15g，猪苓 10g。

【备考】 茯苓、猪苓伍用出自《金匮要略》五苓散，该方主治下焦蓄水证。

【按语】 茯苓与猪苓性味相同，俱淡渗而利湿之力佳，但茯苓利中有补，而猪苓专主渗利，利尿作用较强，为治淋浊尿闭、小便不通、水肿胀满、脚气水肿及泄泻的常用药。两者配伍，相须为用，既增强利水渗湿之功，又使渗利而不伤正。

## 黄芪－茯苓

见妊娠肿胀。

## 山药－芡实

【功效】 健脾益肾，固精止带。

【主治】 带下缠绵属脾肾两虚者。

【用法】 山药 30g，芡实 12g。

【禁忌】 带下过多证属实热者忌用。

【备考】 自拟。

【按语】 山药性平不燥，作用和缓，既可补气，又能养阴，补气而不滞，养阴而不腻，归肺经、脾经、肾经而能平补三脏，其中尤以补脾气而益胃阴为特长。因其略具涩性，故可固肾涩精。用于治疗脾肾两虚、带下稀薄等证。芡实味甘涩，入脾经、肾经，既能补益脾肾，又可涩精固脱，尤以收敛之功见长。《本草求真》曰芡实"功与山药相似，然山药之补，本有过于芡实，而芡实之涩，而有胜于山药"。
两药合用，取长补短，使健脾益肾、固涩止带之功倍增。

## 山药－莲子

见经行泄泻·脾气虚弱。

## 山药－扁豆

【功效】 调补脾胃，化湿止带。

【主治】 脾虚湿滞之带下过多。

【用法】 山药 30g，扁豆 15g。

【备考】 参《太平惠民和剂局方》参苓白术散。

【按语】 山药味甘性平，平补气阴，且性兼涩，故凡脾虚食少、体倦便溏、
妇女带下等症，皆可应用。扁豆味甘性温，补脾而不滋腻，芳香化
湿而不燥烈，故能健脾化湿止带。用于脾虚有湿、食少便溏、带下
缠绵等证。《药品化义》曰："扁豆，味甘平而不甜，气清香而不窜，
性温和而色微黄，与脾性散合……为和中益气佳品。"两药相伍，
山药偏于补脾益阴，扁豆善于和中化湿，相须相助，补脾以促化湿，
化湿更助运脾。共奏调补脾胃、化湿止带之功。解暑湿宜用生扁豆，
健脾胃宜炒用。

## 山药－萆薢

【功效】 补益脾胃，利湿止带。

【主治】 带下过多属脾虚湿滞者，症见带下量多色白或淡黄、质黏稠、无臭
气、绵绵不断，伴面色萎黄、纳少便溏等。

【用法】 山药 30g，萆薢 10~15g。

【备考】 自拟。

【按语】 焦树德《用药心得十讲》言："山药既能补脾胃以化湿邪，又能固
肾气以止带下。"萆薢味苦性平，入下焦肝经、肾经、膀胱经，性
善下行，能利湿而分清去浊，前人言"萆薢治湿最长，治风次之，
治寒尤次之"，故常用于下焦湿浊所致的膏淋及妇女带下等证。两
药参合，一补涩，一渗利，使补脾胃，利湿浊，止带下的作用增强，

且补脾固带而无壅滞之弊，利湿化浊而无伤正之忧，治疗脾虚湿滞带下甚佳。山药炒用止带功效益佳。

## 芡实－莲子

【功效】 补脾固肾，涩精止带。

【主治】 带下清稀属脾虚或脾肾两虚者。

【用法】 芡实 10g，莲子 10g。

【禁忌】 带下过多属实者禁用。

【备考】 自拟。

【按语】 芡实味甘涩性平，入脾经、肾经。味甘补脾，味涩收敛，故有健脾益肾、固精止带之功。临床常用于脾虚日久，损及肾气，下元不固之带下不禁。莲子味甘性平收涩，入脾经、肾经、心经。本品禀芬芳之气，合禾谷之味，为补脾之要药。《本草纲目》言其"止脾泄久痢，赤白浊，女人带下崩中诸血病"。两者配伍，相辅相成，相得益彰。芡实偏于固肾涩精，莲子长于养心健脾，于此涩中寓补，以补助涩，从而使固涩止带之力得以加强。

## 茯苓－益智仁

【功效】 健脾益肾，利湿止带。

【主治】 脾肾两虚，湿浊不化，流于下焦冲任之带下缠绵。

【用法】 茯苓 10g，益智仁 10g。

【备考】 自拟。

【按语】 茯苓甘则能补，淡则能渗，为补利兼优之品。益智仁气香性温，固肾培元，上能固摄涎唾，下可固精缩尿。两药合用，茯苓长于健脾利湿，益智仁善于补肾固涩，一利一涩，标本兼顾，使健脾固肾、利湿止带的作用增强。用治脾、肾两虚，湿浊下注之带下量多色白质稠者甚验。

## 泽泻－白术

【功效】 健脾利水，燥湿止带。

【主治】 脾虚湿盛之带下过多。

【用法】 泽泻 10g，白术 10g。

【备考】 泽泻、白术伍用出自《金匮要略》五苓散，该方主治下焦蓄水证。现代妇科临床将之用于脾虚湿盛之带下证，随症配伍其他健脾化湿之品，效果甚佳。

【按语】 泽泻味甘淡而性寒，能直达下焦肾与膀胱以渗利水湿。《药品化义》称"此为利水第一良品"。白术味甘苦性温，功善健脾燥湿。前者性寒偏于渗利水湿，且作用较峻，若单用势必利之太过，并有寒凉败胃之忧；后者性温偏于健脾燥湿，若单用恐药轻力薄，达不到祛湿止带之功。配伍使用，泽泻得白术利湿不伤正，白术得泽泻祛湿之功倍增，且一寒一温，相互制约，无寒热偏盛之虑。

## 党参－椿根皮

【功效】 益气清热，止带固崩。

【主治】 带下过多崩漏属气虚夹湿热者。

【用法】 党参 10g，椿根皮 10g。

【禁忌】 带下崩漏属实热者禁用。

【备考】 自拟。

【按语】 党参味甘性平，入脾经、肺经。其补气之效功同人参，惟药力缓弱，《本草正义》言："党参力能补脾养胃，润肺生津，健运中气，本与人参不甚相远，其尤可贵者，则健脾运而不燥，滋胃阴而不湿，润肺而不犯寒凉，养血而不偏滋腻，鼓舞清阳，振动中气，则无刚燥之弊。"椿根皮味苦性寒兼涩，偏入下焦，既有收涩凉血之功，又有清热燥湿之效，为治带下崩漏之要药。其与党参相伍，一甘一苦，甘以益气，苦以燥湿；一补一涩，补以治本，涩以治标，于是益气固涩不留邪，清热燥湿不伤正，用于气虚夹湿热之带下崩漏者最为适宜。

## 乌贼骨－白芷

【功效】 除湿止带。

【主治】 带下缠绵、色白质稀证属湿浊下注者。

【用法】 乌贼骨 15g（打碎先煎），白芷 10g。

【禁忌】 白芷辛散温燥，易伤阴血，故不宜用于阴虚火旺之证。

【备考】 自拟。

【按语】乌贼骨功专收敛，长于固精止带，为治带下不禁之要药。白芷辛香温燥，入胃经、肺经，辛散祛风，温燥除湿，善除阳明经湿邪而燥湿止带，《神农本草经》谓其"主女人漏下赤白，血闭阴肿……"。临床带下无论属寒湿，抑或湿热，均可配伍用之，其与乌贼骨相伍，一长于燥湿以治本，一专于收涩以治标。白芷得乌贼骨，则走表之性被制而专于燥湿止带；乌贼骨得白芷，收涩止带而不留邪，共奏除湿止带之功。因此，不仅可用于带下缠绵、色白质稀证属湿阻者，其他原因导致之带下亦可配伍运用。

## 二、肾虚

### 女贞子－乌贼骨

【功效】滋阴清热，固精止带。

【主治】赤白带下证属肾阴不足者。

【用法】女贞子15g，乌贼骨15g（打碎先煎）。

【禁忌】带下黄黏臭秽证属实热者忌用。

【备考】自拟。

【按语】女贞子味甘苦性凉，为清补之品，补而不腻是其特点，功擅滋肾水、益肝阴、降相火、清虚热，可用于肾阴不足，相火偏旺，损伤血络，任带失固之赤白带下。临床见有带下质黏，伴阴部灼热、五心烦躁等肾阴亏损之象。乌贼骨味咸性温，质涩性燥，功专收敛，能收敛止血、固精止带。现代药理研究表明，乌贼骨中含有黏液质成分，确有一定止血止带作用。两药合用。一补一涩，一治标，一固本，共奏滋阴清热、固精止带之功。

### 山茱萸－牡蛎

【功效】益阴潜阳，涩精止带。

【主治】肝肾不足，精气失藏之带下过多，可伴喘逆、怔忡或自汗、盗汗等元气欲脱之证。

【用法】山茱萸15~20g，牡蛎30g。牡蛎质重，宜打碎先煎。

【备考】山茱萸、牡蛎伍用出自张锡纯《医学衷中参西录》来复汤。该方功在敛阴止汗、救元固脱，主治寒温外感诸证、久病瘥后不能自复、寒热往来、虚汗淋漓，或但热不寒、汗出而热解、须臾复热复汗、目睛上窜、势危欲脱，或喘逆，或怔忡，或气虚不足以息。诸症若见一端，宜急服。

【按语】 山茱萸味酸涩性微温，主入肝经、肾经。既能补肝肾以滋养精血，又具收敛之性以秘藏精气，故凡肝肾不足，精气失藏，或元气欲脱之证均可应用。如肾虚闭藏失职所致的带下清冷、小便频数及肝肾不足、精血亏损所致的腰膝酸软、头晕目眩等证。《医学衷中参西录》曰："山茱萸，大能收敛之气，振作精神，固涩滑脱……收敛之中，兼具条畅之性，故又通利九窍，流通血脉，且敛正气而不敛邪气，与其他酸敛之药不同。"牡蛎味咸涩性微寒质重，因其质重，能平肝潜阳，用治水不涵木、阴虚阳亢、眩晕耳鸣之证。因其味涩，"涩以收脱，治遗精崩带，止嗽敛汗，固大小肠"（《本草备要》）。煅用则收敛固涩作用更强。两药合用，一长于补，一专于敛，敛中寓补，标本兼顾，共奏益阴潜阳、涩精止带之功，可用于女子肝肾不足、封藏失职之带下崩漏等证。

## 芡实－乌贼骨

【功效】 固涩止带。

【主治】 肾气不固，带脉失约之带下清冷。

【用法】 芡实 15g，乌贼骨 15g。

【禁忌】 乌贼骨久用易致便秘，故实热内蕴，大便干结者不宜用。

【备考】 自拟。

【按语】 芡实味甘涩，入脾经、肾经，既能补益脾肾，又可收涩止带，《本草求真》曰："芡实味甘补脾……味涩固肾，故能闭气，而使遗带小便不禁皆愈。"乌贼骨味咸涩性微温，入肝经、肾经。温涩收敛，故长于固精止带。《神农本草经》曰其"主女子赤白漏下经汁……"。两者配伍，相须为用，相辅相成，芡实于收涩之中兼有健脾固肾之功，乌贼骨功专收敛固涩，两者相合，收涩之力倍增，常用于肾虚不固之带下清冷或赤白带下。

## 芡实－金樱子

【功效】 收敛固脱，固肾止带。

【主治】 带下属脾肾两虚、肾气不固者。

【用法】 芡实 15g，金樱子 15g。

【禁忌】 两药相伍，收涩力强，故有实火、实邪，带下黄臭者不宜用。

【备考】 金樱子、芡实伍用出自《洪氏集验方》，名曰"水陆二仙丹"。金樱子为陆地上植物之果实，酸涩收敛；芡实为水生植物之种仁，益肾而收涩。一生于陆，一生于水，故名"水陆二仙"。用治肾虚，男子遗精白浊、女子带下。

【按语】 芡实味甘涩性平，归脾经、肾经，因本品能益肾健脾、收敛固涩，故有良好止带而治带下过多的作用。金樱子味酸涩性平，归肾经、膀胱经、大肠经，具有补肾秘气、收涩固精作用。两者相伍，相须为用，《医方考》曰"金樱膏濡润而味涩，故能滋少阴而固其滑泄；芡实粉枯涩而味甘，故能固精浊而防其滑泄"。金樱子重在收涩固肾，芡实固涩之中寓健脾，于是健脾固肾、收涩止带之功倍增，适用于脾肾两虚、肾气不固之带下。

## 补骨脂 - 沙苑子

【功效】 补肾助阳，固精止带。

【主治】 带下不止属肾阳虚者。

【用法】 补骨脂 10g，沙苑子 10g。

【备考】 自拟。

【按语】 补骨脂味辛苦性温，入脾经、肾经。有补肾壮阳、固精止带之功，用于肾阳不足之带下清冷、淋漓不断、腰痛如折、小便频数清长等症。《开宝本草》言其"主五劳七伤，风虚冷，骨髓伤败，肾冷精流，及妇人血气堕胎"。沙苑子又名沙苑蒺藜、潼蒺藜，《本草汇言》曰"沙苑蒺藜，补肾涩精之药也。能养肝明目，润泽瞳仁，补肾固精，强阳有子，不烈不燥，兼止小便遗沥，乃和平柔润之剂也"。两药相合，温润结合，温而不燥，使补肾助阳、固精止带之功益彰，用于肾阳虚衰、冲任不固之带下清冷甚效。

## 沙苑子 - 刺蒺藜

【功效】 平补肝肾，益肾固精。

【主治】 肝肾不足，下元不固之带下赤白，伴头昏目眩、视物不清、腰膝酸软。

【用法】 沙苑子 10g，刺蒺藜 10g。

【禁忌】 阴虚火旺及小便不利者忌服。

【备考】 自拟。

【按语】 沙苑子味甘而性温，柔润而降，补肾而收涩，滋肝而明目，为平补阴阳之品，可用于肝肾不足诸证，如头晕眼花、腰酸腰痛、女子带下不绝等。刺蒺藜又名白蒺藜，味辛苦性平，辛散苦泄，轻扬疏达，既可宣散肝经风邪以祛风明目，又能平肝开郁，用于治疗肝经风邪上扰之头晕目眩。两者配伍，前者入肾善补，以守为主，治其下；后者入肝善散，以走为要，治其上。一补一散，一上一下，用治肝肾不足、下元不固之带下伴头晕目眩、视物昏花之证最为适宜。

## 韭菜子 – 血余炭

【功效】 温补肝肾，止血止带。

【主治】 带下清稀证属肾虚下元不固者，可伴见腰酸腰痛、下肢水肿，亦可治肾虚不固之崩漏下血。

【用法】 韭菜子 10g，血余炭 10g。

【禁忌】 阴虚火旺者禁服。

【备考】 自拟。

【按语】 韭菜子味辛甘性温，入肝经、肾经，功善温肾壮阳，固精止遗，为治肾阳虚弱、精关不固之要药，常用于肾阳虚衰所致的带下清冷、淋漓不断及崩中漏下之证。《本草纲目》言韭菜子"补肝及命门，治小便频数，遗尿，女人白淫白带"。血余炭功专收涩，既助韭菜子止带之功，又因得血之余气，长于止血散瘀，故更助其止血之用，有止血不留瘀之特点。两药合用，温补肝肾之中寓以收敛固涩，用治肾阳虚弱、精血不固之带下、崩漏等证。

## 益智仁 – 萆薢

【功效】 固肾利湿。

【主治】 肾虚夹湿浊下注之带下过多。

【用法】 益智仁 10g，萆薢 12g。

【禁忌】 阴虚火旺或证属湿热者禁用。

【备考】 益智仁、萆薢伍用出自《丹溪心法》萆薢分清饮，该方中配伍石菖蒲、乌药，功能温肾利湿，分清去浊，"治真元不足，下焦虚寒，小便白浊，频数无度，漩白如油，光彩不定，漩脚澄下，凝如膏糊"。

【按语】益智仁味辛性温，归肾经、脾经，功专暖肾固精缩尿、温脾止泻摄唾。《本草备要》曰其"能涩精固气，温中进食……治呕吐泄泻，客寒犯胃，冷气腹痛，崩带泄精"。《本草正义》亦言："益智仁，始见于藏器《本草拾遗》，谓之辛温，不言其涩，但诸家所述，无一非温涩功用……温补脾肾，而尤以固涩为主。"萆薢味苦性平，偏入下焦，性善下行，能除下焦之湿而分清去浊，用于下焦湿浊下注所致的膏淋及妇女白带等证。两药配伍，一补涩一渗利，补涩不留邪，利湿不伤正，标本兼顾，故可用于肾虚夹湿之带下。

## 仙茅－金樱子

【功效】温补肾阳，固精止带。

【主治】肾亏火衰，下元虚寒之带下清稀，滑泄无度，名曰"白淫"。

【用法】仙茅10g，金樱子10g。

【备考】自拟。

【按语】女子白淫，相当于男子滑精，症见带下量多、色白、质稀、透明、无臭气，常伴有头晕、失眠、多梦、腹痛等症状，多因肾亏火衰、下元虚寒、冲任不固而致。治宜温补与固摄并施，标本兼顾。仙茅味辛性热，善入肾经，功专补火，能温肾壮阳暖精；金樱子味酸涩收敛，补肾秘气，固涩下元。两药相伍，用仙茅补命门，兴阳道，以治病之本；取金樱子固滑脱，敛肾精，以治病之标。治本使火旺气盛而精暖关固，治标使精敛内藏而化气助阳，成为壮阳益肾、固精止带的常用药对。

## 禹余粮－煅龙骨－煅牡蛎

【功效】固涩止带。

【主治】带下量多证属虚者。

【用法】禹余粮15g，煅龙骨30g，煅牡蛎30g。煅龙骨、煅牡蛎应打碎先煎，煅牡蛎宜包煎。

【禁忌】三药相合，功专收涩，故实证之带下黄臭者忌用。另《本草纲目》记载禹余粮有"催生"功效，故孕妇慎用。

【备考】 自拟。

【按语】 禹余粮味甘涩质重，功专收敛，为固涩下焦之品，走气分能涩肠止泻，入血分能收敛止血、止带，可用于下元不固之带下量多，正如《本经逢原》言："……其性涩，故主赤白带下，前后诸病。"龙骨味甘涩性微寒，质重，主入心经、肝经，生用镇静潜阳，煅用收涩固脱，止血止带之力更强。牡蛎咸涩质重，功效与龙骨相似，《本草备要》言其"涩以收脱，治遗精崩带"，煅后收涩力增强。三者合用，固涩之力倍增，用于下元失摄之带下量多，清稀无臭者。

## 三、寒湿下注

### 川椒 - 苍术

【功效】 温中健脾，散寒除湿。

【主治】 带下过多证属寒湿下注者。

【用法】 川椒 10g，苍术 6~10g。

【禁忌】 两药均为辛热燥烈之品，阴虚火旺者忌用。

【备考】 自拟。

【按语】 《傅青主女科》曰"带下俱是湿证"，可见带下病主要是由于湿邪影响任脉、带脉，以致带脉失约、任脉不固所形成。本药对所治系寒湿下注所致。川椒味辛性热，归脾经、胃经、肾经，其辛热燥散之性，能温中散寒，除湿止带，可用于寒湿下注之带下、淋漓不断、腰酸如折、小便频数等症。苍术味辛苦性温，专入脾胃，因其苦温香燥，气味雄烈，最善化脾胃湿浊而治湿浊下注之带下过多。《本草纲目》谓其"治湿痰留饮……及脾湿下流，浊沥带下，滑肠泻风"。其与川椒配用，一长于温，一善于燥，相辅相成，使温中燥湿之功倍增，适应于寒湿下注之带下清冷量多、质稀薄等证。

### 苍术 - 白芷

【功效】 燥湿止带。

【主治】 妇女湿浊带下过多诸证。

【用法】 苍术 6~10g，白芷 5g。

【禁忌】 两药均辛香温燥，故阴虚火旺、气虚多汗者不宜用。

【备考】 自拟。

【按语】 苍术气味雄厚，芳香燥烈，味辛主散，性温而燥，其燥湿运脾之力
较强，通治内外湿邪，尤擅驱秽浊之气。白芷辛温芳香，善除湿浊
邪气。两药相伍，苍术善燥湿健脾，白芷可祛风燥湿，相须相使，
协同为用，使湿去而带自止。

## 白芷－僵蚕

【功效】 祛风散寒，化湿止带。

【主治】 寒湿带下过多，经闭、痛经及经行风疹块，亦可治乳痈。

【用法】 白芷 10g，僵蚕 10g。

【禁忌】 白芷辛散温燥，能耗气伤血，故不宜用于阴虚火旺之证。

【备考】 自拟。

【按语】 白芷辛香温燥，入肺经、胃经，辛散祛风，温燥除湿。本品尤善除
阳明经湿邪而燥湿止带，带下无论寒湿或湿热均可配伍运用。因其
能疏风散寒，除湿止痛，故对风寒湿所致之经闭、痛经、经行风疹
之皮肤瘙痒等证亦可应用。且借其辛散作用，还可消肿排脓止痛，
为治乳痈肿痛的常用药。僵蚕味辛善行，味咸软坚，故既可散风止
痛止痒，又能化痰散结消肿。两药合用，辛散祛邪之功大增，而达
止带、止痛、止痒之功，以治寒湿带下、经闭痛经、经行风疹、乳
痈肿痛之证。僵蚕生用偏散风。

## 蛇床子－白矾

【功效】 燥湿止带，杀虫止痒。

【主治】 滴虫性阴道炎症见阴痒带下过多，亦可治外阴湿疹瘙痒。

【用法】 蛇床子 30g，白矾 10g。水煎外洗，或研末撒患处或调敷。

【备考】 自拟。

【按语】 蛇床子味辛苦性温，归肾经。辛散能祛风，苦燥可除湿，入肾温散
寒邪而助阳，故内服有温肾壮阳之功，外用有燥湿杀虫、祛风止痒
之效。常用治阴痒带下、外阴湿疹、痔疮、疥癣等。药理研究表明，
蛇床子对皮肤真菌有抑制作用，同时可有类似性激素样作用，并可
治疗滴虫性阴道炎。《神农本草经》言蛇床子"主寒热泄痢，白沃，
阴蚀恶疮目痛，坚骨齿"。白矾味酸性寒，以酸为用，有燥湿收敛

之功，外用能燥湿杀虫止痒。煅后收敛作用增强，可用于痈肿疮毒、湿疹、疥癣等。两药相伍，互相促进，燥湿止带、杀虫止痒之力增强。

## 四、湿热下注

### 黄檗－苍术

【功效】清热燥湿，除湿止带。

【主治】带下赤白臭秽，或下部湿疮属湿热下注者。

【用法】黄檗 6~15g，苍术 6~15g。

【禁忌】阴虚内热、气虚多汗者不宜用。

【备考】黄檗、苍术伍用出自《丹溪心法》，名曰"二妙散"，功能清热燥湿，治湿热下注，筋骨疼痛，脚膝无力，或足膝红肿，或带下赤白量多。原方黄檗炒用，其寒性稍减，更得苍术温燥运脾，则清热祛湿而不伤中；苍术经米泔水浸后炒用，则温燥之性有减。

【按语】黄檗味苦性寒，气厚沉降，入肾经、膀胱经，以清下焦湿热为长；苍术辛散苦燥，气香味烈，通治内外湿邪，"统治三部之湿"（《药品化义》）。两者配伍之妙正如张秉成言："湿热之邪，虽盛于下，其始未尚不从脾胃而起，故治病者必求其本。清流者，必洁其源。苍术，辛苦而温，芳香而燥，直达中州，为燥湿强脾之主药。但病既传于下焦，又非治中可愈，故以黄檗苦寒下降之品，入肝肾且清下焦之湿热，标本并治，中下两宜。"可见二者一中一下，一寒一温，既增燥湿之力，又温燥而无助热之忧，清热而无伤阳之弊，共奏清热燥湿止带之功。两药等量配伍，则燥湿为主，而清热为次，故临床适用湿重于热者。若热重于湿者，可重用黄檗，或加用清热燥湿药。

### 黄檗－椿根皮

【功效】清热，燥湿，止带。

【主治】湿热带下过多者。

【用法】黄檗 12g，椿根皮 12g。

【禁忌】脾胃虚寒者不宜使用。

【备考】自拟。

【按语】黄檗味苦性寒、沉降，长入清泄下焦湿热，用于治疗湿热下注，损伤任、带二脉之带下黄浊臭秽；椿根皮味苦涩性寒，既能清热燥湿，又善止带固崩，用于湿热带下尤良。两药相伍，相须为用，清热燥湿之中寓收敛止带，湿热带下者用之颇佳。

## 黄檗－知母

【功效】清热除湿，泻火坚阴。

【主治】下焦湿热所致妇女带下黄浊；阴虚相火妄动之女子性欲亢进之证。

【用法】黄檗 10g，知母 10g。

【禁忌】两药均系苦寒败胃之品，故脾胃虚寒者忌用。

【备考】黄檗、知母伍用出自李东垣《兰室秘藏》滋肾丸，该方治下焦湿热、小便癃闭、点滴不通诸证。另外，如知柏地黄丸、大补阴丸中皆用两药配对使用，以增加滋阴降火之力。

【按语】黄檗味苦性寒、沉降，长于泻肾家之火，清下焦湿热。知母味苦性寒，质柔性润，能上清肺热，下泻肾火，并有滋阴润燥作用。两药伍用，直入于下，"黄檗清下焦有形湿热，知母泻下焦无根之火"（《用药心得十讲》），使清热降火之力倍增，且无伤阴之弊，妇科临床用治下焦湿热所致之带下黄浊而以热重于湿者为最宜。因两者可泻火保阴，故也可治妇人阴虚相火妄动之证。

## 夏枯草－椿根皮

【功效】清热燥湿，固涩止带。

【主治】赤白带下属肝经湿热下注者。

【用法】夏枯草 15~20g，椿根皮 10g。

【禁忌】脾胃虚寒者慎用。

【备考】自拟。

【按语】夏枯草味苦辛性寒，入肝经、胆经，苦寒泄热，辛能散结，能清肝火，散郁结，为治肝热痰火郁结之要药，可用于肝气不疏、肝火上炎、肝经湿热下注诸证。椿根皮味苦涩性寒，入大肠经、肝经，既有良好的清热燥湿之功，又有收涩止带止血止泻之效，故凡妇女赤白带下、血热崩漏及湿热泻痢等证，均为适宜，尤其适用于湿热带下。其与夏枯草相伍，直入于肝，一清一燥，一散一涩，使清热燥湿、固涩止带之作用增强，且收涩而无留邪之弊。

## 黄檗－晚蚕沙

【功效】 清热，燥湿，止带。

【主治】 带下属湿热者。

【用法】 黄檗12g，晚蚕沙12g。

【禁忌】 脾胃虚弱者忌用。

【备考】 自拟。

【按语】 黄檗味苦性寒、降泄，清热燥湿，以清下焦湿热为专长，故用治湿热下注，带下黄浊臭秽。现代药理研究证明，黄檗具有广谱抗菌作用，并能抑制钩端螺旋体、阿米巴原虫、流行性感冒病毒及各种致病性真菌。晚蚕砂味甘辛性温，入肝经、脾经、胃经。《本草纲目》曰"蚕性燥，燥能胜风去湿"，故为祛风除湿、辟秽化浊之要药。其与黄檗相伍，一温一寒，一升一降。一长于燥湿化浊、一善于清热燥湿，一能升清防腐、一可降泄湿热，于是共奏清热燥湿止带之功。

## 龙胆草－大黄

【功效】 清热利湿，泻火解毒。

【主治】 肝胆实火，湿热下注之带下赤白、外阴湿肿等证。

【用法】 龙胆草6g，大黄6g。

【禁忌】 脾胃虚寒者忌用。

【备考】 自拟。

【按语】 龙胆草味苦性寒、沉降，直达下焦而善清下焦湿热，尤以泻肝经实火为其所长，为治下焦湿热及肝胆实火之要药，常用于湿热黄疸、阴肿阴痒、赤白带下及目赤耳聋、胁痛口苦、头痛眩晕等证。《本草纲目》引李杲：龙胆草"退肝经邪热，降下焦湿热之肿，泻膀胱火"。大黄味苦性寒，"性禀直遂，长于下通……为湿热胶痰滞于中、下二焦之要药"（《本草经疏》），能导湿热从大便而泄。两药均为苦寒至阴之品，合而用之，泻火解毒之力强而猛，以清泻肝胆实火，清利下焦湿热为其特长。两药均为苦寒之品，宜小量应用，以防苦寒败胃。

## 滑石－椿根皮

【功效】 清热利湿，固涩止带。

【主治】 带下赤白、绵绵不断属湿热下注者。

【用法】 滑石30g，椿根皮10g。

【禁忌】 孕妇忌服。

【备考】 自拟。

【按语】 滑石味甘淡性寒而滑，归胃经、膀胱经，寒能清热，淡能渗湿，滑能利窍，故功专清热利湿，通壅滞，去垢腻。椿根皮味苦涩而性寒，既有良好的清热燥湿之功，又有收涩凉血之效，故凡妇女湿热赤白带下、血热崩漏及湿热泻利等证，均为适用，尤其对湿热带下之证有良好功效。两药相伍，清、利、燥、涩并用，清利湿热而无伤正之弊，固涩止带而无留邪之忧，标本兼顾，带下可止。

## 萹蓄－瞿麦

【功效】 清热利湿。

【主治】 湿热互结，流于下焦，损伤任带之赤白带下。

【用法】 萹蓄15g，瞿麦15g。

【禁忌】 孕妇及脾胃虚弱者忌用。

【备考】 萹蓄、瞿麦伍用出自《太平惠民和剂局方》八正散，该方治"大人、小儿心经邪热，一切蕴毒，咽干口燥，大渴引饮，心忪面热，烦躁不宁，目赤睛痛，唇焦鼻衄，口舌生疮，咽喉肿痛。又治小便赤涩，或癃闭不通，及热淋、血淋，并宜服之"。

【按语】 萹蓄味苦性微寒，主入下焦，苦能降泄，寒以清热，合之则清热利湿，并有杀虫止痒作用，可用于湿热下注之小便短赤、淋漓涩痛及带下赤白、外阴湿疹、瘙痒等证。《名医别录》言："萹蓄疗女子阴浊。"现代药理研究证实其有显著的利尿作用，并能加速血液凝固而止血，对葡萄球菌、福氏痢疾杆菌、铜绿假单胞菌（绿脓杆菌）、皮肤真菌均有抑制作用。瞿麦味苦性寒，为沉降疏泄之品，能清热利尿，导热下行，可用于湿热壅滞的小便不利、淋漓涩痛、赤白带下。两药合用，相辅相成，清热利湿作用增强，使湿热去而带下诸证自除。

## 蛇床子－芦荟

【功效】 清热燥湿，杀虫止痒。

【主治】 滴虫性阴道炎属湿热者。

【用法】 蛇床子 15g，芦荟 6g。

【备考】 自拟。

【按语】 中医认为滴虫性阴道炎的发生多属虫浊所为，多因湿热而致。患者脾虚肝郁，脾虚则运化失司，水湿内聚，肝郁则化热，湿热互结，流注下焦；或因妇科检查、手术等器械消毒不严或游泳、性交等，使病虫湿热，直接内侵。故治疗以清热利湿、杀虫止痒为主要原则。蛇床子味辛苦性温，入肾经，辛散而祛风，苦燥能除湿，外用有燥湿杀虫、祛风止痒之效，用于治疗疥疮、顽癣、风疹、阴部瘙痒等。《神农本草经》曰："蛇床子主妇人阴中肿痛，男子阳痿湿痒，除痹气，利关节，癫痫，恶疮。"现代药理研究表明，其对皮肤真菌有抑制作用，另外有类似性激素作用。芦荟味苦性寒，入肝经、大肠经。《本草经疏》曰："芦荟，寒能除热，苦能泄热燥湿，苦能杀虫，至苦至寒，故为除热杀虫之要药。"现代药理研究表明，芦荟水浸剂对多种皮肤真菌和人型结核杆菌有抑制作用。两药合用，互相促进，使燥湿、杀虫、止痒的作用增强，且一寒一温，寒不太过，温不助热，共奏清热燥湿、杀虫止痒之功，以治滴虫性阴道炎属湿热者。蛇床子、芦荟二药煎液外用，熏洗坐浴，每月于月经净后 3 天始用，7 天为一个疗程，连用 3 个月。

## 荆芥穗－椿根皮

【功效】 清热祛风，燥湿止带。

【主治】 带下过多证属湿热内阻者。

【用法】 荆芥穗 12g，椿根皮 12g。

【备考】 自拟。

【按语】 荆芥穗为荆芥的花穗，质轻气香，入肺经、肝经，其性虽温，但温而不燥，性质平和，以辛为用，以散为功，可祛风胜湿止带。傅青主之完带汤用黑芥穗，取其能入血分而祛风胜湿以止带。椿根皮苦能燥湿，涩以收敛，寒能清热，故有清热燥湿、固涩止带之功。可用于湿热下注之赤白带下，《本草备要》曰："椿根皮，治湿热为病，崩带肠风，梦遗便数，有断下之功。"两药参合，一温一寒，一散一收，散不伤正，收不留邪，使清热祛风、燥湿止带的作用增强，可用于湿热下注之带下病。

## 萆薢 - 千里光

【功效】 清热解毒，除湿止带。

【主治】 带下过多属湿毒蕴结者。

【用法】 萆薢 10~15g，千里光 10g。

【禁忌】 中寒泄泻、肾虚不固者不宜服。

【备考】 自拟。

【按语】 萆薢味苦性平，归肝经、胃经、膀胱经。本品性趋下，功长祛风湿，善治带下、膏淋、白浊、风湿痹痛等。《炮炙论》序云："漩多白浊，皆是湿气下流，萆薢能治阳明之湿而固下焦，故能去浊分清。"千里光味苦辛性凉，归肺经、肝经，清热解毒，除湿，明目。两药配伍，相辅相成，治疗湿毒蕴结之带下量多。临床试验发现，千里光对滴虫性阴道炎有较好的治疗效果。千里光一般副作用小，仅对个别患者服药后有恶心、食欲减退、大便次数增多等现象。极少数患者可发生过敏性药疹，应用抗过敏药物即可好转。

## 地榆 - 乌贼骨

见月经过多·血热。

# 五、湿毒蕴结

## 白茅根 - 白花蛇舌草

【功效】 清热凉血，解毒利湿。

【主治】 子宫颈炎见白带多、赤白相间者。

【用法】 白茅根 60g，白花蛇舌草 15~30g。

【备考】 自拟。

【按语】 宫颈炎见带下赤白者，多因湿热毒邪内侵、损伤血络而致，治宜清热解毒，凉血止带。白茅根味甘性寒，既能清热凉血止血，又能入膀胱利水，导热下行，故用于治疗热病烦渴、热淋水肿、赤白带下等，且有甘不腻膈、寒不伤胃、利不伤阴的特点。白花蛇舌草有较强的解毒消痈功效，兼能清热利湿，通利小便。两药相配，均为苦寒清热之品，一善于凉血止血，一长于清热解毒，且均能利湿导热从小便出，故用于治疗宫颈炎带下赤白相间证属湿毒蕴结者。

## 蒲公英 – 苍耳子

【功效】 清热解毒，燥湿止痒。

【主治】 滴虫性阴道炎证属湿毒蕴结者。

【用法】 蒲公英 30g，苍耳子 10g。

【禁忌】 蒲公英可致缓泻，故脾胃虚弱、大便溏泻者慎用。苍耳子有毒，过量易致中毒，引起呕吐、腰痛、腹泻等症。

【备考】 自拟。

【按语】 蒲公英味苦性寒，为清热解毒、消痈散结之佳品，并兼有清利湿热之效，有"通淋妙品"之称。苍耳子味辛苦性温，有小毒，归肺经。辛以散风，苦能燥湿，能上达巅顶，下走足膝，内通筋骨，外达皮肤，以其疏散宣通之性，故有散风、除湿、止痒之功效。现代药理研究显示，两药对多种致病菌、病毒、真菌等均有抑制作用。配对运用，相互促进，清热解毒、燥湿止痒的作用增强，既能治疗湿毒蕴结之带下过多，又可消除外阴瘙痒之症。

## 槐花 – 牡蛎

【功效】 清肝泻火，燥湿止带。

【主治】 带下量多、色黄、质稠，伴小便黄、口干证属湿毒蕴结者。

【用法】 槐花 15g，牡蛎 15g（打碎先煎）。

【备考】 自拟。

【按语】 槐花味苦性寒，归肝经、大肠经，既善清泄血分热邪而奏凉血止血之功，又能入肝经而清泻肝火，用于头痛、目赤、口干、小便黄等症。因药性沉降，故善走下焦，可清下注之湿热。牡蛎味咸涩，性微寒，入肝经、肾经，上可平肝潜阳，治肝阳上亢之头痛、眩晕，下可固涩以止血止带。两药参合，相辅相成，既可平在上之肝火，又可清在下之湿热，更兼收敛固涩之功，对湿热流于下焦发为带下量多，色黄及肝火上扰清窍而见头痛、眩晕、口干苦、小便黄赤之证最为适宜。

## 赤小豆－连翘

【功效】 清热，利湿，解毒。

【主治】 湿毒下注之赤白带下，妇科盆腔炎急性发作及产后高烧属热毒所致者。

【用法】 赤小豆 15g，连翘 12g。

【禁忌】 脾胃虚寒者不宜用。

【备考】 自拟。

【按语】 赤小豆味甘酸性偏凉，性善下行，能清热利湿，使湿热之邪下行从小便出而达清血分热毒之效。连翘味苦性寒，主入心经，能清心火，解疮毒。与赤小豆配伍，一利一清，可用治湿热下注之赤白带下，以及妇科盆腔炎急性发作。因产后高烧多系邪毒内侵，损伤胞宫、胞脉而致。本药对通过清热利湿解毒而达到退热目的。临证可酌加小量麻黄，以达宣散外邪之用。

## 白头翁－地榆

见月经过多·血热。

# 第二节　带下过少

带下量少，甚或全无，阴道干涩，伴有全身、局部症状者，称为带下过少。本病古代记载甚少，今时较为多见。本病包括西医学的卵巢早衰、双侧卵巢切除术后、盆腔放射治疗后、绝经综合征、席汉综合征、长期服用某些药物抑制卵巢功能等引起的阴道分泌物过少。

带下过少的主要病机：一是肝肾亏损，阴精津液亏少，不能润泽阴户；二是瘀血阻滞冲任，阴液不能运达阴窍。故治宜补益肝肾为主，佐以养血化瘀等。用药不可肆意攻伐，过用辛燥苦寒之品。尤师常用药对有"桑椹－菟丝子"等。

## 桑椹－菟丝子

【功效】 补益肝肾，滋阴润燥。

【主治】 肝肾不足之带下过少，常兼头晕耳鸣、腰腿酸软、口渴失眠、须发早白等。

【用法】 桑椹 15g，菟丝子 10~15g。

【备考】 自拟。

【按语】 桑椹味甘性寒，归肝经、肾经。功擅补益肝肾之阴、生津止渴，兼能凉血退热、润肠通便。《滇南本草》言其"益肾脏而固精"，《随息居饮食谱》亦谓其"滋肝肾，充血液"。本品补而不腻，寒而不遏，形似卵巢，因而深受尤师珍爱。菟丝子味甘性温，主入肝经、肾经。该药温而不燥，补而不峻，既补肾阳，又滋肾阴，为平补阴阳之品，居妇科补肾群药之首。二药配合，其补益肝肾精血之功倍增；阴血充足，阴户自得濡润。

## 石斛－玉竹

【功效】 滋阴补肾，清热生津。

【主治】 肾阴不足之带下过少，常兼头晕耳鸣、腰腿酸软、烦热多汗等。

【用法】 石斛 15g，玉竹 12g。

【备考】 自拟。

【按语】 石斛味甘性微寒，归胃经、肾经。本品汁浓，气味轻清，既能滋养阴液，又能清降虚火，是以清中有补，补中寓清，善治肾阴不足之证。《神农本草经》记载："补五脏虚劳羸瘦，强阴，久服厚肠胃。"玉竹味甘性微寒，归肺经、胃经。《本草正义》曰其"治肺胃燥热，津液枯涸，口渴嗌干等症"。二者配伍，金水相生、滋阴清热作用大大增强。

## 女贞子－川续断

【功效】 补益肝肾。

【主治】 女子性欲低下、阴道干涩等病症。

【用法】 女贞子 10~15g，续断 10~15g。

【备考】 自拟。

【按语】 女贞子、川续断均入肝经、肾经，为补益肝肾常用之品。然川续断偏补肾阳，补而善走；女贞子性禀纯阴，偏填补真阴。两药相辅相助，阴阳兼顾，温阳而不燥，滋阴而不腻，对女子性欲低下、阴道干涩属肝肾不足者甚为合拍。根据前人经验，女贞子、川续断伍用，可治以性欲减退为主症的妇人隐疾，此疾又名"性不感症""阴冷"。临床若随证选加麝香、樟脑、乳香、仙茅、淫羊藿、巴戟天、葫芦巴等药，其效更著。

## 紫河车－肉苁蓉

见月经后期·肾虚。

## 丹参－香附

见闭经·气滞血瘀。

## 石斛－麦冬

见妊娠恶阻·阴虚。

## 石斛－百合

见卵巢病·卵巢功能不良。

## 黄精－制何首乌

见卵巢病·卵巢功能不良。

## 黄芪－三七花

见卵巢病·卵巢功能不良。

# 第 *9* 章

# 妊 娠 病

妊娠期间，发生与妊娠有关的疾病，称妊娠病，亦称胎前病。

临床常见的妊娠病包括：妊娠恶阻、妊娠腹痛、异位妊娠、胎漏、胎动不安、子肿、妊娠心烦、子晕、子痫、妊娠咳嗽、妊娠小便淋痛等。

妊娠病的治疗原则是治病与安胎并举。如因病而致胎不安者，当重在治病，病去则胎自安；若因胎不安而致病者，应重在安胎，胎安则病自愈。本类药对，尤师常选补肾益阴、健脾养血、理气清热之品为主组成。如"白芍－熟地黄""陈皮－竹茹"等。

妊娠期间，凡峻下、滑利、祛瘀、破血、耗气、散气及一切有毒药品，都宜慎用或禁用。但在病情需要的情况下，如妊娠恶阻也可适当选用降气药物，所谓"有故无殒，亦无殒也"。但须严格掌握剂量，"衰其大半而止"，以免动胎、伤胎。

## 第一节　妊娠恶阻

妊娠早期，出现严重的恶心呕吐，头晕厌食，甚则食入即吐者，称为"妊娠恶阻"，又称"妊娠呕吐""子病""病儿""阻病"等。本病包括西医学的妊娠剧吐。

妊娠恶阻的主要发病机制是"冲气上逆，胃失和降"。治疗大法以调气和中、降逆止呕为主，尤师常用生姜、半夏、砂仁等药配伍成对。胃虚者，配伍党参、白术、大枣；肝热者，配伍黄芩、黄连、竹茹；痰滞者，配伍陈皮、苏叶；胃寒者，重用生姜，或配伍小茴香、吴茱萸；阴虚者，配伍石斛、麦冬。

## 一、胃虚

### 人参 – 白术

见月经先期·气虚。

### 白术 – 陈皮

【功效】健脾化湿，行气和中。

【主治】妊娠恶阻、胎动不安属脾虚湿滞者。

【用法】白术 10g，陈皮 10g。

【备考】白术、陈皮伍用出自《太平惠民和剂局方》藿香正气散，该方解表化湿，理气和中，主治外感风寒、内伤湿滞之呕吐泄泻。

【按语】孕后经血停闭，血聚冲任养胎，冲脉气盛，而冲脉隶于阳明。若脾胃素虚，运化失职，和降失调，则冲气挟胃气上逆，而致恶心呕吐、脘痞脘闷。治宜健脾益胃，化湿理气。白术健脾燥湿，为培补脾胃必用之品，且能安胎。陈皮理气健脾，燥湿和中，能"疗呕哕反胃嘈杂，时吐清水"。两者配伍，前者于健脾益胃之中寓燥湿运脾，后者于理气醒脾之中又寓燥湿和胃，于是燥湿理气健脾之功增强，湿去脾健气畅，则胃气自降。且补脾而不滞气，理气而不伤胎，用于脾虚湿盛气滞之妊娠脘腹胀满、恶心呕吐、胎动不安之证，尤有良效。

### 白术 – 茯苓

见带下病·脾虚湿滞。

### 吴茱萸 – 党参

【功效】温中补虚，降逆止呕。

【主治】妊娠恶阻证属中焦虚寒者。

【用法】吴茱萸 3~6g，党参 10g。

【备考】吴茱萸、党参伍用出自《伤寒论》吴茱萸汤，该方主治胃中虚寒、食谷欲呕、胸膈满闷，或胃脘痛、吞酸嘈杂，又治厥阴头痛、干呕吐涎沫，以及少阴吐利、手足厥冷、烦躁欲死。其主治虽有病在阳明、少阴、厥阴之别，但其证都有呕吐。

【按语】中焦虚寒，胃气不降，冲气上逆，故见妊娠呕吐。遵《黄帝内经》"寒淫所胜，平以辛热，散寒温胃必先辛剂"，以及"虚则补之"的原则，治以吴茱萸配党参。吴茱萸味辛苦性热，芳香而燥，入肝经、脾经、胃经，《神农本草经》谓其"主温中下气……"，故本品既有较好的温中散寒之功，又有显著的降逆止呕之效。党参味甘性平，善补中气，性质平和，不燥不腻。凡脾胃气虚，体倦食少及血虚津亏而有脾胃虚弱之证者，用之最宜。两药合用，直入脾胃，温、补、降并用，使中寒得去，中虚得补，胃气得降，则呕吐可止。现代临床可用于胃肠功能紊乱、妊娠呕吐、慢性肠炎等。但呕吐吞酸有寒热之异，临证必须以呕吐涎沫、舌质不红、苔白滑、脉细迟或弦细不数为依据。

## 吴茱萸－大枣

【功效】温中补虚，降逆止呕。

【主治】脾胃虚寒之妊娠恶阻。

【用法】吴茱萸 10g，大枣 5 枚。

【备考】吴茱萸、大枣伍用出自《伤寒论》吴茱萸汤，该方用治中焦虚寒，浊阴上逆之呕吐、头痛、手足厥冷等证。

【按语】吴茱萸味辛苦性温，入肝经、脾经、肾经。本品具有温中暖肝、降逆止呕之功，可用治胃中虚寒、浊阴上逆之呕吐。正如汪琥所言："吴茱萸辛苦，味重下泄，治呕为最。"大枣味甘性温质柔，具有补脾和胃、益气养血之功。两药伍用，吴茱萸味辛性热燥烈，长于温肝暖胃，降逆止呕；大枣味甘性温质柔，功偏补脾和胃，养血安神，吴茱萸得大枣之柔润则温散而不燥烈，大枣得吴茱萸之辛温，益气养血而不壅滞，于是散中寓补、刚柔相济，共奏温中补虚、降逆止呕之功。

## 白扁豆－竹茹

【功效】健脾和中，清胃止呕。

【主治】 妊娠呕吐属胃虚有热者。

【用法】 白扁豆 10g，竹茹 10g。

【备考】 自拟。

【按语】 白扁豆味甘性微温，专入中焦，能健脾胃而化湿浊，补而不壅，常用于脾虚有湿之呕吐、腹泻、体倦、乏力等症。《名医别录》言其"和中，下气"。竹茹味甘性微寒，入肺经、胃经，故能清肺以化痰热，清胃而止呕吐，常用治肺热咳嗽、胃热呕吐。《本经逢原》曰竹茹"清胃府之热，为虚烦烦渴、胃虚呕逆之要药"。两药相伍，一补一清，既健脾胃，又清胃热，使脾气健运，胃气清降，则呕自止。姜汁拌炒则止呕效力更佳。

## 二、胃热

### 黄连－竹茹

【功效】 清胃止呕。

【主治】 妊娠呕吐酸水频频属胃中有热者。

【用法】 黄连 6g，竹茹 10g。

【禁忌】 脾胃虚寒者禁用。

【备考】 自拟。

【按语】 《素问·至真要大论》曰："诸呕吐酸，暴注下迫，皆属于热。"孕后冲气挟胃火上逆，故呕吐酸水频频。黄连大苦大寒，入心经、肝经、胃经、大肠经。具有清热燥湿之功，尤长于清中焦湿火郁结，用于湿热中阻、气机不畅、脘腹痞满、恶心呕吐之证。竹茹味甘而淡，气寒而滑，能清胃热，止呕吐，用于治疗胃热呕吐，表现为口有臭气、喜寒畏热、呕出酸苦物等。两药相伍，相得益彰，清胃热、止呕吐的作用增强，故适宜妊娠呕吐证属胃热者。

### 黄连－吴茱萸

【功效】 清热泻火，降逆止呕。

【主治】 妊娠恶阻见嘈杂吞酸、呕吐口苦、脘痞嗳气、胁肋胀痛、舌红苔黄、脉弦数者。

【用法】 黄连 6g，吴茱萸 4g。

【备考】 黄连、吴茱萸伍用出自《丹溪心法》左金丸，原书该方主治"肝火胁痛"。现代临床凡肝火犯胃之胁肋疼痛、嘈杂吞酸、呕吐口苦均可运用。秦伯未先生认为："吞酸而兼有痰湿黏液的，酌加吴茱萸用量，效果更捷。"

【按语】 《素问·至真要大论》说"诸逆冲上，皆属于火""诸呕吐酸，暴注下迫，皆属于热"。肝经郁火，横逆犯胃，肝胃不和，则嘈杂吞酸，呕吐胁痛，治宜清肝泻火、降逆止呕。黄连味苦性寒，清泻肝火，使肝火得清，自不横逆犯胃；黄连亦善清泻胃热，胃火降则胃气和。一药而两清肝胃，标本兼顾，故重用为主。然气郁化火之证，纯用大苦大寒，既恐郁结不开又虑折伤中阳，故少佐辛热之吴茱萸。一者疏肝解郁，以使肝气条达，郁结得开；二者反佐黄连以制黄连之寒，使泻火而无凉遏之弊；三者取其下气之用，以和胃降逆。两者合用，辛开苦降，肝胃同治，泻火而不至凉遏，降逆而不碍火邪，相反相成，使肝火得清，胃气得降，则诸症自愈。

## 黄连－紫苏

【功效】 清胃和中，理气止呕。

【主治】 妊娠呕吐属胃热气郁者。

【用法】 黄连 6g，紫苏 10g。

【备考】 参《温热经纬》苏叶黄连汤。

【按语】 黄连味苦性寒，入心经、胃经，功擅苦降心胃实火之上冲。紫苏辛温芳香，入脾、肺气分，长于理气宽中，化浊辟秽，醒脾止呕逆，尤其辛通肺胃之气郁，常用于脾胃气滞引起的呕恶食少等症。两药合用，一寒一温，一苦一辛，祛邪之中寓调和之意，共奏清热和胃、理肺畅中之功。薛己曰："湿热证，呕恶不止，昼夜不差，欲死者，宜用川连三四分，苏叶二三分，两味煎汤，呷下即止。"因紫苏又可安胎，故对妊娠呕吐甚为适宜。黄连大苦大寒，宜少量应用，若过量则苦寒败胃，临证应用时可炒用制其寒性，佐以姜汁以加强和胃止呕之功。

## 黄芩－半夏

【功效】 清热燥湿，降逆止呕。

【主治】 妊娠恶阻属湿热中阻者。

【用法】 黄芩 10g，半夏 10g。

【禁忌】 阴虚燥热者禁用，半夏反乌头。

【备考】 自拟。

【按语】 黄芩味苦，性寒，长于泻火燥湿，除热安胎；半夏味辛、苦，性温，功擅燥湿化痰，降逆止呕。两药合用，寒温并施，辛开苦降，故可治湿热互结、胃气不和、冲气上逆之妊娠恶阻。姜半夏长于降逆止呕；法半夏长于燥湿且温性较弱；半夏曲则有化痰消食之功；竹沥半夏能清热化痰，主治热痰、风痰之证。

## 黄芩 – 黄连

【功效】 清热安胎。

【主治】 胎热上扰之妊娠恶阻、胎动不安之证。

【用法】 黄芩 10g，黄连 5g。

【禁忌】 脾胃虚寒者禁用。

【备考】 自拟。

【按语】 黄芩味苦，性寒，苦能燥湿，寒能清热，故为清热燥湿常用之品，且擅长除热安胎，为安胎要药。黄连大苦大寒，能清胃泻火，止呕除烦。两药皆为苦寒之品，黄芩善清上焦，黄连善泻中焦。两药合用，以泄上、中二焦邪热见长，使火热得清，胃气得降，胎自安，呕自止。两药均为大苦大寒之品，用治妊娠恶阻，用量宜轻，且中病即止，不可久服，以免碍胎。

## 柿蒂 – 竹茹

【功效】 降逆止呕，清热安胎。

【主治】 妊娠呃逆、呕吐属胃热者。

【用法】 柿蒂 10g，竹茹 10g。

【禁忌】 脾胃虚寒之呕吐清涎者禁用。

【备考】 自拟。

【按语】 柿蒂味苦、涩，性平，专入胃经，功专降逆止呃，《本草备要》曰："柿蒂止呃逆。"为治胃气上逆、呕哕频作之要药。因药性不寒不热，临床可用于多种证型；竹茹甘寒清热，甘淡和胃，为清虚热、治烦渴、止呕吐的常用药，尤以止呕为佳，常用于胃热呕哕及热病伤津的呕吐。两药相伍，互相促进，降逆止呕止呃的作用增强，因兼清热安胎之效，用于妊娠呕吐属胃热者甚为有效。

## 芦根 – 生姜

【功效】 降逆止呕，清胃生津。

【主治】 妊娠呕吐，舌质红苔少、口渴。

【用法】 芦根 15~20g，生姜 6g。

【禁忌】 脾胃虚寒者忌服。

【备考】 自拟。

【按语】 芦根味甘，性寒，入肺经、胃经，甘寒相合则清热养阴，入于胃则能清胃热而生津止呕，常用于胃热呕哕、反胃、呃逆等证，单用煎浓汁频服即效。《本草经疏》曰："芦根味甘气寒而无毒，甘能益胃和中，寒能除热降火，热解胃和则津液流通而渴止矣。火升胃热，则反胃呕逆不下食，及噎哕不止……甘寒除热安胃，亦能下气，故悉主之也。"生姜味辛，性微温，入肺经、脾经、胃经，最善温胃散寒，和中降逆，止呕功良，故为"呕家圣药"。随证配伍，适用于各种类型之呕吐。现代药理研究表明，生姜能促进消化液分泌，使食欲增加，并有镇吐及抑制肠内异常发酵、兴奋肠管、促进气体排出的作用。两药相合，一寒一温，相反相成。因芦根用量大于生姜，故生姜温性被制而功专和胃止呕，共奏清热生津、降逆止呕之功，用于妊娠恶阻口干渴偏热者甚效。

## 陈皮 – 竹茹

【功效】 和胃理气，清热止呕。

【主治】 妊娠恶阻属胃热气滞者。

【用法】 陈皮 10g，竹茹 10g。

【备考】 陈皮、竹茹伍用出自《金匮要略》橘皮竹茹汤。仲景曰："哕逆者，橘皮竹茹汤主之。"该方治疗久病体虚，或胃有虚热，气逆不降而致呕逆或干哕等症。后世医家严用和、吴鞠通亦以此二味为主组成方剂治疗胃热呕呃。现代临床多用于妊娠恶阻或胆胃不和之证，以姜汁炒用其止呕之力会增强。

【按语】陈皮味苦、辛，性温，能行气化滞，和胃降逆，通调胃气以止呕呃，《名医别录》曰："下气，止呕咳"，《本草纲目》曰："疗呕秽反胃嘈杂。"竹茹味甘，性寒，长于清胃中无形之热，降胃中浊逆之气。两药相伍，陈皮长于理气燥湿，竹茹善于止呕除烦，曹颖甫曰："橘皮以疏膈上停阻之气，竹茹以疏久郁之胆火，而逆可止矣。"于是，气顺热清，胃气和降，则呕、呃自止。

## 砂仁－黄芩

见胎漏、胎动不安·血热。

## 姜竹茹－枇杷叶

【功效】降逆止呕，清热除烦。

【主治】妊娠呕吐痰涎、心烦不寐属胃热夹痰者。

【用法】姜竹茹 10g，枇杷叶 10g。

【禁忌】脾胃虚寒者禁用。

【备考】自拟。

【按语】竹茹味甘，性微寒，入肺经、胃经、心经、胆经。本品擅长清热降逆止呕，是治疗胃热呕逆的要药。姜汁炙后和胃止呕之功更显著，同时竹茹可清热化痰，除烦安神，可用于妊娠痰热内扰而之胸闷、心烦、不寐者。枇杷叶味苦性微寒，归肺经、胃经。《名医别录》云枇杷叶"主卒宛不止，下气"。《本草纲目》更是赞之曰："枇杷叶，治肺胃之病，大都取其下气之功耳。气下则火降痰顺，而逆者不逆，呕者不呕，渴者不渴，咳者不咳矣。"两药配伍，增强清胃止呕之效，用于妊娠恶阻兼心烦失眠者。因其均可入肺经清热化痰，故亦可用于妊娠恶阻兼肺热咳嗽者。姜竹茹效偏和胃止呕，取生姜，捣碎，加水少许，压榨取汁，将姜汁洒于竹茹上，拌匀，用小火微炒，取出，晾干即得。枇杷叶止呕宜生用。

# 三、胃寒

## 小茴香－生姜

【功效】温中止呕。

【主治】妊娠呕吐属胃寒者。

【用法】小茴香 6g，生姜 6g。

【禁忌】阴虚火旺及热证者忌用。

【备考】自拟。

【按语】小茴香味辛，性温而芳香，祛寒行散之力较强，既可温肾暖肝，散下焦之寒而止痛，又能理气开胃，调中止呕。《开宝本草》曰："小茴香主膀胱，肾间冷气及盲肠气，调中止痛，呕吐。"药理研究证明，小茴香所含挥发油能增强胃肠运动，有助于缓解胃肠痉挛，减轻疼痛。生姜味辛，性温，能温胃散寒，调理气机而止呕，被誉为"呕家圣药"。药理实验证明，生姜含姜辣素，少量服用能促进消化液分泌，使食欲增加，并能抑制肠内异常发酵，兴奋肠管，促进气体的排出。两药相伍，相须相助，使温中散寒、止呕的作用加强，适用于妊娠恶阻属胃寒者。

## 柿蒂－生姜

【功效】温胃止呕。

【主治】妊娠呃逆、呕吐属胃寒者。

【用法】柿蒂 10g，生姜 6g。

【禁忌】胃热呕吐者不宜用。

【备考】柿蒂、生姜伍用来自《症因脉治》丁香柿蒂汤。该方降逆止呃，温中益气，主治胃气虚寒的呃逆。

【按语】柿蒂味苦而善降胃气，为止呃逆之专药。因其性柔质平，既可用于胃寒气逆而呕者，又可治疗胃热呕逆者。生姜辛温，入脾经、胃经、肺经，能温胃散寒、和中降逆，止呕功良。两药相合，柿蒂以涩敛下行为主，生姜以温胃和中为要，共奏温中散寒、和胃降逆止呕止呃之功，以治疗妊娠呃逆、呕吐属胃寒者。

# 四、肝胃不和

## 玫瑰花－紫苏梗

【功效】疏肝和胃，理气安胎。

【主治】妊娠呕吐属肝胃不和者。

【用法】 玫瑰花 6g，紫苏梗 10g。

【备考】 自拟。

【按语】 肝主疏泄，性喜条达。孕期血聚养胎，肝木失养，肝气犯胃，胃气不和，故呕吐、胁肋胀闷。玫瑰花香气极烈，芳香疏泄，有疏肝解郁、醒脾和胃之功，常用于肝胃不和所致的胁痛脘闷、呕恶食少等症；紫苏梗理气安胎，行气宽中，气顺则一身安和。两药药力皆较和缓，相伍而用，互相促进，治病与安胎并举，治标与治本兼顾，使肝胃和、气机畅，则呕恶自愈。

## 乌梅 – 炒白芍

【功效】 抑肝和胃，降逆止呕。

【主治】 妊娠呕吐清水痰涎属肝胃不和者。

【用法】 乌梅 10g，炒白芍 12g。

【禁忌】 外有表邪或内有实热积滞者，均不宜服。

【备考】 自拟。

【按语】 乌梅味酸、涩，性平，归肝经、脾经、肺经、大肠经。本品酸涩收敛，除能敛肺止咳、涩肠止泻痢、安蛔止痛外，尚可和胃止呕。《本草纲目》言其可治"反胃噎膈，蛔厥吐利"，《本经逢原》亦言"乌梅酸收，益精开胃，能敛肺涩肠，止呕敛汗，定喘安蛔"。现代药理研究证明，乌梅能使胆囊收缩，促进胆汁分泌，并有抗蛋白过敏作用，对多种致病菌有抗菌作用，对各种皮肤真菌亦有抑制作用。白芍主入肝脾，功擅养血敛阴，《本草备要》曰白芍"补血，泻肝，益脾，敛肝阴"，《本草求真》言其能"于土中泻木"。其用此者，一者取其土中泻木、调和肝胃，二者其补血敛阴之功可防呕吐伤阴。现代药理实验研究证实，本品所含之芍药苷有较好的解痉作用，对大鼠胃、肠、子宫平滑肌呈抑制作用，并有一定的镇静作用，由此可知本品具有一定的止呕作用。两药相伍，收敛降逆之性增强，故奏抑肝和胃、降逆止呕之功。临证应用，常酌加半夏以温化痰涎，使降逆止呕之力益彰。

## 绿梅花 – 半夏

【功效】 抑肝和胃，降逆止呕。

【主治】妊娠呕吐属肝胃不和者。

【用法】绿梅花 10g，半夏 10g。

【禁忌】半夏反乌头。

【备考】自拟。

【按语】绿梅花味酸、涩，性平，专入肝、胃，功善疏肝解郁、理气和胃，常用于肝木横克脾土之脘闷嗳气、恶心厌食、胁肋胀痛等证。《饮片新参》曰："绿萼梅平肝和胃，止脘痛，头晕，进饮食。"半夏味辛，性温，入脾经、胃经，专入中焦，能燥脾湿，降逆气，水湿去则脾健而痰涎自消，逆气降则胃和而痞呕自止，为降逆止呕之良药。《药性论》曰："半夏，清痰涎，开胃健脾，止呕吐，去胸中痰满。"现代药理研究证实，半夏能抑制呕吐中枢，故可镇吐。两药合用，一抑肝，一和胃，相互促进，使降逆止呕的作用加强。半夏的不同炮制品，功效各有专长。清半夏长于燥湿化痰，姜半夏偏于降逆止呕，法半夏善能燥湿健脾，半夏曲功专消食化痰。用治妊娠呕吐，宜选用姜半夏，一则可加强止呕的功效；二则生姜汁可缓和半夏的温燥之性，以防燥热伤阴。

## 五、痰湿阻滞

### 半夏 - 生姜

【功效】化痰和胃，降逆止呕。

【主治】妊娠恶阻，见呕吐频繁、吐出物清稀，或为痰涎黏沫、呕后不能饮食、不渴，或轻微渴但不欲多饮，或呃逆、舌淡、苔白或腻、脉滑或弦。

【用法】半夏 10g，生姜 5g。

【禁忌】因半夏有毒，在运用时，一定要用制半夏。

【备考】参《金匮要略》小半夏汤。该方主治饮阻胃阳支饮证，现代临床可配伍应证方剂中治疗多种呕吐。

【按语】半夏味辛，性温，入脾经、胃经、肺经，本品辛温而燥，为燥湿化痰之要药。又其性降，功擅降逆止呕，各种原因的呕吐，皆可配伍用之，尤宜于痰饮或胃寒呕吐。生姜味辛，性温，归肺经、脾经、胃经，本品温胃散寒，和中降逆，止呕功良。两药配伍，相须为用，化痰止呕之功显著，且生姜又可制半夏之毒。

## 半夏 – 竹茹

【功效】 燥湿化痰，和胃止呕。

【主治】 湿痰内阻、脾胃不和、胃气上逆之妊娠呕吐。

【用法】 半夏 10g，竹茹 10g。

【备考】 参《三因极一病证方论》温胆汤。

【按语】 半夏味辛、苦，性温，入脾经、胃经、肺经。本品味苦性降，最善燥湿化痰，降逆止呕，为止呕要药，各种原因的呕吐皆可随证配伍用之。现代药理实验研究表明，该药可抑制呕吐中枢而止呕。竹茹味甘，性微寒，功善清热除烦，化痰止呕，胃中有热引起的呕逆心烦，食入即吐，常以本品加味治疗。两药相伍，半夏性温擅长化痰止呕，竹茹性凉长于除烦止呕，一温一凉，相互制约，使本药对寒热偏盛之性不显而重在化痰和胃，止呕除烦，故可用于湿痰内阻、脾胃不和、胃气不降之妊娠呕吐。两药姜制后伍用，止呕之力增强。

## 陈皮 – 生姜

【功效】 温胃和中，理气降逆。

【主治】 妊娠呕吐证属痰湿者。

【用法】 陈皮 10g，生姜 10g。

【备考】 陈皮、生姜伍用出自《金匮要略》橘皮汤。该方用于治疗干呕、哕、手足厥者。妇科临床对妊娠恶阻属中焦虚寒者，常取此二药相伍，并酌加党参、白术等健脾和胃之品，每取良效。

【按语】 陈皮味苦、辛，性温，芳香入脾、肺。辛行温通苦燥，为理气健脾、燥湿化痰之要药。痰湿中阻、气机阻滞、脘腹胀痛、恶心呕吐等症用之尤为适宜。《本草纲目》谓其"疗呕哕反胃嘈杂，时吐清水"；焦树德老先生用之消胀止呕，与他药配伍治疗多种胸脘胀满、恶心呕吐之症。生姜辛以发散、温以祛寒，功擅外散风寒以解表，内温脾胃而止呕，为呕家圣药，尤用于胃寒痰湿内阻之呕吐。两药相伍，一长于理气健脾燥湿，一善于散寒温胃止呕，相须为用，使气畅脾健，痰化湿去，胃气和降，则呕自止。因此，二药功专理气和中止呕，故妊娠呕吐属他型者亦可配伍运用。

## 六、湿阻气滞

### 紫苏-藿香

【功效】 散寒化湿，行气止呕。

【主治】 妊娠恶阻属夏季感寒伤湿者，症见发热恶寒、呕恶胸闷、舌苔白润。

【用法】 紫苏 10g，藿香 6~10g。

【备考】 参《太平惠民和剂局方》藿香正气散。藿香正气散具有解表化湿、理气和中之功，主治表寒里湿之呕吐泄泻。两药用叶则长于发表，用梗则偏于理气和中，安养胎元。

【按语】 紫苏味辛，性温走散，既行于表，又入于里。外开皮毛而解表，内开胸膈而理气，为醒脾宽中，行气止呕之良药，且兼能理气安胎。《本草正义》曰："藿香芳香而不嫌其猛烈，温煦而不偏于燥烈。"藿香既能化湿，又可解表，还善悦脾和中，辟秽止呕，为治暑月外感风寒、内伤湿滞之要药。与紫苏相伍，相辅相成，紫苏长于解表行气，藿香善于化湿止呕。行气有助于化湿，湿去则气畅，共奏疏解表邪、化湿理气、和胃止呕之功。

### 佩兰-砂仁

【功效】 芳香化湿，理气安胎。

【主治】 湿阻气滞之妊娠呕恶、食欲不振、胸腹胀满、胎动不安。

【用法】 佩兰 10g，砂仁 6~10g。

【备考】 自拟。

【按语】 佩兰芳香辛散，性味平和，功专化湿悦脾、理气开胃，为治湿浊困脾、口中甜腻、苔垢多涎之良药。砂仁香浓气浊，燥湿之性较强，有化湿醒脾、行气宽中，以及安胎之效。《药品化义》曰："若呕吐恶心，寒湿冷泻，腹中虚痛，以此温中调气；若脾虚饱闷，宿食不消，酒毒伤胃，以此散滞化气；若胎气腹痛，恶阻食少，胎胀不安，以此运行和气。"两药配伍，相须为用，佩兰化湿助砂仁行气，砂仁行气助佩兰化湿，更可贵的是行气化湿之中又寓安胎之功，故宜用于湿阻气滞之妊娠恶阻。

### 香附－紫苏梗

【功效】 行气解郁，消胀止呕。

【主治】 妊娠胎气上逆，胸闷呕吐、腹胀等属肝胃气滞者。

【用法】 香附 10g，紫苏梗 10g。

【备考】 自拟。

【按语】 香附味辛、微苦、微甘，性平，归肝经、脾经、三焦经。辛能通行，苦能疏泄，微甘缓急，为疏肝解郁、行气止痛之要药，多用于肝气郁结之胸胁脘腹胀痛。紫苏梗辛温芳香，入脾经、肺经，为醒脾宽中、行气止呕良药，可用于外感风寒、内伤湿滞及胎气上逆之胸闷呕吐等症。两药相伍，香附长于疏肝理气，紫苏梗擅长宽胸止呕。两者相须为用，使行气解郁、消胀止呕之功大增。且紫苏梗又有安胎之效，故行气而无伤胎之忧。对妊娠呕吐兼胸闷腹胀者甚为适宜。

### 藿香－香附

【功效】 理气和胃，化湿止呕。

【主治】 妊娠恶阻、胎气不调之证。

【用法】 藿香 10g，香附 6g。

【禁忌】 阴虚火旺、舌绛光滑者禁用。

【备考】 自拟。

【按语】 《本草正义》曰：藿香"芳香而不嫌其猛烈，温煦而不偏于燥烈，能祛除阴霾湿邪，而助脾胃正气，为湿困脾阳，倦怠无力，饮食不好，舌苔浊垢者最捷之药"。《本草图经》亦称藿香为"治脾胃吐逆，为最要之药"。研究表明，藿香挥发油能促进胃液分泌，增强消化力，对胃肠有解痉、防腐作用。藿香虽为化湿止呕之要药，但湿阻则气滞，气滞则湿难化，故与芳香理气、性平无寒热之偏的香附配对，使理气与化湿兼备，气行则湿化，湿去则气畅，呕恶之症自除。

## 七、阴虚

### 鲜芦根－鲜石斛

【功效】 养阴清胃，除烦止呕。

【主治】 妊娠恶阻证属胃热津亏者，又治子烦因阴虚火旺，上扰胸膈者。

【用法】 鲜芦根 30g，鲜石斛 15g。

【备考】 自拟。

【按语】 鲜芦根味甘，性寒，入肺经、胃经，能清泄胃热而降逆止呕，因其味甘多液而能滋阴养胃生津。《新修本草》曰："疗呕逆不下食，胃中热……"鲜石斛甘寒汁浓，气味轻清，既能滋养肺胃之阴而清虚热，又能泻肾中浮火而摄元气，且可降胃中虚火而止烦渴，是以清中有补、补中寓清，善治胃阴不足之烦渴、干呕、胃痛等证。两药合用，清补兼施，清热而不伤阴，养阴而不恋邪，共奏养阴清胃、除烦止呕之效。

## 石斛－麦冬

【功效】 益胃养阴，除烦止呕。

【主治】 妊娠呕吐或产后发热属阴亏伴见烦渴者。

【用法】 石斛 10~15g，麦冬 10~15g。

【禁忌】 石斛有恋邪阻湿之弊，故温病未化燥者不宜早用。脾胃虚寒泄泻者忌服。

【备考】 参《黄帝素问宣明论方》地黄饮子。地黄饮子具有滋肾阴、补肾阳、开窍化痰之功能，主治瘖痱。石斛品种不一，作用亦各有偏重。金石斛清热养胃阴之力强；鲜石斛、铁石斛清热生津之力更佳；川石斛养胃阴生津之力甚微；霍山石斛价贵，对胃阴不足而不宜太寒者适宜。麦冬清养肺胃之阴，多去心用；滋阴清心，多连心用。

【按语】 石斛味甘，性寒，入胃经、肾经，善养胃阴、生津液、清虚热，多用于热病伤津、低热烦渴，以及胃阴不足、食少呕逆等症。《本草纲目拾遗》谓其"清胃，除虚热，生津，已劳损。以之代茶，开胃健脾"。药理研究证实，石斛能促进胃液分泌，加强小肠平滑肌的蠕动，有助消化吸收作用。麦冬味甘、微苦，性微寒，入肺经、心经、胃经。甘寒相合，能养阴生津润燥；苦寒相合，则能清心除烦。常用于久病、热病伤阴的心烦口渴、心悸多汗、舌红脉细数等。两药相伍，互相促进，既能益胃阴、止呕吐，又可清心热、除烦闷，用于妊娠呕吐或产后发热属阴亏伴口渴心烦者甚佳。

## 竹茹 – 石斛

【功效】 清胃养阴，降逆止呕。

【主治】 妊娠恶阻属胃热阴虚者。

【用法】 竹茹 12g，石斛 12g。

【备考】 自拟。

【按语】 竹茹味甘，性微寒，入肺经、胃经。本品能清胃止呕，可用于胃中有热、胃气不降而致呕吐者。《本草经疏》曰："竹茹甘寒，解阳明之热则邪气退而呕止矣。"《本经逢原》亦言其"清胃府之热，为虚烦烦渴胃虚呕逆之要药"。石斛味甘淡，性凉，长于滋阴养胃，兼能清胃中虚热，有较好的生津止渴作用。两药并用，清中有补，补中有清，共奏清胃热、养胃阴、和胃气、止呕逆之功，故可用治妊娠恶阻属胃热阴虚者。

# 八、其他

## 干姜 – 黄连

【功效】 分解寒热，和中止呕。

【主治】 胃气不和，寒热互结之妊娠恶阻，又治经行泄泻、产后下痢证属寒热错杂者，见有胃脘疼痛、嘈杂吞酸、呕吐泄泻、痢疾等。

【用法】 干姜 6g，黄连 6g。

【备考】 干姜、黄连伍用出自《伤寒论》半夏泻心汤、甘草泻心汤、生姜泻心汤、黄连汤等方。

【按语】 干姜味辛，性热，主入脾经、胃经，长于温中散寒，健运脾阳；黄连苦寒，清热燥湿而解火毒，厚肠胃止泻痢。两药相配，干姜辛温散寒结，长于止呕，黄连苦寒泄热结，善于止泻，二者辛开苦降，使寒热得以分解，胃气得以和降，而呕泻之症自除。临证运用该药对时，应据寒热多少酌定用量比例。若热多寒少，则多用黄连，少佐干姜；若寒多热少，则多用干姜，少佐黄连；寒热并重者，则黄连、干姜各半。

# 第二节　妊娠腹痛

妊娠期间，出现以小腹疼痛为主的病症，称为"妊娠腹痛"，亦称"胞阻"。

妊娠腹痛的发病机制主要是胞脉阻滞、气血运行不畅。不通则痛为实，不荣而痛为虚。其治疗以调理气血为主，使胞脉气血畅通，则其痛自止。故本类药对，尤师多选理气止痛之品配伍成对。若因血虚不荣而致者，配伍当归、白芍等养血补血之品；若因虚寒而致者，常配伍党参、干姜等益气温阳之品。代表药对如"大腹皮 – 紫苏梗""黄芩 – 白芍"。

## 大腹皮 – 白扁豆

【功效】健脾益气，下气宽中。

【主治】妊娠腹胀或痛，阴道无流血者。

【用法】大腹皮 10g，白扁豆 12g。

【备考】自拟。

【按语】妊娠腹胀多由素体脾虚，气机不利，孕后随着胎体渐长，更加影响气机之升降出入，遂发为腹胀不舒。大腹皮为槟榔的果皮，味辛，性微温，主入中焦，功善下气宽中、利水消肿，常用于治疗湿阻气滞、脘腹痞闷胀满、大便不爽及水肿脚气等证。白扁豆为和中益气之佳品，味甘，性平而不甜、气清香而不窜，性温和而不燥，故能补益脾气而无壅滞，温化湿浊而不伤阴，为孕妇、小儿脾虚所常用。两药相伍，一补一散，一静一动，各制其短而展其长，使健脾益气、行气消胀的作用增强，且其药性缓和，用于妊娠气机升降不利之腹胀不舒，其效颇佳。

## 大腹皮 – 紫苏梗

【功效】宽中利膈，理气安胎。

【主治】妊娠小腹痛或子悬，症见胸胁胀满，甚或喘急、烦躁不安者。

【用法】大腹皮 10g，紫苏梗 10g。

【备考】大腹皮、紫苏梗伍用出自《普济本事方》紫苏饮。用治子悬胎气不和、胀满疼痛，兼治临产惊恐、气结连日不下。《医学心悟》曰：

"子悬者，胎气上逆，集寒于胸次之间，名曰'子悬'。其症由于恚怒伤肝者居多，亦有不慎起居者，亦有脾气郁结者，宜用紫苏饮加减主之。"子悬病位在胸脘，发作时犹如有物悬阻胸膈，甚或影响呼吸，故名"子悬"。临证时须与子烦相鉴别，悬者恰似有物悬挂，烦者，唯心烦不安。服紫苏饮后，若胸闷胀满、呼吸迫促等标病已解，唯觉烦躁不安者，又宜滋阴养血以培其本，治以阿胶、生地黄、沙参、麦冬等，则可收标本兼顾之效。

【按语】 大腹皮辛以行散，温而能通，宣发之力强，性善下行，既能行气疏滞，宽中除胀，又能利水消肿，用于治疗湿阻气滞，脘腹胀闷，小便不利以及湿气水肿等症。紫苏梗味辛，性微温，主降，入肺则宽胸利膈，入脾则下气宽中，统理上、中二焦之郁滞而有安胎之效，常用于脾胃气滞之胸腹满闷及妊娠呕吐等证。两药相伍，行气之力倍增。且行气又无伤胎之弊，故用治妊娠小腹痛等症甚为适宜。

## 白术－白芍

见经行乳房胀痛·肝郁气滞。

## 枳壳－黄芩

【功效】 行气消胀，清热安胎。

【主治】 妊娠腹胀、腹痛、胎漏不安属热者。

【用法】 枳壳 10g，黄芩 10g。

【备考】 枳壳、黄芩伍用出自《素问病机气宜保命集》枳壳汤。该方专治妇人怀胎腹胀或胎漏下血。

【按语】 枳壳为枳实成熟果实的外壳，其味苦辛，性微寒，入脾经、胃经。辛能行散，苦以疏泄，主入中焦气分而能行气宽中除胀，常用于中焦气机壅滞之证。黄芩苦寒，功专清热，并擅安胎，可用于治疗血热扰动胎元之妊娠胎动不安。两药相合，枳壳行气宽中，黄芩清热安胎，一行一清，相辅相成，使邪热去、气机畅，则腹胀腹痛自止。且行气无伤胎之忧，故可用于妊娠腹胀、腹痛，亦可用治怀胎蕴热而致之胎漏不安。

## 当归 – 白芍

见月经后期·血虚。

## 乌梅 – 白芍

【功效】 调理肝脾，缓急止痛。

【主治】 妊娠腹痛属肝胃不和者。

【用法】 乌梅 10g，白芍 15~20g。

【禁忌】 脾胃虚寒者慎用。白芍不宜与藜芦同用。

【备考】 自拟。

【按语】 乌梅味甘酸涩，性平，归肝经、脾经、肺经、大肠经。其味极酸，即可安蛔止痛，又能和胃止呕、生津止渴，常用于蛔厥致腹痛呕逆。白芍味苦酸，性微寒，归肝经、脾经。《神农本草经》言其"主邪气腹痛"，本品甘缓酸柔，既能养血敛阴，又可调肝理脾，还善缓急止痛。乌梅伍之则专于收敛营阴，柔肝调脾止痛，不温不火，用于肝胃不和妊娠腹痛伴呕恶、口渴者。

# 第三节　胎漏、胎动不安

妊娠期，阴道少量出血，时下时止，或淋漓不断而无腰酸腰痛者，称为"胎漏"，亦称"胞漏""漏胎"等。本病发生在妊娠早期，类似于西医学的先兆流产，若发生在妊娠中期、晚期，则类似于西医学的前置胎盘。

妊娠期，出现腰酸腹痛、胎动下坠，或阴道少量流血者，称为"胎动不安"，又称"胎气不安"。本病类似于西医学的先兆流产、先兆早产。

胎漏、胎动不安的发病机制主要是冲任胎元不固。治疗以止血安胎为主，尤师常用苎麻根、陈棕炭等药配伍成对。若属肾虚者，配伍寄生、杜仲、川续断等补肾安胎之品；若属气虚者，配伍人参、白术等补气固冲之品；若属血热者，配伍黄芩、生地黄等清热凉血之品。代表药对有"川续断 – 桑寄生""砂仁 – 黄芩"。

　　胎漏、胎动不安，经过治疗，出血迅速停止，兼证消失，多能继续妊娠。反之，若阴道流血逐渐增多，兼证加重，结合有关检查，确属胎堕难留者，切不可再行安胎，宜以去胎益母为要。

# 一、肾虚

## 川续断－桑寄生

【功效】补肾安胎。

【主治】肝肾不足、冲任不固之胎漏、胎动不安伴腰痛、腿软等病症。

【用法】川续断 10~15g，桑寄生 10~15g。

【备考】川续断、桑寄生伍用出自《医学衷中参西录》寿胎丸。该方具有补肾固冲、养血安胎的作用，主治肾虚胎漏、胎动不安。

【按语】川续断和桑寄生均具补肝肾、强筋骨、固冲任、安胎之功。然川续断偏于补阳，有"补而不滞"之特点，因此"所损之胎孕非此不安"。桑寄生以滋补阴血为先，能养血安胎。《药性论》曰："桑寄生能令胎牢固，主怀妊漏血不止。"两药合用，肝肾并补，阴阳兼顾，共奏补肾安胎之效。

## 川续断－杜仲

【功效】补益肝肾，止血安胎。

【主治】肝肾不足，冲任不固之胎漏、胎动不安及妇女崩漏下血、腰痛欲坠等症。

【用法】川续断 12g，杜仲 12g。二者炒用则效益佳。

【禁忌】两药为温补之品，故阴虚火旺者不宜用。

【备考】杜仲、川续断伍用出自《赤水玄珠》，名曰"杜仲丸"，用于治疗妊娠腰背痛。《本草纲目》言其治妊娠胎动，两三月堕。两者各等份，又名"千金保孕丸"，治孕妇腰背痛、习惯性流产。

【按语】川续断味苦、甘、辛，性微温，入肝经、肾经，有补肝肾、调冲任、止血安胎之效，用于治疗肝肾不足、冲任失调所引起的胎动欲坠或崩漏经多等。《本草经疏》谓之"为治胎产、续绝伤、补不足、疗金疮、理腰肾之要药"，《本草汇言》亦言其"所损之胎孕非此不安。久服常服，能益气力，有补伤生血之效，补而不滞，行而不泄，故女科外科恒多也"。《医学衷中参西录》治胎漏下血，胎动欲坠或习惯性流产之寿胎丸；《妇人良方》治崩漏经多之川续断丸均用之。现代药理研究表明，川续断富含维生素E，故有良好的安胎作用。杜仲味甘性温，专入肝经、肾经，功能补益肝肾、调养冲任、固经安胎，为治疗肝肾不足、下元虚冷、胎漏下血之要药。现代药理研究证实，杜仲能对抗垂体的收缩子宫作用，对大白鼠、兔的离体子宫有抑制作用。两药相伍，正如《用药心得十讲》所言："桑寄生益肝肾血脉，补筋骨而使胎牢固，杜仲补肝肾之气，肝肾气足而胎自安。两药常同用。"故对肾虚胎动不安及崩漏下血，伴腰痛、腰膝无力者甚为适宜。

## 狗脊 - 川续断

【功效】补肾安胎，强腰壮骨。

【主治】胎漏、胎动不安伴有腰脊疼痛证属肝肾不足者。

【用法】狗脊10~15g，川续断10~15g。狗脊烫法炮制：取生狗脊片，照烫法用砂烫至鼓起，放凉后除去残存绒毛。烫狗脊治以补肝肾、强筋骨尤佳。

【禁忌】肾虚有热、小便不利者不宜服。

【备考】自拟。

【按语】狗脊味苦甘，性温，归肝经、肾经。苦温能散风寒湿邪，甘温以补肝肾、强腰膝、坚筋骨，能行能补，对肝肾不足，兼有风寒湿邪之腰痛脊强尤宜。川续断味苦辛，性微温。《本草汇言》谓之"所断之血脉非此不续，所伤之筋骨非此不养，所滞之关节非此不利"。本品调冲任，安胎元，治疗肝肾亏虚，筋骨不健者有补而不滞、标本兼顾之功。现代药理研究证明，川续断醇提液能明显促进骨细胞的增殖，具有抗骨质疏松作用。两者配伍，共奏补肾安胎、强筋壮骨之功。

## 桑寄生 - 当归

【功效】补肾益肝，养血安胎。

【主治】肝肾不足，精血虚损之胎漏、胎动不安、月经后期、闭经、不孕等。

【用法】桑寄生15g，当归6~10g。

【备考】 自拟。

【按语】 桑寄生味苦甘，性平，归肝经、肾经。其质偏润，能补肝肾、养精血，故有固冲任、安胎之效，常用于胎漏下血、胎动不安。当归甘补辛散，苦泄温通，为血中气药，既能补血又能活血，且兼调经与行气止痛之功，为治疗妇科血证之良药。两药配伍，是临床常用养血安胎药对之一。桑寄生得桑之余气所生，功专补肾养肝，顾先天之本，精血充足则胎孕发育有源；当归功专补血养血，令血盛以养胎。两者相须配对，共奏补肾益肝、养血安胎之功。

## 枸杞子 - 菟丝子

【功效】 补肾安胎。

【主治】 肝肾不足之胎漏、胎动不安、屡孕屡堕等证，又治肾虚不孕。

【用法】 枸杞子 15g，菟丝子 15g。

【备考】 枸杞子、菟丝子伍用《摄生众妙方》五子衍宗丸。该方补肾益精，用于肾虚腰痛、尿后余沥、遗精早泄、阳痿不育。

【按语】 枸杞子味甘，性平，归肝经、肾经，有补肝肾、益精血之功。《本草经集注》称其"补益精气，强盛阴道"。菟丝子味甘性温，入肝经、肾经，性柔润平和，既能补肾阳又可滋肾阴，还善固胎元，为妇产科平补肝肾常用之品。两药配伍，相须为用，阴阳并补，肝肾同治，肾气足则冲任固而胎漏自止，临床用治先兆流产及习惯性流产颇有良效。因该药对能补肝肾，益精血，精充血足，冲任得养，胎孕乃成，故亦可治肾虚不孕。

## 益智仁 - 西砂仁

【功效】 固肾安胎，行气和中。

【主治】 胎漏下血属肾虚者，可兼见恶心、呕吐清水。

【用法】 益智仁 10g，西砂仁 6g。

【禁忌】 热伏冲任，扰动胎元之胎漏、胎动不安，伴口干而小便灼痛、灼热者禁用。

【备考】 自拟。

【按语】 益智仁味辛温，性涩，入脾经、肾经，既能温补肾阳以治肾虚不固之尿频、遗精、白浊、胎漏不安，又能温补脾阳而疗中焦虚寒之呕哕、食少、腹泻等。西砂仁味辛，性温，入中焦、脾、胃。辛散温通，芳香化湿行气，入脾胃而善于理脾胃气滞，为醒脾和胃之良药，并有安胎之效。《药品化义》曰："若胎气腹痛，恶阻食少，胎胀不安者，以此运行和气。"现代药理研究证实，西砂仁所含挥发油，有芳香健脾作用，能促进胃液分泌，并可排除消化道内的积气，故能行气消胀。两药合用，一补一散，补而不腻，散而不伤，共奏固肾安胎，行气和中之效，用于肾虚，冲任不固，胎失所养之胎漏、胎动不安甚效。

## 二、血热

### 女贞子－苎麻根

【功效】滋阴清热，止血安胎。

【主治】胎漏、胎动不安属阴虚血热者。

【用法】女贞子 10g，苎麻根 15g。

【禁忌】脾胃虚寒泄泻者禁服。

【备考】自拟。

【按语】女贞子味甘苦，性凉，归肝经、肾经，能滋肾水益肝阴，真阴复则冲任固而胎漏自止。苎麻根味甘，性寒，作用和缓，能凉血泄热以止血，清泄胎热以安胎，常用于怀胎蕴热所致的胎漏下血及胎动不安。两药配伍，一长于滋肝，肾养阴，一善于清热止血安胎，相须为用，互相促进，标本兼顾，共奏益肾养阴、清热安胎之功。

### 银柴胡－苎麻根

【功效】滋阴清热，止血安胎。

【主治】先兆流产、阴道少量出血属阴虚内热者。

【用法】银柴胡 10g，苎麻根 15~20g。

【禁忌】外感风寒，血虚无热者忌用。

【备考】自拟。

【按语】银柴胡味甘，性微寒，功擅凉血退热，又无苦泄之弊，故为治阴虚有热之良药，常用于阴虚发热、劳热骨蒸、盗汗等证。《本草正义》曰："银柴胡退热而不苦泄，理阴而不升腾，固虚热之良药。"苎麻根甘寒而入血分，功擅清热凉血，且无伤阴之弊，同时其性涩，兼止血之效，常用于妊娠血热之胎漏下血、胎动不安之证。两药相伍，滋阴清热之功倍增，且于滋清之中又寓止血安胎之效，于是阴足热清、胎自安稳。

### 桑叶 - 苎麻根

【功效】　清热安胎。

【主治】　先兆流产属血热者。

【用法】　桑叶 30g，苎麻根 10~15g。

【备考】　自拟。

【按语】　妊娠之后，阴血下行，聚于冲任以养胎元，致使孕妇机体处于阴血偏虚、阳气偏亢的生理状态。故即使血热致流产，亦不可妄用苦寒之品，以免更伤其阴。桑叶味苦甘，性寒，归肺经、肝经，苦寒清热，甘寒养阴，轻清发散，入肝经血分而能清热凉血，并兼有止血作用，可用于血热迫血妄行之出血轻症。现代药理研究表明，桑叶中含有多种维生素及微量元素，且所含之芸香苷和槲皮素能保持毛细血管正常抵抗力，减少通透性，从而起到止血作用，并能减少渗出而起消炎作用。苎麻根甘寒能养阴清热，凉血止血而达安胎之效，常用于怀胎蕴热所致的胎动不安及胎漏下血等证。《名医别录》曰："溃苎汁疗渴，安胎。"两药相合，相须为用，清热而不伤阴，止血而不留瘀，共奏清热安胎之功，用于怀胎蕴热、血热妄行之胎漏、胎动不安。

### 黄芩 - 黄连

见妊娠恶阻·胃热。

### 砂仁 - 黄芩

【功效】　凉血安胎，和中止呕。

【主治】　血热胎动不安、妊娠恶阻之证。

【用法】　砂仁 5g，黄芩 10g。

【备考】　参《景岳全书》泰山磐石散。"治妇人血气两虚或肥而不实或瘦而血热、或脾肝素虚，倦怠食少，有堕胎之患，此方平和兼养脾胃气血，觉有热者倍黄芩少用砂仁，觉胃弱者多用砂仁少加黄芩，更宜戒欲事恼怒，远酒醋辛热之物，可永保无堕"（《景岳全书》）。

【按语】砂仁味辛，性温，专入脾胃，其化湿醒脾，行气温中作用均佳，既擅止呕又能安胎。若妊娠呕逆不能食，可单用本品炒熟研末服，如《证治准绳》缩砂散；若胎动不安者可配伍他药治疗。黄芩味苦，性寒，清热燥湿，凉血安胎，常用治怀胎蕴热、胎动不安之症。其与砂仁配伍，一寒一温，温不动血，寒不伤胃，因黄芩用量重于砂仁，故主要治疗怀胎蕴热而致的胎动不安、恶心呕吐、心中烦热、口中吐水、腹部不适、饥不欲食等症。

### 枳壳－黄芩

见妊娠腹痛。

## 三、气血虚弱

### 白术－黄芩－熟地黄

【功效】健脾益气，养血安胎。

【主治】胎动不安，伴腰腹酸痛及习惯性流产等。

【用法】白术 15g，黄芩 10g，熟地黄 15g。

【备考】白术、黄芩、熟地黄伍用出自《景岳全书》泰山磐石散。该方治妇人血气两虚，或肥而不实，或瘦而血热，或脾肝素虚，倦怠食少，有堕胎之患。白术、黄芩配伍出自《景岳全书》，名曰"良方白术散"，治妊娠伤寒内热等证。现临床将其用于治疗妊娠恶阻、胎动不安、胎萎不长等，确有良效。

【按语】徐东皋曰："妇人凡怀胎二、三个月，惯要堕胎，名曰小产。此由体弱，气血两虚，脏腑火多，血分受热，以致然也。医家又谓安胎多用艾、附、砂仁；热补尤增祸患，而速其堕矣。殊不知，血气清和，无火煎烁则胎自安而固，气虚则提不住，血热则溢妄行。欲其不堕，得乎？"由此可见，气血亏虚，胞宫不固，胎元失养是胎动不安、习惯性流产的主要机制之一。白术味苦甘，性温，功能补脾益气，安定中焦。黄芩味苦，性寒，有除热安胎之效，用治怀胎蕴热、胎动不安之证。两者相合，一补一泻，一温一寒，相互制约，调和气血，使血气平和，胎动自安。朱丹溪谓"黄芩、白术为安胎圣药"。熟地黄甘温柔润，养血滋肾，填精益髓，其用此者，意义有三：一则伍白术气血双补，使气血足胞宫固；二则取其固肾安胎之力，因"胞络者，系于肾"，肾虚则冲任不固，胎失所系，因而阴道下血或腰酸腹坠，头晕耳鸣，小便频数或曾屡次堕胎；三则取熟地黄之润制黄芩、白术之苦燥。三药合用，以安胎为主，清热、益气、固肾之法并举，使气血充、肾气固、胎热除则胎动自安。

### 山药－黄芩

【功效】健脾补肾，清热安胎。

【主治】胎漏、胎动不安属脾肾两虚，兼夹热邪者。

【用法】山药 30g，黄芩 10g。

【备考】自拟。

【按语】山药味甘性平，质润而液浓，既能补脾胃，又能益肺肾，先后天并治，且有阴阳兼顾、补而不滞之特点。《本草正》言："山药能健脾补虚，滋精固肾，治诸虚百损，疗五劳七伤。"黄芩苦以燥湿降泄，寒能清热，入血分而能清血热，安胎元。两药伍用，一补诸虚之不足，一清胎热之有余，共成清补之法，有清热而不伤阴，补脾肾而不助湿之妙，使脾胃健、肾精足，胎热清而胎元自固，胎气自安。山药补阴宜生用，健脾宜炒用。

### 百草霜－陈棕炭

【功效】止血安胎。

【主治】先兆流产、阴道少量流血者。

【用法】百草霜 12g，陈棕炭 12g。

【备考】自拟。

【按语】百草霜收敛止血，因其味辛能散，故又能散瘀，使血止而不留瘀，可用于各种原因所致之出血证。因其性偏温，尤宜用于虚寒出血者。陈棕炭功专收涩止血，可用于各种出血无瘀者。两药相伍，相互为用，止血之力增强。且收涩无留瘀之弊，可广泛用于胎前产后出血之证。

# 第四节　子　肿

妊娠中晚期，肢体面目发生肿胀者，称为"子肿"，亦称"妊娠肿胀"。《医宗金鉴》根据肿胀部位及程度之不同，分别有"子气""子肿""皱脚""脆脚"等名称。本病包括西医学的妊娠期高血压水肿。

子肿的发病机制不外虚、实两个方面，虚者脾肾阳虚，水湿内停；实者气滞湿郁，泛滥肌肤。其治以利水化湿为主。脾虚者健脾利水，肾虚者温肾利水，气滞者理气化湿，故本类药对，尤师多用健脾、温肾、行气、利水之品为主组成，如"黄芪-大腹皮""茯苓-猪苓"。

按照"治病与安胎并举"的原则，临床应随证加入养血安胎之品。慎用温燥、寒凉、滑利之药，以免伤胎。

## 一、脾肾虚弱

### 黄芪 - 茯苓

【功效】　补气升阳，健脾利水。

【主治】　经行或妊娠水肿属脾虚湿盛者，亦可用于脾虚带下过多。

【用法】　黄芪 15g，茯苓 10~15g。

【备考】　自拟。

【按语】　脾主运化水湿，脾虚水湿不运，泛滥肌肤则水肿，下注胞宫则带下，治宜健脾利水，标本兼顾。黄芪甘温，补气升阳，健脾利水消肿；茯苓甘淡，利水渗湿健脾。前者重在温运阳气，使气行湿化，清升浊降；后者重在通利水道，渗泄水湿。一补一利，相使配对，健脾益气、利水消肿之力增强。黄芪、茯苓配伍，既可用于脾虚湿盛之水肿、小便不利，又可治疗脾虚夹湿之带下量多。据临床观察，黄芪、茯苓均有一定的利尿作用，黄芪还有消除尿蛋白的作用，配合使用，药效增加。又根据焦树德先生经验，黄芪用于利尿时用量不宜过大，供参考。

### 白术－茯苓

见带下病·脾虚湿滞。

### 生黄芪－大腹皮

【功效】益气消肿，理气除胀。

【主治】妊娠水肿伴腹胀者。

【用法】生黄芪 30g，大腹皮 10g。

【备考】自拟。

【按语】黄芪味甘性温补气，具升发外达之性，为治气虚的要药，用于气虚下陷者，能补气升阳。气虚水肿者，能益气行水；表虚不固者，能益气固表止汗；气血不足者，能益气生血；气虚疮痈内陷者，能益气托毒；气虚血瘀者，能益气活血。生用其利水消肿作用增强。主要用于气虚不运、水湿内停之水肿、小便不利等证。药理研究证实，口服或注射黄芪均有显著的利尿作用，并可扩张血管，降低血压。大腹皮味辛性微温，辛以发散，温以疏通。一则行气导滞，为宽中利气之捷药；二则能宣开肺气以利水消肿。常用于气滞湿阻所致的胸腹积水胀满或水汽外溢的皮肤水肿诸症。《本草纲目》曰其"降逆气，消肌肤中水气浮肿"。两药相伍，黄芪得大腹皮补气行水而无壅滞之虑，大腹皮得黄芪行气利水而无伤正之忧。一补一散，相互促进，气足而能化水，气行则水亦行，水行肿自消，故适宜气虚不运，水湿内停之妊娠水肿兼胸腹胀闷之证。

### 茯苓－猪苓

见带下病·脾虚湿滞。

## 二、气滞湿阻

### 陈皮－大腹皮

【功效】行气、利水、消肿。

【主治】妊娠水肿属气滞湿阻者。

【用法】陈皮 10g，大腹皮 10g。

【备考】 陈皮、大腹皮伍用出自《中藏经》五皮饮，该方主治全身水肿、胸腹胀满、上气喘促、小便短少及妊娠期水肿等。

【按语】 《素问·至真要大论》曰："诸湿肿满，皆属于脾。"因脾主运化，脾之运化无权，可致水湿不化，气机阻滞，发为腹胀、水肿、尿少等症。陈皮味辛苦，性温香，归脾经、肺经。辛行温通，味苦能燥，故能理气健脾，燥湿化痰，为治疗脾胃气滞之要药。《本草纲要》曰："陈皮为脾肺气分之药，调中快膈，导滞消痰，利水破癥，宣通五脏。"大腹皮味辛，性微温，入脾经、胃经、大肠经、小肠经，能行气导滞、利水消肿，为宽中利气之捷药，适用于气滞湿阻所致的胸腹胀满或水汽外溢的水肿脚气诸证。两者伍用，一长于行气以畅脾胃气滞，且能燥湿；一善于下气以理胃肠气滞，且可利水。两者相辅相成，共奏行气利水消肿之功，以治妊娠水肿属气滞湿阻者。

## 三、其他

### 冬瓜皮－赤小豆

【功效】 清热，利水，消肿。

【主治】 妊娠水肿、经前水肿属热者。

【用法】 冬瓜皮 15g，赤小豆 10~15g。

【禁忌】 脾胃虚寒及外感恶寒、尿多便溏者忌用。

【备考】 自拟。

【按语】 冬瓜皮味甘，性微寒，归肺经、小肠经，甘淡利湿，性寒清热，功专利水消肿，常用于水肿、小便不利而偏热者，且药性缓和，用于妊娠水肿尤宜。《分类草药性》曰："冬瓜皮消水肿，痔疮。"赤小豆味甘酸，性平，善行于下，内能通利水道，外可清血分热毒，且味甘能补，故利水消肿而不伤正，善治水肿腹满、脚气水肿偏热兼虚者。两药相伍，专于利水消肿清热，且作用和缓，清利而不伤正，故对妊娠水肿、经前水肿属热者甚为适宜。

# 第五节　妊娠心烦

妊娠期间，烦闷不安，郁郁不乐，或烦躁易怒者，称为"妊娠心烦"，亦名"子烦"。其发病机制主要是火热攻心，而火热有阴虚火旺、痰火内蕴、肝经郁火的不同，故治以清热除烦为大法。尤师选用清热、滋阴、化痰药物与清热除烦，宁心安神药物组成药对，如"茯神－麦冬""竹沥－麦冬"。临床凡助热生火、伤阴耗液之品皆当忌用，亦不宜苦寒之品。

## 茯神－麦冬

【功效】　清热养阴，安神除烦。

【主治】　子烦证属心阴不足，心失所养者，症见妊娠心中烦闷、坐卧不宁、或午后潮热、手足心烦热、口干咽燥、小便短赤等。

【用法】　茯神 10g，麦冬 10g。

【备考】　自拟。

【按语】　子烦的主要特点是因孕而烦，乃为胎热上乘之故。《沈氏女科辑要笺正》云："子烦病因，曰痰、曰火、曰阴亏。"素体阴虚，孕后血聚养胎，阴血益感不足，心火偏亢，热扰心胸，而致心烦。因为虚烦，故烦而不满。治宜清热养阴安神为要。茯神为茯苓菌的菌核抱松根而生的部分，功用与茯苓相似，但主入心经、宁心安神为其所长，多用于心神不安、惊悸健忘失眠之证。《本草纲目》曰："后人治心病必用茯神，故洁古张氏云，风眩心虚，非茯神不能除。"麦冬味甘苦，性微寒质润，能养阴增液生津，清心除烦安神，常用于阴虚有热的不眠。两药合用，茯神壮子益母、安神，麦冬养阴、清心、除烦。阴血足，热邪去，则神明自然安宁。临证应用时，将茯神、麦冬二药用朱砂拌之，更加强引药力入心经之功，而达养心镇静安神之效。

## 竹沥－麦冬

【功效】　清热，涤痰，除烦。

【主治】　妊娠心烦属痰热内蕴者，见烦闷不安，甚则心悸胆怯、胸脘满闷、恶心呕吐痰涎，苔黄腻、脉滑数。

【用法】 竹沥 30~60g，麦冬 15g。

【备考】 竹沥、麦冬伍用出自《千金要方》卷二的竹沥汤。该方主治子烦、妊娠常苦烦闷。

【按语】 竹沥性滑利，祛痰力强，因其入心经、肝经，故善涤痰泄热而开窍定惊。《名医别录》曰其"止烦闷"，《本草衍义》更是对其赞不绝口："竹沥行痰。通达上下百骸毛窍诸处，如痰在巅顶可降；痰在胸膈可开；痰在四肢可散；痰在脏腑经络可利；痰在皮里膜外可行。又如癫痫狂乱，风热发痉者可定；痰厥失音，人事昏迷者可省，为痰家之圣剂也。"麦冬味甘苦，性微寒，能养阴清心，除烦安神，《本草拾遗》言其"去心热，止烦热"。两者相伍，一滑利，一滋润，一长于祛痰定惊，一善于养阴清心，于是清热涤痰不伤阴、滋养除烦不碍邪，相反相成。

## 鲜芦根－鲜石斛

见妊娠恶阻·阴虚。

# 第六节　子晕、子痫

子晕又称妊娠眩晕。常发生在妊娠中晚期，以眩晕为主症。轻者，除血压升高外无明显自觉症状；重者，头晕目眩伴血压升高、面浮肢肿等症。子痫多数在重症妊娠眩晕的基础上发作，也可不经此阶段而突发妊娠痫证。最常发生在妊娠晚期及临产前，称为产前子痫；部分发生在分娩过程中，即产时子痫。产后一般发生在 24 小时内，较少见。本病包括西医学的妊娠期高血压疾病等引起的眩晕、子痫，属产科重症。

子晕的发病机制主要是阴虚阳亢、上扰清窍，亦可因气郁痰滞、清阳不升，或气血虚弱、清窍失养而引起。治疗大法以平肝潜阳为主，或伍以滋阴潜降，或理气化痰，或益气养血等法而分别治之。忌用辛散温燥之品，以免重伤其阴反助风火之邪。

子痫是产科危急重症，一旦发生则严重威胁母婴生命。其发病机制主要是肝阳上亢、肝风内动，或痰火上扰、蒙蔽清窍引起，故治以清肝息风、安神定痉为主。由于病情危重，应中西医结合进行救治。

基于本病发病机制与经行头痛、眩晕诸病相近，故临床治疗除可选取下列药对外，尚可参考经行头痛、眩晕等有关药对。

### 石决明－紫石英

【功效】 镇肝潜阳。

【主治】 肝阳上亢之子晕、子痫。

【用法】 石决明 15~20g，紫石英 15~20g。两药打碎先煎。

【备考】 自拟。

【按语】 石决明咸寒清热，质重潜阳，专入肝经，而有平肝阳、清肝热之功，为凉肝、镇肝之要药。紫石英重镇摄纳，能镇冲气、定惊悸。两药合用，重镇作用增强，镇肝潜阳、平肝降压之力益彰。

# 第七节　妊娠咳嗽

妊娠期间，咳嗽不已者，称为"妊娠咳嗽"，亦称"子咳"。西医学的妊娠合并上呼吸道感染、急慢性支气管炎或肺炎等引起的咳嗽可参照本病辨证治疗。

妊娠咳嗽的发病机制主要是肺失濡润，清肃失职，临床虽有阴虚、痰饮、外感等证型，但治疗以清热润肺、化痰止咳为主。尤师常用天冬与百合、天冬与阿胶等滋阴润肺之品配伍成对。因其咳嗽发生于妊娠期间，治疗宜治病与安胎并举，慎用过于降气、豁痰、滑利等碍胎药物。

### 天冬－百合

【功效】 养阴滋肾，润肺止咳。

【主治】 子咳属肺肾阴虚轻症者，症见妊娠咳嗽、干咳无痰，甚或痰中带血，伴口干咽燥、手足心热、骨蒸盗汗等。

【用法】 天冬 15g，百合 15g。百合润肺宜炙用。

【禁忌】 两者均为寒润之品，故脾胃虚寒泄泻者不宜用。

【备考】 自拟。

【按语】 因孕后血聚养胎，阴血渐亏，阴虚火旺，灼肺伤津，肺失濡润，则发为咳嗽。正如《女科经纶》引朱丹溪云："胎前咳嗽，由津血聚养胎元，肺乏濡润，又兼郁火上炎所致。"故治宜清润滋阴为主。天冬味甘苦性大寒，质肥而润。甘寒能滋阴，苦寒能泄热，故能清肺热，滋肾阴而润燥，为治肺肾阴虚有热所致的劳热咳嗽、燥咳痰黏、咯血、衄血等症的要药。《本草汇言》曰："天门冬润燥滋阴，降火清肺之药也。统理肺肾火燥为病，如肺热叶焦，发为痿痹，吐血咳嗽，烦渴传为肾消、骨蒸热劳诸证，在所必需者也。"现代药理研究证实其对金黄色葡萄球菌、溶血性链球菌、白喉杆菌、炭疽杆菌等有抗菌作用。百合甘寒滋润、质厚多液，具有清润心肺之功，有止咳安神之效，多用于肺燥咳嗽、咯血及热病之后余热未清，气阴不足而致的虚烦惊悸、失眠、心神不宁等症。现代药理实验证实，其有止咳平喘作用。两者合用，润肺之中兼有滋肾之力，清肺之中兼有敛肺之功，金水相生，相互促进，使养阴滋肾、润肺止咳之力益彰。

## 天冬－阿胶

【功效】 养阴清热，滋肾润肺。

【主治】 子咳属肺肾阴虚重症者，症见虚痨羸瘦、午后潮热、咽干燥咳，痰中带血等。

【用法】 天冬 10g，阿胶 10g。

【备考】 天冬、阿胶伍用出自《医学心悟》月华丸。该方滋阴降火，消痰止咳，杀尸虫，主治肺痨阴虚咳嗽。阿胶烊化冲服。

【按语】 天冬和阿胶同入肺经、肾经，均有滋阴润燥之功。天冬味甘性寒多汁，入阴而清热降火；阿胶味甘性平滋腻，入阴而补血宁络。两药合用，补清并施，共奏养阴清热、滋肾润肺之功。

## 阿胶－桑白皮

【功效】 补血养阴，润燥止咳。

【主治】 妊娠咳嗽痰少、痰中带血证属肺阴亏损或燥邪伤肺者。

【用法】 阿胶 10g（烊化冲服），桑白皮 6g。

【备考】 自拟。

【按语】 阿胶味甘性平，为血肉有情之品，性柔润而质黏腻，补血养阴、润肺滋燥之力较强。桑白皮辛甘，甘以固元气之不足而补虚，辛以泄肺气之有余而止咳。两药合用，一则相辅相成，增强疗效，共奏补血养阴、润燥养肺、降气止咳之功；二则相互制约，阿胶得桑白皮，敛肺而无壅滞之弊，桑白皮得阿胶，泻肺而无太过之虞。《药鉴》云："盖阿胶补血，所忌者在敛肺耳。今得此剂（桑白皮）以泻之，则血得补而不患其为敛也。桑白皮乃监制阿胶之妙剂也。"

## 款冬花－百合

【功效】 润肺止咳。

【主治】 肺燥或阴虚之妊娠咳嗽、久咳不止、痰中带血等。

【用法】 款冬花10g，百合10g。二药蜜炙止咳之力增强。

【备考】 自拟。

【按语】 款冬花味辛甘性温质润，专入肺经，既走气分，兼入血分，以其温而不热、辛而不燥、甘而不滞而成为润肺化痰止咳之良药。故咳嗽属于肺病者，无论外感内伤、寒热虚实，皆可施用。但用于肺虚久咳、寒痰壅肺之咳嗽最为适宜。《本经逢原》曰："款冬花润肺消痰，止嗽定喘。"现代药理研究证明，款冬花有明显的镇咳作用。百合味甘能补，性寒能清热，入心经、肺经而能润肺清心，故有止咳、安神之效，常用于干咳久咳、痨嗽吐血，以及热病后期虚烦惊悸、神志恍惚、失眠多梦等症。两者合用，温清相合，寒热相宜，一长于止咳，一善于润肺，共奏育阴润燥、祛痰止咳之功。

## 紫菀－阿胶

【功效】 育阴润燥，祛痰止咳。

【主治】 子咳证属阴虚肺燥者。

【用法】 紫菀10g，阿胶10g（烊化冲服）。

【备考】 紫菀、阿胶伍用出自《张氏医通》紫菀散。该方治咳唾有血、虚痨肺痿。

【按语】 紫菀性温而不热，质润而不燥，辛散苦泻，入肺经气分，兼入血分，长于开泄肺郁，降逆定喘，为化痰止咳要药。无论肺寒肺热，无论新感久伤均可应用。《神农本草经》曰："紫菀主咳逆上气、胸中寒热结气。"现代药理研究证实，紫菀所含皂苷能显著增加呼吸道腺体的分泌，使痰液稀释，易于咳出。阿胶为血肉有情之品，能补肝血，滋肾水，润肺燥，凝固血络而止血。《用药法象》曰："阿胶止血安胎，兼除嗽痢。"《本草求真》曰："阿胶气味俱阴，既入肝经养血，复入肾经滋水……为血分养血润燥、养肺除热要剂。"两药伍用，紫菀虽体质柔润，但滋养之功不足，得阿胶则滋阴润肺之力增强；阿胶虽善育阴润肺，但止咳力逊，且易滋腻碍痰，得紫菀则润肺止咳，且无留痰滞肺之虞，相使相制，共奏育阴润燥、祛痰止咳、养血止血之功。

## 核桃仁－五味子

【功效】 补肾益肺，止咳定喘。

【主治】 妊娠或产后咳喘证属肺肾不足者。

【用法】 核桃仁10g，五味子10g。

【禁忌】 痰火犯肺之咳喘忌服。

【备考】 自拟。

【按语】 核桃仁味甘，性温，归肾经、肺经、大肠经，既能温补肺肾，又肉润皮涩，兼可润肺敛肺，故能纳气平喘，为肺肾虚喘的常用药，且其药力和缓，最宜用于胎前产后。五味子味酸甘，性温，归肺经、心经、肾经。酸能收敛，性温而润，上能敛肺气，下能滋肾阴，适用于肺、肾两虚之喘咳。《本草备要》曰："性温，五味俱全，酸咸为多，故专收敛肺气而滋肾水，益气生津，补虚明目，强阴涩精，退热敛汗，止呕住泻。宁嗽定喘，除烦渴。"现代药理实验研究证明，本品对呼吸系统有兴奋作用，有镇咳和祛痰作用。两药相合，一补一敛，为补肾益肺、止咳定喘之妙药。其性虽温，但无燥烈之弊，故无论肺肾阴虚或阳虚均可配伍运用。妊娠喘咳属中医"子咳"范畴，常因妊娠阴虚、肺失濡润或痰热上扰而作，尤以前者为多。因其咳喘发于妊娠期间，尤须注意胎孕，治疗必须治病与安胎并举，对过于降气、豁痰、滑利等碍胎药物必须慎用，核桃仁、五味子相合，平喘而不伤正，敛阴而不助邪，用于妊娠、产后颇为相宜。

## 人参－核桃仁

【功效】 补益肺肾，止咳平喘。

【主治】 妊娠、产后喘促属肺肾两虚者。

【用法】 人参 6g，核桃仁 10g。人参宜文火另煎，将参汁兑入其他药汤内饮服，或研末吞服，每次 1~2g，每日 2~3 次，以加强药效。

【禁忌】 实证、热证而正气不虚者忌服。人参反藜芦，畏五灵脂，且服人参时不宜同时喝茶或食用萝卜，以免影响药力。

【备考】 参《济生方》人参胡桃汤。

【按语】 人参味甘微苦，温而不燥，性禀中和，为补虚扶正、大补元气之要药，既可用于急救危证，又可广泛用于慢性衰弱性疾病。其入脾经、肺经，而长于益肺补脾。《用药家法》曰："人参甘温，能补肺中之气，肺气旺则四脏之气皆旺，精自生而形自盛，肺主诸气故也。"核桃仁味甘，性温，入肾经、肺经、大肠经，能温补肺肾，又肉润皮涩，兼可润肺敛肺，故能纳气平喘。人参补脾益肺，以安生气之源；核桃仁温补命门，收敛肺气，以平化气之根。两药伍用，一补一敛，使肺肾得补，气得归于根而喘自平。人参可分为数种，野山参功效最佳，园参作用较弱，生晒参适用于气阴不足者，白参功同生晒参但作用弱，红参性偏温适用于气弱阳虚者。

## 人参 – 阿胶

见月经先期·气虚。

# 第八节　妊娠小便淋痛

妊娠期间，尿频、尿急、淋漓涩痛者，称为"妊娠小便淋痛"，亦称"子淋"。包括西医学的妊娠合并尿道炎、膀胱炎、肾盂肾炎等泌尿系统感染的疾病。

妊娠小便淋痛的发病机制主要是膀胱郁热、气化失司，治以清热通淋，常用石韦、车前草、金钱草等配伍成对。因其系孕妇，故尤师认为治疗不宜过于通利，以免损伤胎元，必要时配伍固肾安胎之品。

## 石韦 – 车前子

【功效】 清热利湿，泻火通淋。

【主治】 妊娠小便淋漓涩痛证属湿热下注者。

【用法】石韦 10g，车前子 10g。车前子宜布包入煎剂。

【备考】自拟。

【按语】石韦味苦甘，性微寒，入上、下二焦，上能清肺热而化痰止咳，下可利膀胱之湿而通淋，引热下行从小便而去。因其味甘和缓，故清利无伤正之弊，可用于妊娠小便淋漓涩痛之证。《神农本草经》曰："石韦主劳热邪气，主癃闭不通，利小便水道。"药理研究证实，石韦对金黄色葡萄球菌、变形杆菌、大肠杆菌有不同程度的抑制作用。车前子甘淡渗利，气寒清热，性专降泄滑利，具有导湿热下行从小便出的特点，下入小肠，分清泌浊，通淋开闭，用治湿热下注、热结膀胱的小便淋漓涩痛等证。《神农本草经》曰："车前子主气癃，止痛，利水通小便，除湿痹。"现代药理研究证实，车前子有显著的利尿作用，不仅能增加水分的排泄，对于尿素、氯化钠及尿酸的排泄也同时增加，且对多种致病菌有抑制作用。两药相伍，相辅相成，清热利湿，泻火通淋之功益彰，凡湿热下注、热结下焦所致之小便淋漓涩痛均可用之。《黄帝内经》有云："有故无殒，亦无殒也。"车前子虽为清润滑利之品，亦可用于妊娠小便淋漓涩痛者。唯须注意严格掌握剂量，"衰其大半而止"，以免伤胎。

## 马齿苋－车前草

【功效】清热利湿，利尿通淋。

【主治】妊娠小便灼热、疼痛，甚则尿中带血证属湿热阻滞者。

【用法】马齿苋 15g，车前草 10~15g。

【备考】自拟。

【按语】马齿苋味酸，性寒，归心经、大肠经。其性寒滑利，主入血分，有较强的清热解毒凉血之功。《本草纲目》曰其能"解毒通淋"。药理研究证实，马齿苋有利尿作用，且对多种病原菌有抑制作用。车前草味甘，性寒，善行于下，功善清热利尿通淋，用于治疗湿热下注之小便黄少，或小便赤涩热痛，或小便浑浊不清等症。两药伍用，马齿苋清热解毒，偏入血分；车前草清热利尿，偏入气分。合而用之，清热利湿、通淋利尿的作用增强，且兼凉血止血之功，可治湿热下注之热淋、血淋诸证。

## 大青叶 - 石韦

【功效】 清热解毒，泻火通淋。

【主治】 子淋属湿热下注者。

【用法】 大青叶 15g，石韦 15g。

【禁忌】 内无实热、脾胃虚寒者禁用。

【备考】 自拟。

【按语】 大青叶味苦咸性大寒，入于血分，功擅清热泻火、凉血解毒，长于泻心经、胃经实火，而心与小肠相表里，小肠有分清泌浊之功。石韦入于气分，功善清热除湿，利水通淋，用于湿热下注膀胱之小便淋漓不畅。两药相伍，一血一气，一长于泻火，一善于通淋，对于子淋属湿热下注，尤其是偏重热者甚为适宜。

## 金钱草 - 大青叶

【功效】 清热泻火，利水通淋。

【主治】 妊娠小便淋痛（小便涩、少、痛、色深褐者选用）。

【用法】 金钱草 15~20g，大青叶 15~20g。

【禁忌】 内无实热及脾胃虚弱者禁服。

【备考】 自拟。

【按语】 金钱草味甘淡咸，性微寒，归肝经、肾经、胆经、膀胱经，甘淡渗利，咸能软坚，微寒清热，偏入下焦，故有利水通淋、解毒消肿、清热除湿的功能。常用于湿热下注之小便淋漓涩痛，单用本品浓煎即有良效。《本草纲目拾遗》曰："治脑漏，白浊，热淋，玉茎肿痛，捣汁冲生酒吃，神效。"现代药理研究证实，金钱草煎剂有显著的利尿作用，并对金黄色葡萄球菌有抑制作用。大青叶味苦，性寒，入心经、肺经、胃经，既走气分，又入血分，功专清热泻火解毒，既能清解血分热毒、凉血消斑，又能清降气分实火，常用于实火热毒证。现代药理研究证实，本品对金黄色葡萄球菌有抑制作用，能杀灭痢疾杆菌、脑膜炎球菌及钩端螺旋体，并能增加白细胞吞噬能力，有降低毛细血管通透性的作用。两药相合，互相促进，使清热解毒、利水通淋的作用增强，用于妊娠小便淋漓涩痛证属实热者。

# 第九节　其　他

## 一、妊娠失声

### 木蝴蝶 – 胖大海

【功效】滋阴润肺，利喉开暗。

【主治】经行音哑、妊娠子瘖属肺阴不足者。

【用法】木蝴蝶 10g，胖大海 12g。

【备考】自拟。

【按语】经行音哑及妊娠子瘖多由阴虚咽喉干燥失润所致。《素问·奇病论》云："人有重身，九月而瘖。"其发病与肺、肾密切相关，因音出于喉，发于舌本，肾脉循喉咙，系舌本。喉者，肺之门户，肺主声音。若素体阴虚，又值经期，阴血下注或妊娠阴血养胎，阴津益虚，肾精不能上承，遂致声瘖。治宜滋阴润肺，利喉开音。木蝴蝶味苦，性寒，入肺经、肝经，能清肺热、润肺燥、滋肺阴、开声音，可用于肺经蕴热、咳嗽咽痛、声嘶失声或久嗽音哑、阴虚喉痛者。胖大海味甘淡，性凉，入肺经、大肠经，甘淡生津，寒凉泄热，清热润肺，利喉开音，为治疗音哑之要药，常用于风热犯肺或热病伤阴、伤津耗气、虚火炎上所致的发音嘶哑。《慎德堂方》云："治干咳失音，咽喉燥痛，炖茶饮服，可入冰糖少许。"两药合用，共入肺经，滋阴润肺，利喉开音的作用增强。临证多以木蝴蝶、胖大海相伍，配合熟地黄、山茱萸、沙参、麦冬等滋肺补肾之品，疗效颇佳。

## 二、妊娠便结

### 冬瓜子 – 瓜蒌仁

【功效】清热，润肠，通便。

【主治】妊娠大便干结者。

【用法】冬瓜子 15g，瓜蒌仁 15g。

【禁忌】脾虚便溏忌用，瓜蒌仁反乌头。

【备考】 自拟。

【按语】 冬瓜子味甘，性寒、质滑，寒以清热，质滑而能润燥导滞通便，味甘则作用和缓。瓜蒌仁味甘，性寒，归肺经、胃经、大肠经，质润而滑，以清润为功，既能上清肺胃之热而化痰导滞，又能宽中、下气以开胸散结，且能下润大肠而通便，可用于肠燥便秘。《本草纲目》言其"润肺燥，降火，治咳嗽，涤痰结，利咽喉，止消渴，利大便，消痈肿疮毒"。两药相伍，皆入肺经、大肠经。肺与大肠相表里，肺气通降，则大肠通畅，且两者均系质润之品，能滑肠通便，因其作用和缓，用于妊娠大便干结者甚效。

## 三、妊娠黄疸

### 茵陈－栀子

【功效】 清热，利湿，退黄。

【主治】 妊娠合并黄疸者。

【用法】 茵陈 10g，栀子 10g。

【禁忌】 蓄血发黄者忌用；脾胃虚弱者慎用。

【备考】 参《伤寒论》茵陈蒿汤。

【按语】 茵陈苦泄下降，寒能清热，善清利脾胃肝胆湿热，使之从小便而出，故为治黄疸之要药，用于湿热黄疸，身黄如橘子色，小便不利。《名医别录》记载茵陈治"通身发黄，小便不利，除头热，去伏瘕"。现代药理研究证实，茵陈有显著的利胆作用，在增加胆汁分泌的同时，也增加胆汁中固体物、胆酸和胆红素的排出量。此外，还有较强的解热和降低血压的作用。栀子味苦性寒，以清泻为功，能清三焦之火而利小便，泻心肺胸膈之热而除烦，常用于肝胆湿热郁结所致的黄疸、发热、小便短赤。《本草备要》曰："生用泻火，炒黑止血，姜汁炒止烦呕，内热用仁，表热用皮。"现代药理研究证实，栀子能增强胆汁分泌，有利胆作用，可降低血中胆红素，并有镇静、降压和止血作用。体外实验表明，对痢疾杆菌、铜绿假单胞菌、金黄色葡萄球菌及各种癣菌有抑制作用。两药相伍，茵陈为主，栀子为辅，茵陈得栀子之佐，导湿热从小便而去。正如张景岳在《本草正》茵陈条下云"治黄疸，宜佐栀子，黄而湿者多肿，再加渗利；

黄而燥者干涩，再加凉润"，故茵陈与山栀子配伍为治疗湿热黄疸的首选药对。

## 四、妊娠下肢抽搐

### 鸡血藤－牡蛎

【功效】 益阴养血，舒筋活络。

【主治】 妊娠小腿抽筋者。

【用法】 鸡血藤 15g，牡蛎 30g（打碎先煎）。

【备考】 自拟。

【按语】 妊娠之后，阴血下聚以养胎元，机体处于相对的阴血不足状态，无以濡养筋脉，故出现手足抽搐之症。鸡血藤味苦甘，苦泄温通，甘温补益，入肝、肾血分，既能行血，又能补血，对血瘀、血虚之证均适用。本品善走经络，能养血活血而舒筋活络，可用治风湿痹痛及肢体麻木拘挛兼血虚之象者。《饮片新参》谓其"去瘀血，生新血，流利经脉。治暑痧，风血痹症"，《本草纲目拾遗》言其"治老人气血虚弱，手足麻木瘫痪等症"。牡蛎咸寒质重，生用有益肾养阴潜阳之功，长于治疗阴虚阳亢或热病伤阴，虚风内动的四肢抽搐。两药相伍，标本兼顾，既能补血养阴益肾，又能行血舒筋活络，还可滋阴息风，故配伍于应证方剂中用治妊娠小腿抽筋者甚效。

## 五、妊娠小便不通

### 沉香－香附

【功效】 调畅气机，化气行水。

【主治】 妇人转胞属下焦气机失调者。

【用法】 沉香 2g，香附 9g。

【备考】 自拟。

【按语】 转胞即妊娠期间小便不通，甚至小腹胀急疼痛，心烦不得卧。《金匮要略》称之为"转胞"或"胞转"，多因胎体渐长，影响气机之升降，气不化水而致，故治宜调畅气机，使气行水化。沉香苦辛芳香，性温质重，在上醒脾祛湿浊，行气止痛，可治痞胀腹痛、吐逆；

至下降气纳肾，可治肾之虚寒气促喘急，为降气之主药。香附芳香疏散，能散滞气、降逆气，且性平无寒热之偏，为疏肝胃气结之良品。两药合用，沉香质重，多入肾经，偏于沉降；香附质轻，多入肝经，偏于外散。于是，升降协同，功专于下，具有升降诸气、调畅气机之功用，气机调畅，水湿得化则小便自出。

## 六、堕胎、小产、胎死不下

### 黄芪－党参－白及

【功效】补气摄血，止血安胎。

【主治】胎盘早期剥离无手术指征者。

【用法】黄芪 30g，党参 20g，白及 6g（研末冲服）。

【备考】参《裘笑梅妇科经验》。

【按语】黄芪、党参同为补气要药，黄芪味甘，性温，善走肌表，补气兼能扶阳，走而不守。党参味甘、微苦，性温，善补五脏之气，补气兼能养阴，守而不走。两药相须为用，具有强大的补气助阳作用，且二者一走一守，阴阳兼顾，彻里彻外，通补无泻。脾胃气弱者用之以鼓舞中气，中气旺故可统血摄血。白及味涩质黏，功善收敛止血，可用于各类出血证。药理研究证实，白及可显著缩短凝血时间及凝血酶生成时间，有抑制纤维蛋白溶解和加强第三凝血因子活性的作用，故有良好的止血作用。三药相合，既补气以治其本，又止血以治其标，标本兼顾，则血止胎安。因白及性偏寒凉，可防黄芪、党参的性温动血。如阴道流血量多，腹痛剧烈，胎殒难留者，当及时采用西医治疗，以去胎安母为要。

### 麝香－肉桂

【功效】活血通经，催生下胎。

【主治】堕胎、小产、临产胎死腹中，亦可用治寒凝血滞之难产、闭经、癥瘕。

【用法】麝香 0.1g，肉桂 3g。两药均研极细末冲服。

【禁忌】孕妇及虚脱证、阴虚火旺者，或里有实热、血热妄行者忌用。

【备考】自拟。

【按语】麝香辛散温通，芳香走窜，可行血中之瘀滞，开经络之壅遏，以通经散结止痛，用治经闭、癥瘕。因本品活血通经，有催生下胎之效，故可用治难产、死胎、胞衣不下等。现代药理实验研究表明，麝香对离体及在体子宫均呈明显兴奋作用。肉桂为纯阳之品，辛行温通力强，温经通脉功胜，古有"入阳药即汗散，入血分即温行，入泻药即渗利，入气分即透散"之说，可用治冲任虚寒、寒凝血滞的闭经、痛经等症。两药合用，辛散温通之力倍增，肉桂之辛热剽悍，能走能守，通血脉，补元阳，可助麝香直入子宫，增强催产下胎或破血堕胎之功。因两者相伍可温经活血，故亦可用治闭经、癥瘕。

# 第 *10* 章

# 产 后 病

产妇在产褥期内发生与分娩或产褥有关的疾病，称为"产后病"。从胎盘娩出至产妇全身各器官（除乳腺外）恢复至孕前状态的一段时期，称为"产褥期"，一般需 6~8 周；产后 7 日内，称为"新产后"。常见的产后病有产后血晕、产后痉证、产后发热、产后腹痛、产后恶露不绝、产后身痛、产后自汗盗汗、产后大便难、产后小便异常（产后小便不通、产后小便淋痛）、产后乳汁异常（缺乳、乳汁自出）及产后情志异常等。

产后病的治疗应根据其亡血伤津、瘀血内阻这种多虚多瘀的特点，本着"勿拘于产后，亦勿忘于产后"的原则，结合病情进行辨证论治。大抵虚者以大补气血为主，所选药对多由人参、当归等药组成，但其用药须防滞邪、助邪之弊；瘀者当以活血祛瘀之法，尤师常选益母草、桃仁等药配伍成对，新产后之活血化瘀，又须佐以养血，使化瘀而不伤正。

## 第一节　产后痉证

产褥期内，突然项背强直，四肢抽搐，甚则口噤不开，角弓反张者，称为"产后痉证"，又称"产后发痉""产后痉风"。本病包括西医学的产后搐搦症和产后"破伤风"，后者病情变化迅速，若治疗不及时，常可危及产妇生命。

产后痉证多因亡血伤津，筋脉失养或邪毒感染，直窜筋脉引起，治疗时首当辨其虚实。属血虚者，治宜养血息风；属邪毒感染者，治宜解毒镇痉。

总之，须突出息风止痉，故尤师临床常用药对"全蝎－防风"。若邪毒内传攻心，病势笃重，如伴高热不退、抽搐频繁发作者，应急以中西医结合抢救。

### 全蝎－防风

【功效】 息风止痉。

【主治】 产后破伤风，症见头项强直、四肢抽搐、牙关紧闭。

【用法】 全蝎 6g，防风 10g。两者既可内服，又可外敷创口。

【备考】 自拟。

【按语】 全蝎辛平，专入肝经，具有平息肝风、搜风通络之效，不但可息风止痉，而且能搜风止痉，有良好的止痉作用，可用治各种原因之痉挛抽搐。防风性升散，善行全身，以祛风邪，为治风通用之品。因其微温而不燥，甘缓而不峻，发汗之力不如麻黄、桂枝，辛燥之性不及羌活，药力平稳和缓，所以有"风药中之润剂"之称，故不论风寒、风热皆可配用，用于产后受风尤宜。《神农本草经》曰："防风主大风头眩痛，恶风，风邪目盲无所见，风行周身，骨节疼痛。"两药合用，祛风解痉力大增，且防风可制全蝎之毒，既有相使相助之意，又有相畏相制之用。

# 第二节　产后腹痛

产妇分娩后，小腹疼痛者，称为"产后腹痛"，又称"儿枕痛"。包括西医学的产后宫缩痛及产褥感染引起的腹痛。

产后腹痛的主要机制有不荣而痛与不通而痛虚实两种。治疗时，虚则补之，实则泻之。尤师临床在应证方剂中常配伍行气止痛、活血祛瘀药对，如"姜黄－没药""当归－乌药"。

### 当归－川芎

见痛经·气滞血瘀。

### 益母草－香附

【功效】 活血化瘀，行气解郁。

【主治】 产后瘀阻腹痛，亦可用于血瘀气滞之月经不调、经前腹胀痛。

【用法】 益母草 10g，香附 10g。

【备考】 自拟。

【按语】 益母草苦降疏泄，辛以散瘀，主入肝经血分，行瘀血而新血不伤，养新血而瘀血不滞，因性寒清热，故以治血热瘀滞之经产诸疾。香附子辛苦微甘，既入气分，又兼入血分，为血中之气药，能理气解郁，调经止痛。两药配合，一长于活血，一擅长理气，相辅相成，使活血化瘀行气之力增强，且活血理气而不伤正，与产后"多虚多瘀"之病理特点相符，故为妇产科常用药对，无论胎前、产后均可随证选用。

## 赤芍 – 归尾

见痛经·气滞血瘀。

## 山楂 – 益母草

【功效】 祛瘀生新，活血止痛。

【主治】 儿枕痛（产后因瘀血内阻所致腹痛）。

【用法】 山楂 30g，益母草 30g。

【禁忌】 孕妇忌服。

【备考】 自拟。

【按语】 儿枕痛即产后瘀血腹痛，《女科经纶》引《妇人大全》曰："儿枕者由母胎中，宿有血块，因产时其血破败，与儿俱下则无患。若产妇脏腑风冷，使血凝滞在小腹，不能流通，令结聚疼痛，名曰儿枕痛。"故本病的发生，主要是气血运行不畅，迟滞而痛，治疗应兼顾新产后多虚多瘀的特点，化瘀血而不伤新血，补新血亦不留瘀滞，方可收事半功倍的效果。山楂虽为消食化积之要药，但因其性温能通行气血，故有活血祛瘀止痛之功，治产后瘀阻腹痛，恶露不尽，或瘀阻痛经，可单用本品水煎服。《本草衍义补遗》谓其"健胃，行结气，治妇人产后儿枕痛，恶露不尽，煎汁入砂糖，服之立效"。现代药理研究证明，山楂有良好的收缩子宫及增强胃液消化酶活性的作用。益母草为经产要药，主入肝经血分而能祛瘀血、生新血，尤宜用于产后腹痛，恶露不尽者，单用熬膏内服即有良效。药理研究证实，其对子宫有直接兴奋作用，可使宫缩频率、幅度及紧张增加。两药合用，均走血分，互相促进，使活血祛瘀的作用增强，气血运行畅通则腹痛自止。

## 枳实 - 白芍

【功效】 舒肝缓急，理气和血。

【主治】 产后腹痛、烦满而不得卧者。

【用法】 枳实 10g，白芍 10g。

【备考】 枳实、白芍伍用出自《金匮要略》，名曰"枳实芍药散"。枳实炒令黑，白芍等份，麦粥送下，治产后腹痛，烦满不得卧，并治痈脓。四逆散中亦配伍此药对，该方可治肝脾不和之胸胁脘腹胀痛。

【按语】 枳实味苦辛，性寒，苦泻肝之逆气，辛宣肝之气机，寒清肝之郁热，舒肝而理气，对气郁夹热腹痛而胀满者有特效，但破气作用较强，能伤正气，若非体壮邪实之证，则不宜应用。《名医别录》曰："枳实除胸胁痰癖，逐停水，破结实，消胀满，心下急痞痛，逆气，胁风痛，安胃气，止溏泄，明目。"现代药理研究证实，枳实能兴奋子宫，使其收缩力增强，并能增强胃肠蠕动，抑制过敏递质释放而具有抗过敏作用。白芍主入肝经血分而为肝家要药，能养血和血，敛阴柔肝，并能缓急止痛而应用于各类疼痛。其与枳实相伍，一气一血，一泻一补，使破气而不伤正，补血而不留邪，共奏舒肝缓急、理气和血之功。

## 当归 - 乌药

【功效】 补血活血，散寒止痛。

【主治】 产后腹痛，恶露不下者。

【用法】 当归 10g，乌药 12g。

【备考】 当归、乌药伍用出自《济阴纲目》乌药汤。该方专治妇人小腹疼痛。

【按语】 当归甘补辛散，苦泄温通，为血中之气药，能走能守，既能补血，又能活血，且兼调经止痛，主治一切血证，尤为妇科良药。妇女月经不调，经闭痛经，胎前产后诸证，不论血虚血滞，皆常用为主药。《药品化义》曰："当归性温能散，味甘能缓，经曰：肝欲散，以辛散之；肝苦急，以甘缓之。散之缓之，肝性所喜，即所为补，故专入肝以助血海，使血流行。"现代药理研究证实，当归对子宫可表现为兴奋和抑制两种作用，即双向调节作用，这与其所含成分与子宫的功能状态有关。其所含挥发油对子宫有抑制作用，能使子宫松弛，水溶性非挥发油成分对子宫有兴奋作用，使子宫节律性收缩加强。此外，尚有抗维生素 E 缺乏及镇静、镇痛和消炎作用。乌药为温性理气药，能温暖下元，通调上下诸气而达散寒止痛之功，可广泛用于寒凝气滞所致之各种痛证。两药相伍，当归偏入血分，功善补血活血；乌药偏入气分，长于顺气散寒，一血一气，气血同调，共奏补血活血，散寒止痛之效。

## 姜黄－没药

【功效】 温经散寒，活血止痛。

【主治】 产后腹痛属寒瘀阻滞者。

【用法】 姜黄 10g，没药 10g。

【禁忌】 孕妇禁服。

【备考】 自拟。

【按语】 姜黄味辛苦，性温，归肝经、脾经，其味辛善行气血，苦泄温通，既能内走血分而活血祛瘀，又可外达肌表而祛风散寒除湿，故多用治气滞血瘀偏寒凝之证，如寒凝血瘀之痛经、闭经、产后腹痛诸证。现代药理研究证明，姜黄对子宫有兴奋作用，使子宫阵发收缩加强，并有增强纤溶酶活性、抑制血小板聚集的作用，同时兼有抗炎及抗病原微生物的作用。没药辛散苦泄，入心、肝血分而能活血止痛，消肿生肌，可用于内、外、妇、伤诸证因瘀血阻滞者，如经闭、痛经、胃腹疼痛、跌打伤痛、痈疽肿痛或久溃不敛等证。两药相伍，气血同调，相须相使，共奏温经散寒、活血止痛之效。

## 姜黄－桂枝

见痛经·寒凝血瘀。

# 第三节 产后发热

产褥期内，高热寒战或发热持续不退，并伴有其他症状者，称为"产后发热"。本病感染邪毒型发热，相当于西医学产褥感染，其重症，可危及产妇生命，应予重视。

本病发生的主要病因病机有感染邪毒，正邪交争；外邪袭表，营卫不和；阴血骤虚，阳气外散；败血停滞，营卫不通。治宜祛风解表，清热解毒，或养血益气，活血化瘀。尤师临床常用的药对有解表散风的"荆芥－防风""桂枝－白芍"，有清热解毒的"一枝黄花－野菊花"等。

## 一、外感

### 桂枝－白芍

【功效】 解肌发表，调和营卫。

【主治】 产后外感风邪，营卫不和，发热汗出者。

【用法】 桂枝 10g，白芍 10g。

【备考】 桂枝、白芍伍用出自张仲景《伤寒论》桂枝汤。该方治外感风寒表虚证。柯琴赞之为"仲景群方之魁，乃滋阴和阳，调和营卫，解肌发汗之总方"。故其不仅可用于外感表证，对病后、产后、体弱而致营卫不和，证见时发热自汗出，兼有微恶风寒等，都可酌情使用。正如尤怡《金匮心典》中引徐氏之说："桂枝汤，外证得之，为解肌和营卫，内证得之，为化气和阴阳。"

【按语】 本药对所治为产后风邪外袭，卫强营弱，营卫不和所致，即《伤寒论》所言："以卫气不共营气谐和故尔。"桂枝味辛甘而性温，温经通阳，解肌发表以调卫散邪；白芍味酸苦性微寒，收敛阴气，补养营阴以和营益阴。两药等量配伍，一散一收，辛散而不伤阴，酸敛而不碍邪，于解表中寓敛汗养阴之意，和营中有调卫散邪之功，使营卫调和，表邪得解，里气以和，发热汗出之症自除。

## 葱白 – 淡豆豉

【功效】 解表散寒。

【主治】 妊娠及产后感冒，症见微恶风寒或见微热、头痛、无汗、鼻塞流涕、喷嚏、苔薄白、脉浮。

【用法】 葱白 10g，淡豆豉 10g。

【备考】 葱白、淡豆豉伍用出自《肘后方》葱豉汤。该方用治感冒风寒初起，头痛鼻塞，邪轻病微者，亦治温病初起，而有恶寒者。清代张璐云："豆豉治虚热懊恼，得葱则发汗。……本方药味虽轻，功效最著，凡虚入风热，伏气发温，及产后感冒，靡不随手获效。"用于妊娠感冒轻症，发汗解表而无碍胎之虑。

【按语】 外感风寒之证，须辛温解表散寒之法。外感风寒之轻症者，只需轻疏肌表，微表其汗，病邪自可外达，而不必用辛温重剂徒伤其表，尤其是孕产妇。葱白味辛，性温，入肺经、胃经，其性走窜，能达表入里，有发汗解表散寒之功，因药力较弱，用治感冒风寒轻症。淡豆豉辛散轻浮，既能发散表邪，透邪外达，又能散郁热除烦闷，故常用于治疗四时感冒轻症，见发热、恶寒、恶风、头痛等症及温热病后期，余热未尽所致的胸中烦闷、虚烦不眠等。两药合用，宣散而无过汗伤津之弊，乃成轻宣发散之剂，体现了辛平解表的法则，汪昂曰："此足太阳药也。葱通阳而发汗，豉升散而发汗，邪初在表，宜先服此以解散之，免用麻黄汤者之多所顾忌，用代麻黄者之多所纷更也。"

## 升麻 – 荆芥穗

【功效】 疏风清热，炒炭则化瘀止血。

【主治】 产褥热（产后发热）属外感邪气者，亦治妇女崩中漏下诸证。

【用法】 升麻 10g，荆芥穗 10g。

【禁忌】 两药伍用升散力强，凡阴虚火旺、肝阳上亢及气逆不降等证，均当忌用。

【备考】 自拟。

【按语】 产后百脉空虚，腠理不密，卫阳不固，以致外邪袭表，正邪交争，因而发热。升麻味辛甘，性微寒，归肺经、脾经、大肠经、胃经，其体质空松，轻浮升散，有发表散邪之功，可用治产后外感而致之发热。荆芥穗味辛气香，辛散轻扬，长于发表散风，且辛而不烈，微温而不燥，药性和缓，故无论表寒表热均可配伍用之。两药生品配伍，发散之功倍增，可疏风散热，以治产后外感发热。因升麻善引清阳之气上升，而为升阳举陷的要药；荆芥穗炒炭可入血分，长于理血止血，可用于各种出血证。因此，该药对炒炭配伍可治疗妇女崩漏下血。

## 二、感染邪毒

### 一枝黄花 − 野菊花

【功效】 清热解毒。

【主治】 产后发热属热毒者。

【用法】 一枝黄花 30g，野菊花 30g。

【备考】 自拟。

【按语】 一枝黄花即重楼，味苦性寒，入肝经走血分，功善清热解毒，消肿止痛，且可凉肝定惊，常用于热毒疮肿、热病神昏、抽搐及肝热生风、惊痫等证。现代药理研究证实，一枝黄花对多种致病菌有抑制作用，其对化脓菌的抑制能力较黄连为优，此外还有平喘、止咳作用，对组胺所致的支气管痉挛有保护作用。野菊花味苦辛，性微寒，归肺经、肝经，功专清热解毒，常用于热病神昏及疮疡肿毒诸证。两药相合，皆入肝经血分，清热解毒效专力宏，常用于产后感染邪毒而发热、神昏者。

## 三、阴虚血亏

### 生地黄 − 熟地黄

见经间期出血。

### 西洋参 − 石斛

【功效】 益气养阴生津。

【主治】 产后暑热伤津而发热者。

【用法】 西洋参 5g，石斛 10g。

【禁忌】温热病初期不宜使用，因两药性寒能伤阳助湿，故中阳衰微，胃有寒湿者忌服。

【备考】西洋参、石斛伍用出自《温热经纬》清暑益气汤。该方清暑益气，养阴生津，主治暑热耗气伤阴证。

【按语】西洋参味甘，性寒，归肺经、胃经，既能补气，又能养阴清热，尤以补肺降火，养胃生津为长，多用于气阴两虚而有热之证。《医学衷中参西录》曰："西洋参性凉而补，凡欲用人参而不受人参之温者，皆可以取代之。"药理研究证明，西洋参对大脑有镇静作用，对生命中枢有中度兴奋作用。石斛甘寒益阴，生津止渴，能清肾中浮火而摄元气，除胃中虚热而止烦渴，清中有补，补中有清，为滋养胃阴之要药，常用于热病津伤之口干烦渴或消渴，以及热病后期，余热未消，虚热微烦、口干、自汗等证。两药相伍，均为清补之品，入中焦而养阴生津的作用加强，治产后暑热伤津而见发热、口干渴者甚宜。

## 鳖甲 – 青蒿

见经行发热·阴虚。

## 地骨皮 – 牡丹皮

见月经先期·血热。

# 第四节　产后身痛

产褥期内，出现肢体、关节疼痛、麻木、重着者，称为"产后身痛"，亦称"遍身痛""产后关节痛"。本病包括西医学风湿、类风湿引起的关节痛。

产后身痛的发生与产后营血亏虚，或风寒湿邪稽留有关。其治疗在大补气血的同时配伍祛风湿、通经络、壮筋骨之药对，尤师常用药对有"桑寄生 – 独活""络石藤 – 鸡血藤"。

## 桑寄生 – 独活

【功效】补益肝肾，祛风除湿。

【主治】产后身痛因肝肾不足，感受风寒湿邪者。症见周身关节疼痛、屈伸不利、或痛无定处，或疼痛剧烈、宛如锥刺。

【用法】桑寄生 10g，独活 10g。

【备考】桑寄生、独活伍用出自《千金要方》独活寄生汤。该方能祛风湿，止痹痛，益肝肾，补气血，主治风寒湿痹日久，肝肾不足，气血两虚而见腰膝酸痛、四肢屈伸不利、关节疼痛，或肌肉麻木不仁之证。妇科临床将之用于产后体虚，营卫不和，腠理不密，风、寒、湿邪乘虚侵袭所致之周身骨节疼痛，确有良效。

【按语】桑寄生味苦，性平，质润，善除血中风湿而舒筋通络，常用治疗风湿痹痛，因本品能补肝肾，强筋骨，故对痹痛日久、肝肾不足，或年老体虚或妇女产后感受风寒湿邪所致之周身骨节疼痛用之尤宜。独活辛散苦降，气香温燥，辛温相合散寒通痹，苦温相并行散燥湿，更善祛在里在下之伏风，功兼止痛，故为治风寒湿痹的常用药，尤以下肢痹痛为多用。《名医别录》曰："独活疗诸贼风，百节痛风，无久新者。"现代药理研究证实，独活有抗关节炎、镇痛、镇静及催眠作用。两药同用，相须配对，能补肝肾、强筋骨、祛风湿、止痹痛，具有扶正祛邪并施，标本兼顾之优点。

## 桑枝 – 桑寄生

见经行身痛。

## 忍冬藤 – 络石藤

【功效】祛风除湿，通络止痛。

【主治】产后身痛属热痹者。

【用法】忍冬藤 30g，络石藤 15g。

【禁忌】阳虚畏寒便溏者不宜用。

【备考】自拟。

【按语】忍冬藤为忍冬的茎叶，又名金银花藤，其功效与金银花相似，但有通经络的作用，可消除经络的风热而止痛，故常用于风湿热痹、关节红肿疼痛、屈伸不利之症。络石藤味苦燥湿，性寒清热，入心、肝血分，既能祛风除湿、通经活络，又有凉血消肿之效，常用于风湿痹痛，筋脉拘挛，偏热者尤宜。《要药分剂》曰："络石之功，专于舒筋活络。凡病人筋脉拘挛，不易屈伸者，服之无不获效，不可忽之也。"现代药理研究证明，络石藤有强心、促进血液循环的作用，并能抑制金黄色葡萄球菌、痢疾杆菌及伤寒杆菌的生长。两药参合，相须为用，祛风湿，通经络，利关节，强筋骨之力增强。

## 羌活 – 川芎

见经行身痛。

## 络石藤 – 鸡血藤

【功效】祛风除湿，补血活血，通络止痛。

【主治】产后身痛属风湿伤络者。

【用法】络石藤 15g，鸡血藤 15g。

【备考】自拟。

【按语】络石藤味苦，性寒，偏入血分，功擅舒筋活络，宣通痹阻，治风湿痹痛、筋脉拘挛、屈伸不便等症。《本草纲目》曰："络石……气味平和……其功主筋骨关节风热痛肿。"鸡血藤味苦、甘，性温，既能活血，又能补血，且有舒筋活络之功，常用于月经不调、经行不畅、痛经、血虚经闭，以及关节酸痛、手足麻木、肢体瘫痪、风湿痹痛等证，无论血瘀、血虚或血虚而兼有瘀滞之证，皆可运用。两者均以茎枝入药，且同走肝经，相须为用以起协同作用，祛风除湿，活血通络之中兼有补益作用，使邪去而正不伤，用于产后感受风寒湿邪之痹症甚效。妇人新产后其生理特点有三：一是亡血伤津，由于分娩用力，出汗和产伤或失血过多，使阴血暴亡，变生他病；二是瘀血内阻，产后余血败浊之液易生瘀滞，或胞衣残留或感染邪毒，均可导致瘀血内阻，败血为病；三是易感外邪，产后气血俱伤，元气受损，抵抗力减弱。所谓"产后百节空虚"，稍有感触或生活失慎，易致产后诸病。因此，对于产后病的治疗，应根据这三个特点，本着"勿拘于产后，亦勿忘于产后"的原则，虚则补，实则攻，寒者温，热者清，不可不辨虚实，一概大补，以致助邪，而犯"虚虚实实"之戒。络石藤、鸡血藤相伍使用治疗产后身痛，正是依据产后多虚多瘀、易感风寒湿邪而致病的特点来设立的，攻邪之中兼有补益，攻补兼施，标本兼顾，颇为相宜。

## 小茴香－牛膝

【功效】散寒除湿，活血通络。

【主治】产后足跟痛属寒湿者。

【用法】小茴香 10g，牛膝 10g。

【禁忌】孕妇忌服。

【备考】自拟。

【按语】小茴香辛温芳香，祛寒行散之力较强，长于温肾暖肝，散下焦之寒而止痛，用治阴寒内盛，气机不畅之各种疼痛及寒邪伤中之脘腹胀痛，呕吐不食之证。《日华子本草》曰："小茴香治干湿脚气并肾劳疝气，开胃下食，治膀胱痛，阴痛。"牛膝味苦降泄，性善下行，能活血通经，补肝肾，强筋骨，故对血脉瘀阻，肾虚久痹之腰膝酸痛有较好的疗效。《神农本草经》曰："牛膝主寒湿痿痹，四肢拘挛，膝痛不可屈伸。"现代药理研究表明，牛膝对子宫有双向调节作用，且有止痛和利尿之效。两药合用，一长于散寒，一善于活血，性均趋于下，互相促进，使散寒除湿，活血通络的作用增强，且散寒活血又无伤正之忧，用于产后肝肾亏虚、寒湿浸渍之足跟痛甚佳。

# 第五节　产后恶露不绝

产后恶露持续 3 周以上，仍淋漓不尽者，称为"恶露不绝"，又称"恶露不尽""恶露不止"。包括西医学晚期产后出血。

本病发病机制主要为冲任不固，如气虚冲任不固；血热损伤冲任；血瘀冲任，血不归经。治疗应遵循虚者补之，瘀者攻之，热者清之的原则分别施治。尤师常用药对有化瘀止血的"益母草－茺蔚子"等，有温经止血的"蒲黄－炮姜"。临床在选用收涩止血药对时应避免留邪。

## 益母草－茺蔚子

见痛经·气滞血瘀。

## 蒲黄－炮姜

【功效】 温经散寒，化瘀止血。

【主治】 血瘀有寒所致产后恶露不尽或胎膜残留等，又治脾肾虚寒失于固摄
之月经过多、崩漏。

【用法】 蒲黄 10g（包煎），炮姜 6g。

【备考】 自拟。

【按语】 蒲黄甘缓性平，无寒热偏盛之弊。该药"血之滞者可行，血之行者
可止"，有止血不留瘀的特点。炮姜苦温，守而不走，长于温经止
血。两药合用，既可温经，又可化瘀，更能止血，温经助化瘀，瘀
去血归经。

## 鸡血藤－益母草

见月经过少·血瘀。

## 陈棕炭－炮姜

【功效】 温经止血。

【主治】 产后恶露不尽属寒凝胞脉者。

【用法】 陈棕炭 15g，炮姜 10g。

【禁忌】 若产后血热而有瘀滞者则不宜用。

【备考】 自拟。

【按语】 陈棕炭收涩力较强，为较强之收涩止血药，效专力宏，可用于一切
出血证内无瘀滞者。炮姜即干姜炮黑，减缓了干姜辛散之性，加强
温中作用，偏入血分，散血中之寒并能止血，常用于寒凝血瘀，血
不归经之出血诸证，尤以产后受寒而致瘀滞之恶露不净为宜。如《傅
青主女科》之生化汤中即用炮姜以入血散寒，温经止痛。两药相合，
一长于止血，一善于温经，标本兼顾，且温经无动血之虑，止血无
留瘀之忧。

## 贯众炭－莲房炭

见月经过多·血瘀。

### 阿胶－生姜

【功效】补血止血，散寒止痛。

【主治】产后出血不止伴小腹冷痛者。

【用法】阿胶 15g（烊化冲服），生姜 10g。

【禁忌】阿胶止血不宜用之过早，以防留瘀。阴虚内热及热盛之证忌用。

【备考】自拟。

【按语】阿胶为血肉有情之品，能补肝血而止血，滋肾水而润燥。故凡阴虚血少之证均可配伍运用，尤善治疗妇科血证。《神农本草经》曰："阿胶主女子下血，安胎。"生姜辛温以散寒邪，善调理中焦气机而止疼痛。两药合用，阿胶补血止血，生姜散寒止痛，生姜之辛散可制约阿胶之滋腻，阿胶之质润又能防辛散之生姜伤阴血，相反相成，补血止血，散寒止痛益彰。

### 伏龙肝－艾叶炭

见月经过多·气虚。

# 第六节　产后小便不通

新产后产妇发生排尿困难，小便点滴而下，甚或闭塞不通，小腹胀急疼痛者，称为"产后小便不通"，又称"产后癃闭"。本病多发生于产后 3 日内，亦可发生在产褥期中。本病包括西医学的产后尿潴留，以初产妇、滞产及手术助产后多见，为产后常见病。

小便的正常排出，有赖膀胱气化的调节，膀胱气化不利，可致小便不通。常见分型有气虚、肾虚、气滞、血瘀。治疗时，虚者宜补气温阳以化之，实者宜疏利决渎以通之。故此类药对，尤师多用黄芪、通草等药配伍而成。

### 生黄芪－甘草梢

【功效】益气升阳，行水通利。

【主治】产后气虚排尿困难。

【用法】生黄芪 50g，甘草梢 20g。

【禁忌】 表实邪盛及阴虚阳亢等证不宜用。

【备考】 自拟。

【按语】 产后小便不通多因产时耗气伤血，肺脾之气虚损，不能通调水道，膀胱气化不行而致。治疗不可纯用通利，而应以"补益通利"为原则。黄芪甘温补气，为治气虚的要药，且补气之中兼有升发和外达之性，故既能补中气而升阳举陷，益肺卫之气而固表止汗，又能益气升阳而利水消肿，可用于脾肺气虚、中气下陷，以及体弱表虚之自汗、盗汗和气虚不运，水湿停滞之小便不利，水肿等证，生用利水消肿之力增强。药理研究证明，口服或注射黄芪均有显著的利尿作用，口服大剂量黄芪粉对血清性肾炎的发病有阻滞作用，并能延迟蛋白尿与高胆固醇血症的发生，能兴奋中枢神经系统，增强网状内皮系统的吞噬功能，提高抗病能力，对志贺氏痢疾杆菌、溶血性链球菌、肺炎双球菌、金黄色葡萄球菌等有抗菌作用。甘草用"梢"，取其"直达"茎中，以引药达病所。药理研究证明，甘草有抗炎和抗过敏的作用，对葡萄球菌、痢疾杆菌、铜绿假单胞菌、结核杆菌有抑制作用。两药合用，生黄芪以升为主，清阳升浊阴自降，此即古人"欲降先升"之意；甘草梢以降为要，一补一泻，一升一降，共奏益气、升阳、行水之效。

## 黄芪－麦冬－通草

【功效】 益气生津，宣肺行水。

【主治】 产后小便不通属脾肺气虚者。

【用法】 黄芪20g，麦冬10g，通草10g。

【备考】 黄芪、麦冬、通草伍用出自《女科辑要》补气通脬饮。该方具有补气生津利尿之功，主治产后小便不通属气虚者，临床伴见小腹胀急疼痛、精神萎靡、气短懒言、面色白、舌淡、苔薄白、脉缓弱。

【按语】 脾肺气虚，不能通调水道，下输膀胱，膀胱气化不利，则产后小便不通。黄芪甘温，补益脾肺之气，且可利水消肿，用于气虚水湿失运的水肿、小便不利。麦冬甘微苦微寒，功擅养阴生津润燥，与黄芪相伍，气阴双补。通草甘淡，为滑利通导之品，功擅淡渗利尿，其与黄芪相伍益气行水，与麦冬相配，利尿不伤阴。三者参合，益气生津利尿，使气旺水行，小便通利。

# 第七节　产后小便频数、小便失禁

产后小便次数增多，甚至日夜数十次，称为"小便频数"。小便自遗，滴沥而下，不能约束者，称为"小便失禁"。后者包括西医学的产后尿失禁，或膀胱阴道瘘。

产后小便频数与失禁的主要发病机制为膀胱失约，临床有因气虚不能制约水道而致者；有因肾虚开合不利而致者，有因产伤而致者。治宜益气补肾缩尿，尤师常在应证方剂中配伍"黄芪–桑螵蛸""益智仁–乌药"等药对。

## 黄芪 – 桑螵蛸

【功效】　补肾益气，固精缩尿。

【主治】　产后小便频数或失禁属肾气不足者。

【用法】　黄芪 15g，桑螵蛸 10g。

【备考】　自拟。

【按语】　黄芪善入脾经，长于补气升阳。桑螵蛸入肝经、肾经，补肾助阳，固精缩尿。两药相使配对，桑螵蛸益肾以助先天之本，黄芪健脾以扶后天之本，共奏补肾益气、助阳升清、固摄下元之功。

## 益智仁 – 乌药

【功效】　温肾祛寒，缩尿止遗。

【主治】　产后小便频数，或小便失禁属下元虚寒者，临证尿时无灼热疼痛。

【用法】　益智仁 12g，乌药 10g。

【备考】　益智仁、乌药伍用出自《妇人大全良方》，名"缩泉丸"。该方主治下元虚冷、小便频数及小儿遗尿。若佐以山药，健脾补肾而涩精气，其效更佳。

【按语】　益智仁味辛，性温，气香，入脾则暖脾摄涎止泻，入肾则温肾助阳，固精缩尿，补益中兼有收涩之功，常用于治疗脾肾阳虚，下元虚冷所引起的尿频、遗尿、小便白浊等证。乌药除行气外，还有温肾散寒、除膀胱冷气之功，可用于肾阳不足、膀胱虚冷之小便频数及小儿遗尿。两者相须为用，以益智仁温摄肾气归原为主，辅以乌药祛寒，温膀胱而助气化，相辅相成，温肾缩尿之力倍增。

# 第八节　产后大便难

产后饮食如常，大便数日不解，或艰涩难以解出者，称为"产后大便难"，又称"产后便秘""产后大便不通"。

本病多由血虚津亏，肠燥失润，或脾肾气虚，传导无力所致。血虚者，治以滋以润；气虚者，治以补以行。故此类药对，尤师多用养血润燥、补脾益肾、润肠通便等药物配伍而成。

## 一、血虚津亏

### 火麻仁－郁李仁

【功效】润肠通便。

【主治】产后阴虚肠燥，大便秘结难下。

【用法】火麻仁 10g，郁李仁 10g。两药同捣煎服。

【备考】自拟。

【按语】火麻仁味甘，性平，质润多脂，能润肠通便，又兼滋养补虚作用。适用于老人、产妇及体弱津血不足的肠燥便秘证。现代药理研究表明，本品富含脂肪油，有润滑肠道的作用，同时在肠中遇碱性肠液后产生脂肪酸，刺激肠壁，使蠕动增强。郁李仁辛开苦降，多脂滑利，润肠通便作用类似火麻仁而较强，且润中兼可行大肠之气滞，《用药法象》谓其"专治大肠气滞，燥涩不通"。现代药理研究表明，其具有润滑性缓泻作用。两药合用，功专润燥滑肠，且火麻仁兼补养，郁李仁兼行气，于是，滋润补养而不留邪，行气化滞而不伤正，故具有较好的通便作用。

### 当归－柏子仁

【功效】养血安神，润肠通便。

【主治】产后大便秘结伴失眠少寐、心悸心慌、面色萎黄等症，或血虚生燥生风致头发枯燥脱落者。

【用法】 当归 15g，柏子仁 15g。

【备考】 自拟。

【按语】 当归味辛、甘，性温，质润，功专养血和血、润肠通便，尤以养血之力为佳。柏子仁味甘，性平质润，有养血安神、润燥通便之功。两药同用，一则润肠通便之力倍增，二则当归补血治本，柏子仁安神治标，标本兼顾，共奏养血安神、润肠通便之功。因此，药对能养血润燥，有润肤泽发的作用，故对血虚生燥所致之头发枯燥脱落者亦有疗效。

## 杏仁－桃仁

【功效】 润肠通便。

【主治】 产后津枯肠燥、大便秘结之证，兼恶露不畅、少腹疼痛者尤宜。

【用法】 杏仁 6g，桃仁 6g。

【禁忌】 杏仁所含苦杏仁苷经水解后生成苯甲醛和氢氰酸，其中氢氰酸是剧毒物质，人的致死量约为 0.5g，故应用勿过量。

【备考】 杏仁、桃仁伍用出自《世医得效方》五仁丸。该方具有润肠通便的作用，主治津枯便秘。

【按语】 杏仁味苦辛，性温，主入肺经气分，功专苦降肺气、润燥滑肠。因肺与大肠相表里，大肠畅肺气降，肺气降大肠畅，故杏仁降肺气润肠道，有利通导大便。《本草纲目》引张元素曰："杏仁除肺热，治上焦风燥，利胸膈气逆，润大肠气秘。"桃仁味苦甘性平，偏入肝经血分，为破瘀行血常用之品，可广泛用于经、产瘀血积滞诸疾。因其富含油脂，能润肠通便，故又适用于阴亏津枯之肠燥便秘。两药合用，一则均富含油脂，以润燥滑肠通便；二则杏仁入肺经气分以降肺气，桃仁入肝经血分以行血滞，于此，则气血调和。因两者用量较小，降气行血又无太过之虞，故对产后津枯便秘，而又兼恶露不畅者最为适宜。

## 当归－桃仁

见闭经·气滞血瘀。

## 当归 – 升麻

【功效】养血润肠，升清降浊。

【主治】产后血虚气弱，无力推动之大便秘结不通，伴见头晕乏力、气短懒言、舌淡少苔、脉沉细无力等证。

【用法】当归 15g，升麻 6g。

【禁忌】阴虚火旺者禁用。

【备考】当归、升麻伍用出自《景岳全书》济川煎。该方温肾益精，润肠通便，主治肾虚便秘。治血虚气弱之便秘常配伍于益气养血方剂中。

【按语】当归甘补辛散，苦泄温通，为血中之气药，既能补血，又能活血，还可润肠通便。升麻甘辛微寒，轻浮上行，善升提阳明之清气。两药伍用，主以当归，一则养血润燥滑肠以通便，二则可制约升麻燥散之性，升麻升举清阳，清气得升则浊气得降，适宜于血虚气弱之便秘。

## 冬葵子 – 火麻仁

【功效】润肠通便。

【主治】产后便秘。

【用法】冬葵子 10g，火麻仁 10g。

【禁忌】脾虚肠滑者忌服，孕妇慎用。

【备考】自拟。

【按语】产后大便难属新产三病之一，《金匮要略》云："新产妇人有三病，一者病痉，二者病郁冒，三者大便难。"由于分娩失血，营血骤虚，津液亏耗，不能濡润肠道以致肠燥便难；或阴虚火盛、内灼津液、津少液亏，肠道失于滋润，传导不利，则大便秘结。故针对产后体虚津亏的特点，治疗应以养血润肠为主，不宜妄行苦寒通下，徒伤中气。冬葵子味甘，性寒，归大肠经、小肠经、膀胱经，其性滑利，具有润肠通便、利水通淋及通经下乳作用，常用于产后大便燥结、乳汁不行、乳房胀痛，以及水肿、小便不利、淋漓涩痛等证。药理研究证实，冬葵子具有通便、利尿、催乳作用。火麻仁味甘，性平，归脾经、胃经、大肠经，功专润肠通便。《药品化义》曰："麻仁，能润肠，体润能去燥，专利大肠气结便秘。凡年老血液枯燥，产后气血不顺，病后元气未复，或禀弱不能运行者皆治。"现代药理研究证实，火麻仁所含脂肪油，内服至肠中，遇碱性肠液后产生脂肪酸，刺激肠壁，使分泌增多，蠕动增快，故有缓下作用。两药相伍，均入大肠经，相互促进，效专力宏，使润肠通便的作用增强，且作用和缓，缓下大便而无伤正之虑，适用产后便秘。临证运用该药对时，酌加补血之品，以标本兼顾，则效果益佳。

### 火麻仁 – 紫苏子

【功效】 养血润燥，顺气通便。

【主治】 妇人产后，体虚肠燥之便秘。

【用法】 火麻仁 10g，紫苏子 10g。

【备考】 自拟。

【按语】 火麻仁味甘性平质润，功专润燥滑肠通便，适用于津枯便秘，且有一定的滋养补虚作用。紫苏子味辛性温气香，性润下降，善于降肺气，能宽肠利膈。两药伍用，一可润肠，一能降气，肺气降，大肠畅，于是，养血润燥与顺气通便并举，相得益彰。

## 二、脾肾气虚

### 核桃仁 – 火麻仁

【功效】 补肾益肺，润肠通便。

【主治】 产后便秘。

【用法】 核桃仁 10g，火麻仁 10g。核桃仁宜去皮用。

【禁忌】 孕妇忌服。

【备考】 自拟。

【按语】 核桃仁甘温，性阴柔，其肉润皮涩，可温补肺肾，润肠通便，养血益气，且药力和缓，常用于肺肾两虚、血虚津枯肠燥便秘，或老人及妇人产后气虚血弱，无以濡养推动之便秘。火麻仁体润多脂，性质平和，功专滋养润燥，滑肠通便，为润下之要药，用于治疗邪热伤阴，或素体火旺、津枯肠燥，以及胃热肠燥所引起的大便燥结证。又治老年人津枯、病后津亏，以及产后血虚所引起的肠燥便秘。两药参合，核桃仁补虚润肠，守而不走，火麻仁滑利下行，走而不守，相须为用，润肠通便益彰。

## 肉苁蓉 – 当归

【功效】 温肾益血，润肠通便。

【主治】 产后肾虚肠燥，且无力推动之大便秘结。

【用法】 肉苁蓉 10~15g，当归 15g。

【禁忌】 实热便秘者不宜用。

【备考】 参《景岳全书》济川煎。

【按语】 经曰："北方黑水，入通于肾，开窍于二阴。盖以肾主五液，津液盛，则大便调和。"若产后肾虚，阳气不足，气化无力，津液不布，肠失濡润，故大便不通。肉苁蓉为肾经专药，其味甘、酸、咸，性温，善滋肾益精，壮阳滑肠，为治疗阳虚便秘的要药。《本草正义》曰："苁蓉为极润之品，市肆者皆以盐渍……但盐能下降，润能通肠，以主大便不爽，颇得捷效。且性本温润，益阴通阳，故通腑不伤津液，尤其独步耳。"当归味辛、甘，性温，入肝经、脾经、心经，有补血润燥、滑肠通便之功。两者配伍，一则使益精养血，润肠通便的作用增强；二则取肝肾同源之意。如此配伍，温肾润肠，温而不燥，润而不腻，用于产后肾虚便秘甚为适宜。

# 第九节　缺　乳

哺乳期内，产妇乳汁甚少，或全无，称为"缺乳"，亦称"乳汁不行"，或"乳汁不足"。

本病发病机制一为化源不足，二为瘀滞不行。虚者补气养血，实者疏肝解郁，但均宜佐以通乳之品。尤师通乳药对有"蒲公英 – 王不留行""瓜蒌 – 漏芦"等。

## 蒲公英 – 王不留行

【功效】 清热消痈，通经下乳。

【主治】 产后缺乳，伴双乳胀痛，小便黄赤，证属肝郁有热者。

【用法】 蒲公英 15~20g，王不留行 15g。

【禁忌】 孕妇禁服。

【备考】 自拟。

【按语】 蒲公英味苦甘，性寒，归肝经、胃经。苦寒泄热散结，甘寒清热解毒，兼能散滞气，通乳窍，为疗乳痈要药。治肝郁气滞、胃热壅络所致之乳痈早期，红肿硬痛，古方多单用本品捣汁内服或捣烂外敷，如《医学衷中参西录》蒲公英汤，即重用本品一味取效。现代药理研究表明，蒲公英对多种致病菌、病毒、真菌及钩端螺旋体有抑制作用。血乳同源，血滞则乳闭，血行则乳下，乳汁流畅，血脉通利，则痈肿自消。王不留行味苦，性平，其特点为行而不住，走而不守，功专通利，上能通乳汁，下能通经闭，为活血通经、化瘀消肿、通脉下乳之品，常用于血滞经闭、痛经、产后乳脉不利，乳汁不下及痈肿疼痛，对乳痈肿痛尤为适宜。现代药理研究证明，王不留行对子宫有明显的兴奋作用。两药相伍，一清一散，相互促进，共奏清热消痈、通经下乳之效。

## 瓜蒌－漏芦

【功效】 清热通乳。

【主治】 产后邪热壅滞，乳汁不下，乳房胀痛。

【用法】 瓜蒌 30g，漏芦 10g。

【备考】 自拟。

【按语】 瓜蒌味甘苦性寒，入肺经、胃经、大肠经，能清热宽胸，消肿散结。漏芦苦能降泄，寒以清热，功善泄热解毒，消痈散结，通经下乳，为治乳痈肿痛之要药。两药配伍，相须为用，清热散结，通经下乳之效益彰，使毒解热除结散，则诸症自解。

## 冬葵子－砂仁

【功效】 行气下乳。

【主治】 产妇乳汁稀少，乳房胀痛。

【用法】 冬葵子 10g，砂仁 6g。

【备考】 自拟。

【按语】 缺乳的发病机制一为化源不足，一为瘀滞不行。产妇乳汁稀少而伴乳房胀痛多为气机不畅，经脉涩滞，阻碍乳汁运行而致。治宜行气下乳。冬葵子甘寒，滑利通窍，《名医别录》谓其"主妇人乳难内闭"，有催乳之功。砂仁辛香走窜，功擅行气化湿醒脾。两药配伍，相辅相助，有行气下乳之效，可治乳少、乳房胀满疼痛诸症。

### 路路通－生麦芽

【功效】 疏肝理脾，通经下乳。

【主治】 缺乳属肝郁脾虚乳络不通者。

【用法】 路路通 10g，生麦芽 10~15g。

【禁忌】 回乳用麦芽宜大剂量，故本药对麦芽用量不宜太重。

【备考】 自拟。

【按语】 乳汁乃血所化，妇女产后，气血两亏，生化乏源则乳汁少；情绪不畅，肝郁脾虚，乳络不通，乳汁郁滞也乳汁少。路路通味苦，性平，归肝经、肾经，能通经脉、下乳汁，治疗乳汁不通、乳房胀痛。麦芽味甘，性平，归脾经、胃经、肝经，以谷气开发胃气，健脾开胃，以资乳汁生化之源。《本草汇言》言："大麦芽，和中消食之药也。补而能利，利而又能补。"生用之能疏肝解郁。两者配合，肝脾同调，攻补兼施，标本兼顾，用于肝郁脾虚之乳汁郁积。炒麦芽消食回乳，用于妇女断乳；生麦芽用于下乳汁需配伍路路通、王不留行等使用。

# 第十节　其　他

## 一、产后自汗、盗汗

### 黄芪－牡蛎

【功效】 益气敛阴，固表止汗。

【主治】 产后气阴不足，自汗、盗汗等。

【用法】 黄芪 15g，牡蛎 20g。

【备考】 黄芪、牡蛎伍用出自《太平惠民和剂局方》牡蛎散。该方主治诸虚不足之自汗、盗汗之证。

【按语】 黄芪味甘，性温，补气升阳，益卫固表，实腠理而止汗泄。牡蛎味咸，性寒，益阴潜阳，收敛固涩而止汗。两药合用，气阴兼顾，补敛结合，标本同治，共奏益气敛阴、固涩止汗之功。

## 黄芪－麻黄根

【功效】 益气固表，收敛止汗。

【主治】 产后气虚自汗。

【用法】 黄芪 15~20g，麻黄根 10g。

【备考】 参《太平惠民和剂局方》牡蛎散。

【按语】 黄芪味甘，性温，除补益肺脾之气外，尚有固表实卫止汗之功。《本草正义》云："黄芪直达人之肤表肌肉，固护卫阳，充实表分，是其专长，所以表虚诸病，最为神剂。"麻黄根味甘，性平，善走表固卫而止汗出，无论气虚自汗或阴虚盗汗，均可应用。两药同用，黄芪益气实卫治本，麻黄根收敛止汗治标，标本兼顾，则气虚自汗之证自除。

## 生山药－山茱萸

【功效】 益气养阴，敛汗固脱。

【主治】 产后汗多属气阴两虚者。

【用法】 生山药 30g，山茱萸 30g。治大汗亡阳，两药可用至 60g。

【禁忌】 内有实火湿热者禁服。

【备考】 自拟。

【按语】 山药味甘，性平，不寒不燥，为平补气阴之品，入上、中、下三焦，奏益肺、补脾、固肾之效，并略具涩性。山茱萸味酸涩，性微温质润，功兼补益肝肾与收敛固涩于一身，为标本兼顾之品，常用于肝肾亏虚，下元不固之腰膝酸软、小便频数、月经过多、崩漏不止及大汗欲脱之证。两药配合，补中有敛，阴阳兼顾，使气充则固摄有力，阴实则血汗有源，标本同治，其效甚佳，对于产后汗出虚脱之证用之尤宜。

## 黄芪－防风

【功效】 益气固表，祛风解表。

【主治】 产后气虚，表虚不固，或兼夹风邪之自汗恶风等。

【用法】 黄芪 15g，防风 6g。

【备考】 黄芪、防风伍用出自《丹溪心法》玉屏风散。该方用治表虚自汗，易感风邪。方名"玉屏风"，是取其有益气固表而止汗泄、御风邪之功，有如御风的屏障，而又珍贵如玉之意。因黄芪生用偏于走表，固表止汗，故用生黄芪为宜。

【按语】 人以卫气固其表，若产后气虚，卫表不固，则风邪乘虚而入，故见汗出恶风。治宜益气固表，祛风解表。张秉成曰："大凡表虚不能卫外者，皆当先建立中气。"黄芪味甘，性温，入脾胃，长于补气益卫固表，柯琴谓其"为元府御风之关键，且无汗能发，有汗能止……是补剂中之风药也"。"防风遍行周身，称治风之仙药，上清头面七窍，内除骨节疼痹，外解四肢挛急，为风药中之润剂，治风独取此味，任重功专矣"（《删补名医方论》）。两药合用，扶正祛邪，相畏相使。张秉成就两者配对称赞道："黄芪自不虑其固邪，防风亦不虑其散表，此散中寓补，补内兼疏。"于产后气虚，表虚不固者甚验。

## 山茱萸 – 五味子

【功效】 补益肝肾，收敛固涩。

【主治】 产后出汗不禁属虚脱早期者。

【用法】 山茱萸 15~20g，五味子 6g。

【禁忌】 内有湿热，小便不利者禁服。

【备考】 自拟。

【按语】 山茱萸味酸、涩，性微温，主入肝经、肾经，既具收敛之性以秘藏精气，又能补肝肾以滋养精血，故凡肝肾不足，精气失藏，或元气欲脱之证均可应用。如肾气不固、闭藏失职之阳痿遗精、尿频遗尿，妇女崩漏带下及元阳欲脱之大汗淋漓、脉微欲脱之证。五味子味酸、咸，性寒，为收敛降火药，具敛汗止血、涩肠止泻、涩精缩尿之功，常用治久咳、滑脱、自汗、盗汗、便血等证。两药合用，敛中寓补，标本兼顾，收敛固涩之力大增。

## 浮小麦 – 酸枣仁

【功效】 养心敛汗。

【主治】 产后盗汗证属心阴心血不足或虚热内生，心液外泄者，症见睡中汗出，醒来自止，伴口燥咽干、虚烦不眠等。

【用法】 浮小麦 30g，酸枣仁 20g。

【备考】 自拟。

【按语】 盖汗为心之液，妇人产后心之阴血耗伤，虚热内生，或迫津液外泄，或扰心神，故见盗汗、虚烦不眠。治宜养心敛汗安神。浮小麦味甘，性凉，甘能益气，凉可除热，主入心经，益气养心，除热止汗是其所长。《本草纲目》曰："浮小麦益气除热，止自汗盗汗，骨蒸虚热，妇人劳热。"酸枣仁味甘、酸，性平，既能养心血而宁心神，又能敛心液而止虚汗，用于虚烦不眠、自汗盗汗之证。两药合用，相使相助，养心敛汗安神之力更著。

### 麻黄根 - 煅龙骨

【功效】 收敛止汗。

【主治】 产后虚汗，不能自止，动则加剧。

【用法】 麻黄根 10g，煅龙骨 30g。

【禁忌】 本药对专为治虚汗证而设。一切虚汗，均可配伍应用，然敛涩力较强，邪实之证断不可用，如果余邪未尽，应当慎用，否则有闭门留寇之虞。

【备考】 自拟。

【按语】 麻黄根味甘，性平，善收涩，功专止汗，可用于一切虚汗，如表虚自汗、阴虚盗汗等。龙骨味甘、涩，性微寒质重，主入心经、肝经，重可镇静潜阳，涩可固脱，故有镇心安神、平肝潜阳、收涩固脱之功。其生用多治疗惊狂烦躁、心惊失眠多梦，虚阳浮越的头晕目眩；煅用后收敛固脱力增强，用于治疗自汗盗汗、遗精滑精、遗尿、久泻久痢、便血、妇女崩带不止等。两药合用，相须配对，敛津液，止汗力大增。

## 二、产后不寐

### 酸枣仁 - 柏子仁

【功效】 养心安神，润肠通便。

【主治】 产后虚烦不寐兼大便艰涩者。

【用法】 酸枣仁 10g，柏子仁 10g。

【禁忌】 有实邪郁火及便溏者不宜用。

【备考】　酸枣仁、柏子仁伍用出自《摄生秘剖》天王补心丹。该方滋阴养血，补心安神，主治阴虚血少、神志不安证。

【按语】　酸枣仁性质平和，甘补酸收，甘以补益心肝，酸以收敛心气，为安神、止汗之良药，多用于肝血不足、血不养心之虚烦不眠、心悸怔忡、神怯多梦、心慌汗出等证。《本草纲目》曰："酸枣仁甘而润，故熟用疗胆虚不得眠，烦渴虚汗之证；生用疗胆热好眠。"药理研究表明，酸枣仁有镇静、催眠、镇痛、抗惊厥、降温、降压及兴奋子宫等作用。柏子仁甘平质润，具有滋养润燥之性，入心经，能养心安神；入肾经，能补真阴润肾燥；入大肠经而能润肠通便。常用于血虚心神失养所致的心慌惊悸，失眠多梦及阴血不足之肠燥便秘等症。《本草纲目》曰："柏子仁益心气，润肾燥……益智宁神。"两药参合，相须为用，可增强养心益肝，安神定志之效，且有敛阴润燥之功。

## 黄连 - 阿胶

【功效】　清热滋阴，养血安神。

【主治】　妇人产后阴虚火旺、心肾不交所致的心烦不眠，亦治妇人胎前产后、肠中热毒蕴结，损伤血络而致痢下脓血之证。

【用法】　黄连 10g，阿胶 10g（烊化）。

【备考】　黄连、阿胶伍用出自《伤寒论》黄连阿胶汤。该方主治少阴病，得之二三日，心中烦，不得卧者。现代多用于神经衰弱症、顽固性失眠症的治疗。

【按语】　黄连苦寒，善泻心火而除烦热。阿胶甘平质润，善滋肾水，补心血。肾水得养则能上济心火，心火得降则使心神安宁。两者合用，清补并投，水火既济，心肾交合，共奏清热滋阴、养血安神之功。此外，因黄连尚有清热解毒、燥湿止痢之功，阿胶则能养血止血，故该药对亦可用治妇人血弱，胎前产后见下痢赤白者。

## 珍珠母 - 夜交藤

【功效】　养血宁心，镇静安神。

【主治】　产后不寐。

【用法】　珍珠母 30g（打碎先煎），夜交藤 10g。

【备考】 自拟。

【按语】 珍珠母咸寒质重，功善平肝阳、清肝火、镇心神，常用于肝阳上亢，眩晕头痛，肝热目赤肿痛及惊悸失眠，惊风癫等证。《饮片新参》曰："珍珠母平肝潜阳，安神魂，定惊痫，清热疮，眼翳。"夜交藤味甘，性平，主入心经、肝经血分，心主血藏神，肝藏血主风。本品既能养血又能安神，常用于治血虚所致的虚烦不眠，惊悸多梦。两药相伍，一刚一柔，一阳一阴，阴阳相济，共奏镇静安神、养血宁心之效，用于产后血不养心、虚烦不寐甚效。

## 三、产后抑郁

### 郁金－佛手

【功效】 疏肝解郁。

【主治】 妇人经行、产后、绝经前后情志抑郁不畅证属肝郁气滞者。

【用法】 郁金 6~10g，佛手 10g。

【禁忌】 阴虚火旺者慎用。

【备考】 自拟。

【按语】 郁金又名毛姜黄，味辛、苦，性寒，归肝经、心经、肺经，一能清心解郁，二能行气化瘀。《本草经疏》言"郁金本入血分之气药"。佛手其状如手，故美其名曰"佛手"。味辛、苦、酸，性温，主入肝经，如手之捋须，其理气解郁之功强，能疏肝和胃。两药同用，疏肝行气解郁为主，兼能理血调经，相辅相成，共奏疏肝解郁，调畅气机之功，可用于妇女任何时期出现肝郁气滞导致的情志抑郁不畅，尤以经行、产后、绝经前后适宜。

## 四、产后恶露不下

### 败酱草－益母草

【功效】 清热解毒，活血化瘀。

【主治】 产后恶露不下、腹痛证属瘀热阻滞者。

【用法】 败酱草 15g，益母草 15g。

【禁忌】 孕妇忌服。

【备考】 自拟。

【按语】 败酱草味辛苦，性微寒，入胃经、大肠经、肝经。辛以散瘀，苦以
降泄，寒以清热，故既能清热解毒排脓，又可活血散瘀止痛。《本
草从新》曰："败酱草解毒排脓，治痈肿，破凝血，疗产后诸病。"
现代药理研究证明，败酱草对金黄色葡萄球菌、链球菌有抑制作用，
并有抗病毒作用。益母草味辛、苦，性微寒，主入肝经血分，功善
活血调经，兼能清热解毒消肿，主治血热瘀滞之妇女月经不调、经
前腹胀疼痛、产后恶露不下、瘀阻腹痛诸证。两药参合，相须为用，
清热与化瘀并行，用于产后瘀热阻滞之恶露不下、腹痛甚宜。两药
伍用不仅可用于产后瘀热阻滞、恶露不行，对人流、药流术后，阴
道出血淋漓不尽证属瘀热者用之亦效。

## 大黄－桃仁

见痛经·气滞血瘀。

## 五、产后咳嗽

### 知母－贝母－牡蛎

【功效】 滋阴润肺，清热化痰。

【主治】 产后咳嗽属肺燥有痰者。

【用法】 知母 15g，贝母 15g，牡蛎 15g。

【禁忌】 三药皆寒，易于伤胃滑肠，令人作泻。如阴虚而兼便秘者，固为适
合，若脾虚便溏或寒饮咳嗽者则非所宜。

【备考】 自拟。

【按语】 知母味苦性寒质润，为苦润清热滋阴药，既能上行润肺泻火，又可
下行滋肾降火，中能清胃热，润燥除烦。故凡燥热伤阴之证，不论
实证或虚证，皆可应用。贝母苦泄甘润，微寒清热，善能润肺化痰，
又能清泄胸中郁结之气火，适用于肺热燥咳、痰热咳嗽、痨嗽吐血
等症。知母、贝母伍用出自《医方集解》，名曰"二母散"，治肺
痨咳嗽发热。牡蛎性寒质重，清热益阴，化痰软坚散结。三者伍用，
一善于滋阴清热，一善于润燥化痰，一长于软坚散结，相辅相成，
取长补短，用于产后阴虚肺燥有痰之咳嗽最为适宜。除上药外，另

加党参、茯苓等，专治产后咳嗽，取其气阴双补之效。

## 六、产后头痛

### 川芎－乌药

【功效】行气活血，祛风止痛。

【主治】产后头痛。

【用法】川芎 10g，乌药 10g。

【禁忌】阴虚阳亢之头痛忌用。

【备考】川芎、乌药伍用治产后头痛，出自《本草纲目》引《济生方》。两者等份，为末，每服 2 钱，腊茶清调下。产后，铁锤烧红淬酒调下。

【按语】川芎辛温升散，能"上行头目"，祛风止痛，治头痛，无论风寒、风热、风湿、血虚、血瘀，均可随证配伍用之，前人有"头痛不离川芎"之说。《神农本草经》曰："川芎主中风入脑头痛，寒痹，筋挛缓急，金疮，妇人血闭无子。"《本草汇言》更明确指出："芎劳，上行头目，下调经水，中开郁结，血中气药。"现代药理研究表明，川芎所含主要成分为川芎嗪，能通过血脑屏障，在脑干分布较多，有利于中枢神经系统及脑血管疾患，有较好的镇静、镇痛作用。乌药辛开温通，长于理气散寒止痛，《本草纲目》谓其"治脚气、疝气，气厥头痛，肿胀喘息，止小便数及白浊"。两药相伍，气血兼治，互相促进，行气活血、祛风止痛之效显著。

## 七、产后泄泻

### 白头翁－黄连

【功效】清热解毒，凉血止痢。

【主治】产后泻痢属湿热交杂者。

【用法】白头翁 30g，黄连 6g。

【禁忌】两药皆苦寒之品，易伤脾胃，故脾胃虚寒，非湿热实火者忌用。

【备考】白头翁、黄连相伍出自《伤寒论》白头翁汤。该方功能清热解毒、凉血止痢，治热毒血痢见赤多白少者。研究表明，其对贺氏、宋氏、弗氏等痢疾杆菌有抑菌作用。

【按语】白头翁味苦，性寒，专入大肠经。苦能燥湿，寒能泄热，气质轻清，可升散郁火而清热解毒，凉血止痢，为治热毒下痢之良药，对治赤痢功效尤著，可缓解热毒痢疾之发热、腹痛、下痢脓血、里急后重等症状。《药性论》曰："白头翁止腹痛及赤毒痢。"现代药理研究证实，白头翁对铜绿假单胞菌、金黄色葡萄球菌、枯草杆菌、痢疾杆菌有抑制作用，大剂量能抑制阿米巴滋养体生长，对肠黏膜有收敛作用，故能止泻、止血。黄连大寒能清，味苦性燥，为清热解毒、燥湿止痢之要药，常用于湿热痢疾。《珍珠囊》曰："黄连其用有六：泻心脏火，一也；去中焦湿热，二也；诸疮必用，三也；去风湿，四也；治赤眼暴发，五也；止中部见血，六也。"药理研究表明，黄连的主要成分为小檗碱，具有广谱抗菌作用，对阿米巴原虫、钩端螺旋体等有抑制作用，其所含的小檗碱在体内可增强白细胞的吞噬功能，扩张末梢血管，降低血压，利胆，解热，抗利尿，有局部麻醉、镇静、镇痛及抗肿瘤作用。两药相伍，相须为用，泻热燥湿、清肠解毒之力大增。

## 石榴皮 – 乌梅

【功效】涩肠止泻。

【主治】妊娠或产后下痢不止需固涩止泻者。

【用法】石榴皮 10g，乌梅 10g。

【禁忌】下痢见红白冻子，证属湿热实证者勿用。

【备考】自拟。

【按语】石榴皮味酸涩，性温，归胃经、大肠经，功专涩肠止泻，用于久泻、久痢、脱肛等。因其酸涩收敛，又可治崩漏、带下等证，《本草纲目》曰："石榴皮止泻痢，下血，脱肛，崩中带下。"药理研究证实，石榴皮对于痢疾杆菌、铜绿假单胞菌、伤寒杆菌、结核杆菌及各种皮肤真菌都有抑制作用。乌梅味酸涩，功能收敛固涩，入肺能敛肺止咳，入大肠能涩肠止泻，入胃则有生津止渴之效，故常随证配伍用于肺虚久咳及久泻久痢、虚热消渴等证。《本草求真》曰："乌梅，酸涩而温，入肺则收，入肠则涩……故用于久泻久痢，气逆烦满，反胃骨蒸，无不因其收敛之性，而使下脱上逆皆治。"两药相合，功专收敛固涩，涩肠止泻益彰。

# 八、回乳

## 山楂－蒲公英

【功效】 清热散结，疏肝回乳。

【主治】 产后需退乳者。

【用法】 山楂 15g，蒲公英 10g。

【备考】 自拟。

【按语】 山楂味酸甘，性微温，功善消食化积，散瘀行滞，尤擅治疗食积停滞、油腻肉积、腹痛泄泻及血瘀癥瘕等。蒲公英清热解毒，疏郁散结，行滞通络，而能消散乳积。两药配伍，气血并治，使热去结散，则乳汁自退。

## 枇杷叶－土牛膝

【功效】 降气活血，散结回乳。

【主治】 产后需退乳者。

【用法】 枇杷叶 10g，土牛膝 15g。

【备考】 自拟。

【按语】 枇杷叶味苦，性凉，入肺经、胃经，功善清降肺胃，借其清降之力，可引气下行。土牛膝味苦、酸，性平，功善活血散瘀、引血下行、清热解毒、利尿，用于治疗妇女经闭、风湿痹痛、咽喉肿痛、白喉、脚气水肿、尿血及跌打损伤等证。两药相伍，枇杷叶偏入气分以清降，土牛膝专入血分而散瘀，均借其下行之势，以达降气、散结、回乳之功。

# 九、乳痈

## 升麻－陈皮

【功效】 升清降浊，化痰散郁。

【主治】 乳痈初起。

【用法】 升麻 5g，陈皮 10g。

【备考】 自拟。

【按语】 升麻辛甘，长于清热解毒，升举脾胃清阳；陈皮苦辛，平降脾胃逆
气，并能燥湿化痰，疏通壅滞。两药伍用，可升清降浊、化痰散结，
使脾胃升降有制、枢机得利、痰湿得化、郁滞消散。

## 蒲公英－瓜蒌

【功效】 清热解毒，理气散结。

【主治】 乳痈初起属热毒，症见红肿热痛者。

【用法】 蒲公英 15g，瓜蒌 15g。

【禁忌】 脾虚便溏忌用。瓜蒌反乌头。

【备考】 自拟。

【按语】 蒲公英味甘苦，性寒，主入胃经、肝经，因乳络附于阳明、厥阴，
故蒲公英清热解毒，散结消痈，为治乳痈要药。瓜蒌苦寒滑润，导
痰浊下行为其所长，既能上消肺胃之热而涤痰导滞，又能宽中下行
以开胸散结，且能下滑大肠而润燥通便，另可消肿疗痈。对乳痈兼
有大便秘结者，用之甚佳。《食疗本草》言其能"下乳汁，又治痈
肿"。两药配对，蒲公英清热解毒而消痈，瓜蒌宽胸理气而散结，
共奏清解消散之功，常用于热毒所致的乳痈早期、红肿热痛。

## 白芷－黄芩

【功效】 清热解毒，消肿排脓。

【主治】 乳痈肿痛。

【用法】 白芷 10g，黄芩 10g。

【备考】 自拟。

【按语】 乳头属肝，乳房属胃，若热毒内蕴，气血壅滞，血肉腐败，则发为
乳痈。白芷味辛，性温，入肺经、胃经，性善走窜，有消肿排脓止
痛之功，可用于阳明气血壅滞之乳痈肿痛。黄芩味苦，性寒，有较
强的泻火解毒之力，常用治火毒炽盛的疮痈肿毒。两药配对，寒热
并施，相制为用，黄芩以制白芷辛香温燥之性，白芷引黄芩入阳明
经以疗热毒，共奏清热解毒、消肿排脓之效。

## 牛蒡子－连翘

【功效】 清热解毒，消炎止痛。

【主治】乳腺炎，乳房肿胀而痛者。

【用法】牛蒡子 10g，连翘 15g。

【备考】自拟。

【按语】牛蒡子又名大力子、鼠粘子，味辛、苦，性寒，其辛寒宣散，苦寒降泄，故能疏散风热、清热解毒，用于治疗外感风热聚于上焦所致的咽喉肿痛、咳嗽、痰吐不利，以及疮毒肿痛等症。连翘轻清上浮，入心经、胆经，能泻心火、破血结、散气聚、消肿毒、利小便，为疮家之圣药，故临床既可用于治疗外感风热或温病初期，症见发热、烦躁、口渴等，又能治疮疡肿毒、瘰疬、丹毒、乳痈等。两药伍用，并走于上，轻清升浮宣散，清热解毒的力量增强，兼能宣导十二经脉气血以消肿散结止痛。

## 海藻 – 夏枯草

【功效】清热化痰，开郁散结。

【主治】乳痈肿块坚硬胀痛者。

【用法】海藻 15g，夏枯草 15g。

【禁忌】海藻反甘草。

【备考】自拟。

【按语】海藻味咸，性寒入血，咸能软坚散结，寒以清热消痰，故有良好的消痰软坚之功，为治瘿瘤、瘰疬之要药。《名医别录》曰："海藻疗皮间积聚、暴溃、留气、热结，利小便。"夏枯草清泻肝火，开郁散结，为瘿瘤、瘰疬、乳痈要药。两药伍用，海藻消有形之肿块，夏枯草散无形之热郁，相互促进，协同为用，清热化痰，开郁散结之力增强。

## 蒲公英 – 忍冬藤

【功效】清热消痈，通络止痛。

【主治】乳痈，双乳有结而压痛明显者。

【用法】蒲公英 15g，忍冬藤 15g。

【备考】自拟。

【按语】蒲公英味苦甘，性寒，主入胃经、肝经，苦寒泄热散结，甘寒清热解毒，兼能散滞气，通乳窍，故为治乳痈第一要药。忍冬藤在清热

解毒的同时，又长于通经活络，善消经络之风热而止疼痛，常用于
风热阻滞、经络不通诸痛证。两药相合，蒲公英清热解毒而消痈，
忍冬藤清热通络而止痛，对于风热毒邪所致的乳痈早期，既可内服，
又可外用，疗效颇佳。若用于乳痈已成脓者，可酌情配伍清热排脓
之天花粉、皂角刺、桔梗等以托毒排脓外出。

### 一枝黄花－浙贝母

【功效】 清热解毒，散结止痛。

【主治】 乳痈初起。

【用法】 一枝黄花 10g，浙贝母 10g。

【禁忌】 浙贝母反乌头。

【备考】 自拟。

【按语】 一枝黄花苦寒泄热，入肝经走血分而能清热解毒，消肿止痛，为治
痈肿疮毒之要药。浙贝母味苦，性寒，主入上焦，其开泻力强，长
于清火散结，可用于治疗瘰疬、乳痈诸证。两药伍用，相互促进，
清肝火、解毒热、散郁结、消瘰疬之力增强，可用于急性乳腺炎初
起见乳房红肿疼痛者。

## 十、乳头皲裂

### 荸荠－冰片

【功效】 清热解毒，润燥止痛。

【主治】 乳头裂痛。

【用法】 荸荠 5 枚，冰片 1g。荸荠捣烂合冰片后外擦患处。

【禁忌】 孕妇忌用。

【备考】 自拟。

【按语】 荸荠性寒凉质润滑，内服可清火化痰、软坚散结，捣烂外敷清热润
燥止痛，可用于皮肤干燥皲裂之症。冰片芳香走窜，功善开窍醒神、
避秽化浊，外用清热解毒之力增强，常用于各种肿痛溃烂之症。两
药配合外用，相辅相成，清热解毒，润燥生肌之力益彰。

# 第 *11* 章

# 不 孕 症

女子未避孕，性生活正常，与配偶同居 1 年而未孕者，称为不孕症。从未妊娠者为原发性不孕，《备急千金要方》称为"全不产"；曾经有过妊娠者继而未避孕 1 年以上未孕者为继发性不孕，《备急千金要方》称之为"断绪"。西医学认为，女性不孕症多由排卵障碍、输卵管、子宫、阴道、外阴等因素而致，其他有免疫因素、不明原因等。

不孕症的发病主要与肾气不足、冲任气血失调有关。因此，治疗重点是温养肾气，调理气血，使经调病除，则胎孕可成。本类药对，尤师多用温肾助阳、补肾养血、燥湿化痰、理气通经之品配伍组成。

## 鹿角胶 - 龟甲胶

【功效】 滋水填精，补肾壮阳。

【主治】 先天不足或后天劳损，精血亏虚，元阳衰惫之女子血少经闭、不孕等。

【用法】 鹿角胶 10g，龟甲胶 10g。两药均烊化冲服。

【备考】 鹿角胶、龟甲胶伍用出自《医便》龟鹿二仙膏。该方能大补精髓，益气壮阳，主治真元虚损、精血不足证，后人奉之为益寿延年之仙方。

【按语】 鹿角得天之阳气最全，纯阳之品，善通督脉，峻补元阳。龟甲得地之阴气最全，纯阴之品，善通任脉，滋阴益肾。张景岳言："善补阳者，必于阴中求阳，则阳得阴助而生化无穷；善补阴者，必于阳中求阴，阴得阳升而泉源不竭。"两药相伍，助阳生阴，滋阴化阳，且"鹿角得龟甲，则不虑其浮越之过升；龟甲得鹿角则不患其沉沦之不返"（《历代名医良方注释》）。用胶者，取其质地纯厚，直入任督，以峻补精血之功。精血足，任脉通，"月事以时下，故有子"。

## 鹿胶－阿胶

【功效】 补益肝肾，养血止血。

【主治】 肝肾俱损，气血两虚之女子不孕、闭经及月经过多、崩漏等。

【用法】 鹿胶10g，阿胶10g。两药均烊化冲服。

【备考】 自拟。

【按语】 鹿胶甘咸而温，纯阳之物，善温补脾肾、填精益血而补阴中之阳；阿胶甘平柔润，纯阴之味，功专滋阴养血。经云："形不足者温之以气，精不足者补之以味。"鹿角胶咸温以壮阳生气；阿胶甘腻纯厚可填精益阴。两胶合用，既具有阴阳兼顾、形气俱补之功，又有较好的止血作用。故肝肾不足之不孕，或兼月经量少、闭经，或见月经量多、崩漏者均可使用。

## 人参－鹿茸

【功效】 益气壮阳。

【主治】 女子宫寒不孕。

【用法】 人参10g，鹿茸3g。人参文火另煎，鹿茸研极细末冲服。

【禁忌】 两药配伍使用，为峻补之品，宜从小量开始，缓缓图之，切忌骤服大剂。清代曹炳章云："苟服食参、茸，能用份少、服日多，则益气养血，有益无损，虽有余热，亦不为害；若阳虚阴燥之人，再骤服大剂，以致有助燥灼阴之弊。"故凡阴虚阳亢，血分有热，胃火炽盛，或肺有痰热及外感热病者均忌服。

【备考】 自拟。

【按语】 肾主生殖，若肾阳不足，命门火衰，男子可出现阳痿遗精，女子则宫寒不孕。治宜益气壮阳。人参味甘微苦性温，温而不燥，大补元气，益气助阳，为临床治虚劳内伤第一要药，凡一切气血津液不足之证，皆可用之。鹿茸味甘性温而咸，血肉有情之品，主入肾，为补肾阳、益精血之要药。两药相合，气血阴阳兼顾，但终以益气壮阳为最，其力刚雄无比，历代医家多视之为峻补之剂。且因两者配伍能益精血、强筋骨，故尚可消除患者因肾虚而致之眩晕耳鸣、腰膝筋骨痿软之伴随症状。

## 锁阳－补骨脂

【功效】 补肾益精。

【主治】 子宫发育不良之不孕属肾阳不足者。

【用法】 锁阳10g，补骨脂10g。

【禁忌】 两药物性质温燥，能伤阴助火，故阴虚火旺，口干、小便灼热者勿用。

【备考】 自拟。

【按语】 肾为先天之本，元气之根，主藏精气，是人体生长、发育和生殖的根本，而子宫的全部功能就是生殖功能，可见子宫发育是否正常与肾关系密切。锁阳甘温体润，入肝经、肾经，功能补肾阳、益精血。常用治肾阳不足，精血亏损之阳痿、不孕、腰膝痿软等病证。补骨脂性温入肾，有补肾壮阳、固精缩尿、温脾止泻之功。现代药理研究表明，补骨脂具有雌激素样作用，能促进子宫的发育。两药配合，相须为用，补肾助阳，益精养血，且温而不燥、滋而不腻，对肾阳不足之子宫发育不良，兼见夜尿多、大便稀溏者可长期服用。两药相伍用于治疗子宫偏小、发育不良之不孕症，每收良效。

## 紫石英－巴戟天

【功效】 补肾助阳，暖宫调经。

【主治】 子宫发育不良之不孕属肾阳虚弱者。

【用法】 紫石英30g，巴戟天12g。

【禁忌】 阴虚火旺口干、大便秘结者不宜用。

【备考】 自拟。

【按语】 紫石英味甘，性温，能温肾养肝，暖宫调经，常用治疗女子宫冷不孕、虚寒闭经等症。巴戟天味甘，性温能补，辛温能散，专入肾经，长于补肾壮阳益精，强壮筋骨，兼能除湿散寒，性较缓和，具有温而不燥、补而不滞之特点，为治肾虚阳痿、筋骨痿弱、宫冷不孕、经寒腹痛的常用药。《本草正义》曰："巴戟隆冬不凋，味辛气温，专入肾家，为鼓舞阳气之用。温养元阳……益精，治小腹阴中相引痛，皆温肾胜寒之效；安五脏，补五劳，补中增志益气，皆元阳布护之功也。"现代药理研究证明，巴戟天有类皮质激素样作用。两药合用，紫石英温肾养肝暖宫，巴戟天补肾壮阳，强固冲任，相须配对，共奏补肾助阳、暖宫调经之效。

### 巴戟天 – 肉苁蓉

【功效】温肾壮阳。

【主治】肾虚不孕。

【用法】巴戟天 10g，肉苁蓉 10g。

【禁忌】阴虚火旺者不宜用。

【备考】自拟。

【按语】巴戟天、肉苁蓉均为温肾助阳之品。巴戟天辛甘而温，性燥而不柔，温阳助火之力尤强。肉苁蓉甘咸而温，质地柔润，性柔而不燥，补肾壮阳中兼有润燥益精、润肠通便之功。两药合用，相须配对，增强了温肾壮阳之力，且润燥相宜，有温补而不燥之妙。

### 淫羊藿 – 紫石英

【功效】补肾助阳，暖宫调经。

【主治】女子阳虚宫寒之痛经、闭经、不孕及阳虚冲任不固之月经过多，崩漏。

【用法】淫羊藿 10g，紫石英 15g。

【禁忌】阴虚火旺者不宜服。

【备考】自拟。

【按语】淫羊藿味辛、甘，性温，入肝经、肾经。甘温能补命火、壮肾阳，辛温可祛风湿、强筋骨，故该药内壮肾阳、外散风湿，常用治肾虚阳痿、阳衰不孕、风寒湿痹等症。紫石英味甘，性温入血，温营血，镇冲气，引气血下行，为温肾养肝暖宫之品，常用于女子虚寒闭经、宫冷不孕等症。两药合用，既补肾壮阳、固摄冲任，又温肾养肝、调经暖宫，互相促进，共奏奇功。本药对常用于肾阳虚诸证，妇科临床用之治疗阳虚宫寒之痛经、闭经、不孕等每获良效。若配伍鹿衔草则补虚益肾、活血调经之功效益彰。

## 紫石英 – 白石英

【功效】 镇惊安神，暖下助孕。

【主治】 女子宫寒不孕。

【用法】 紫石英 30g，白石英 30g。两药入煎剂宜打碎先煎。

【备考】 自拟。

【按语】 紫石英味甘，性温，入心、肺血分，质重能达下焦，具有镇心安神定悸、暖宫助孕之功，对于血海冲任虚寒、宫寒不孕者，用之最宜。白石英味甘，性微温，偏入气分，能温肺肾，安心神。两药配伍，气血并调，镇惊安神，温暖下元而助孕。

## 紫河车 – 肉苁蓉

见月经后期·肾虚。

## 柴胡 – 生麦芽

【功效】 疏肝运脾。

【主治】 肝郁不孕。症见月经先后不定期，经量或多或少，或伴胸胁乳房胀痛，或烦躁不安、久不受孕。

【用法】 柴胡 10g，生麦芽 6g。

【备考】 自拟。

【按语】 柴胡轻清升散，专入肝胆，长于疏肝解郁；麦芽为谷之萌芽，生用亦善将顺肝木之性使不抑郁。"柴胡之调肝在于升提，生麦芽之调肝在于宣通"。升提与宣通相济，使"肝气之郁者自升，遏者自舒，而徐还其疏泄之常矣"。肝气条达，月经正常，自可受孕。生柴胡与生麦芽配伍，可疏肝气，行肾气以助孕，用于肝郁不孕者疗效颇佳。但应注意生麦芽用量不宜过大，也不宜久服，以免损伤肾气。

# 第*12*章

# 前 阴 病

妇女前阴（包括阴户、玉门、阴道）发生的病变，称为"前阴病"。常见的前阴病有阴痒、阴肿、阴疮、阴痛、阴吹等。

前阴病的发病机制有直接和间接两个方面。间接发病机制是脏腑功能失常累及前阴发生不适，直接发病机制是前阴局部感染邪毒、病虫或受外伤导致患处病变。其治疗一般是内服药调理脏腑以治其本，配合局部外治法以治其标。同时，前阴之病重在防护，注意前阴的清洁卫生，防止邪毒病虫感染，对避免和减少前阴病有重要意义。

阴痒、阴疮多因湿热下注，蕴结成毒，或因正气虚弱，寒湿凝结而成。故治疗本病之药对，尤师常用清热利湿、活血散结、收敛止血之品配伍而成，多采用内外合治的方法。代表药对如"水牛角－紫草""青黛－滑石－冰片"。

## 龙胆草－黄檗

【功效】 清热燥湿，消肿止痛。

【主治】 外阴肿痛、渗液、瘙痒，证属肝经湿热者。

【用法】 龙胆草 30g，黄檗 15g。

【禁忌】 两药苦寒败胃，故脾胃虚弱者忌服。使用时须中病即止，不可久服。

【备考】 自拟。

【按语】 外阴肿痛、渗液、瘙痒一病多因肝胆湿热下注而致。因肝之经脉绕阴器，抵少腹，故治疗以清泻肝胆下焦湿热为主。龙胆草大苦大寒，有"凉肝猛将"之称，因性沉降，故直达下焦而善清下焦湿热，为治肝胆实火及下焦湿热之要药，常用于湿热下注之阴肿阴痒、带下黄稠、湿疹瘙痒等。《本草纲目》引李杲说："龙胆草退肝经邪热，除下焦湿热之肿，泻膀胱火。"现代药理研究表明，龙胆草内所含的龙胆苦苷对大肠杆菌、枯草杆菌及皮肤真菌有抑制作用。黄檗苦寒，偏入下焦，长于清下焦湿热而益肾坚阴，用治湿热带下、湿疮、湿疹等。《神农本草经》曰："黄檗主女子漏下赤白，阴阳蚀疮。"现代药理研究表明，黄檗有较广的抗菌谱和较强的抗菌效力，对血小板有保护作用，使其不破碎，外用可促进皮下渗血的吸收。两药皆为苦寒之品，皆入下焦，配为药对，相须为用，功专力宏，使清热燥湿、消肿止痛的作用增强，用于肝胆湿热流于下焦之外阴肿痛、渗液、瘙痒等症，其效颇佳。龙胆草、黄檗相伍，既可外洗，又可内服。内服时龙胆草用量宜小，6~12g 即可，用量太大败胃，可引起恶心、呕吐等不适。

## 水牛角 - 紫草

【功效】 凉血解毒。

【主治】 外阴溃疡、渗血属热毒入血分者。

【用法】 水牛角与紫草等份。

【禁忌】 两药寒滑可通便，故脾虚便溏者忌服。

【备考】 自拟。

【按语】 水牛角味咸性寒入血，功擅清热、凉血、解毒，主治热入营血之证。现代药理研究表明，水牛角煎剂能降低家兔末梢血管血液的白细胞数，有明显的抗炎作用。紫草味甘性寒质润，入心经、肝经，为清润之品，走血分而能清热凉血，解毒润燥，广泛用于痈肿疮疡、阴痒、烧伤等证。现代药理研究表明，紫草煎剂有缓和的解热作用，对金黄色葡萄球菌、流行性感冒病毒、羊毛状小芽孢癣等有抑制作用。两药相合，均入血分，使凉血解毒的作用增强。毒清血凉，溃疡自愈，流血自止。两药共为细末，外用搽患处，亦可用于阴道炎、宫颈炎的治疗。

## 青黛 - 滑石 - 冰片

【功效】 清热解毒，利湿敛疮。

【主治】 外阴溃疡属湿热毒邪蕴结者。

【用法】 青黛 30g，滑石 30g，冰片 3g。外用，研末外搽患处。

【禁忌】 孕妇慎用。

【备考】 自拟。

【按语】 青黛味咸，性寒，入肝经、肺经、胃经，既走气分，又入血分，功能清热泻火解毒，尤以清解血分之热毒、泻肝胆实火为长。外用可治口疮喉痹、湿疹、带状疱疹等。《开宝本草》曰："亦摩敷热疮恶肿、金疮下血、蛇犬等毒。"现代药理研究表明，其有抑制金黄色葡萄球菌作用，能增加白细胞吞噬能力，并有降低皮肤毛细血管通透性、解热镇痛等作用。滑石味甘淡，性寒，归胃经、膀胱经，性寒而滑，甘淡渗湿，故有清热利湿解暑、利水通淋之效。外用可治湿疹、湿疮、痱子等湿热蕴结所致的皮肤病。药理研究表明，滑石粉撒布创面形成被膜，有保护创面、吸收分泌物、促进结痂的作用。冰片味辛、苦，性微寒，归心经、脾经，外用善于清热解毒，防腐生肌，可用治各种肿痛溃烂之病，如湿疹、湿疮、疮疡溃疡等。药理研究证明，冰片体外对金黄色葡萄球菌、链球菌等有抑制作用。三药参合，青黛专于清肝凉血，滑石善于渗利湿热，冰片长于清热止痛，且均能收涩敛疮，故互相促进，使清热解毒、利湿敛疮的作用增强，外用于外阴溃破、渗液、渗血者甚佳。

## 生甘草 - 苦参

【功效】 清热解毒，燥湿杀虫。

【主治】 外阴溃疡属湿热者。

【用法】 生甘草 30g，苦参 30g。外用，煎水坐浴。

【禁忌】 甘草反大戟、甘遂、芫花、海藻，苦参反藜芦。

【备考】 自拟。

【按语】 甘草味甘，性平，生用偏凉，重在清热解毒，其性甘缓，又能缓急止痛，调和药性，可用于热毒证，如咽喉肿痛、疮疡肿毒等。现代药理研究证实，甘草有抗炎和抗过敏的作用，并可解毒，对由于药物、细菌毒素、食物及体内代谢产物等引起的中毒有一定的解毒作用，对金黄色葡萄球菌、痢疾杆菌、铜绿假单胞菌、结核杆菌有抑制作用。苦参味苦，性寒沉降，能泻心胃之火，利膀胱湿热，为清热燥湿杀虫之品，常用于疥癣、湿疹、皮肤瘙痒等，治疗妇女阴道滴虫是其特长。现代药理研究表明，苦参对结核杆菌及多种皮肤真菌有抑制作用，并可抗滴虫。两药合用，既能清热解毒，又可燥湿杀虫，止痒止痛，用于妇科临床，每获奇效。

## 儿茶 - 苦参

【功效】 清热燥湿，止血敛疮。

【主治】 外阴湿疹渗血属湿热者。

【用法】 儿茶 30g，苦参 30g。外用，煎水坐浴；亦可研极细末后扑药粉于患处。

【备考】 自拟。

【按语】 儿茶味苦涩，性凉，具有清热解毒、收湿敛疮、生肌止血之功，可用于湿疮流水、溃疡不敛、渗血渗液者。《本草求真》曰："孩儿茶，味苦微涩，性凉无毒，功专清上膈热，化痰生津，收湿，凉血，生肌，凡一切口疮喉痹，时行瘟瘴……阴疳痔肿者，服之立能见效。"苦参苦能燥湿，寒以清热，并兼杀虫止痒，性沉降而走下焦，用治湿热下注之阴疮、阴痒。两药合用，一长于收敛止血，生肌敛疮；一善于清热燥湿，杀虫止痒，收敛不留邪，清燥不太过，用于外阴湿疹、渗血渗液者甚好。

## 石菖蒲 - 紫珠

【功效】 清热解毒，燥湿止痒。

【主治】 外阴湿疹瘙痒者。

【用法】 石菖蒲 10g，紫珠 30g。

【禁忌】 阴虚阳亢者禁用。

【备考】 自拟。

【按语】 石菖蒲味辛、苦，性温，辛香苦燥，擅长化湿辟秽，常用于痰湿秽浊内阻之证。外用亦可去湿而治湿疹瘙痒。紫珠味涩收敛，性凉清热，苦以燥湿，入肝经血分而能清热凉血，因肝脉绕阴器，故紫珠可用于湿热之邪随经下注，蕴结阴器之外阴瘙痒。现代药理研究表明，紫珠草对大肠杆菌、弗氏痢疾杆菌、金黄色葡萄球菌、链球菌等有抑制作用。两药相合，一温一寒，因寒大于温，故燥湿之功增，而清热之力存，正适宜于治外阴湿疹属湿热者。

## 儿茶－冰片

【功效】 清热解毒，收湿敛疮。

【主治】 外阴湿疹渗液属湿热者。

【用法】 儿茶 30g，冰片 10g。外用，研细末扑药粉于患处。

【禁忌】 孕妇忌服。

【备考】 儿茶、冰片伍用来自《疫喉浅论》中冰白散，此方将冰片与儿茶相配使用，为细末，吹患处，治疫喉腐烂较甚者。临证应用，不仅局限于眼、喉科疮疡糜烂，各种臁疮久溃、疮口不合以及湿疹、湿疮皆可随证选用。

【按语】 儿茶苦能燥湿，涩能收敛，故能收湿敛疮，生肌止血，且有清热解毒之功，用于湿疮流水、溃疡不收等症。《本草纲目》："孩儿茶，清上膈热，化痰生津，涂金疮、一切诸疮，生肌定痛，止血，收湿。"现代药理研究证实，儿茶能促进疮面愈合并有止痛作用。冰片辛苦微寒，外用有清热消肿、止痒止痛之功。可用于各种疮疡、湿疹等。两药相合，相须为用，共奏清热解毒、收湿敛疮之功。

## 血竭－蛤蜊粉－冰片

【功效】 清热燥湿，敛疮收口。

【主治】 外阴溃疡属湿热下注者。

【用法】 血竭 20g，蛤蜊粉 50g，冰片 5g。外用，研极细末敷患处。

【禁忌】 孕妇忌用。

【备考】 自拟。

【按语】 血竭味甘咸性平，入心经、肝经。味咸入血分，内服能活血祛瘀止痛；外敷有止血生肌敛疮之效，用于治疗疮口不敛。《本草纲目》曰："血竭专于血分者也。"《新修本草》曰："止痛，破积血，金疮生肉。"现代药理研究表明，血竭能显著缩短家兔血浆再钙化时间，对多种皮肤真菌有抑制作用。蛤蜊粉味苦咸性寒，入肺经、胃经，寒能清热，苦以燥湿，味咸能入血分，故外用可清热燥湿，敛疮收口，用于疮痈溃疡久不收口者疗效颇佳。冰片辛香浓烈，性善走窜，无往不达，寒以清热，故外用有清热消肿、止痒止痛之功，可用于疮痈疔毒、口舌溃烂、目赤肿痛、湿疹溃疡等。现代药理研究证实，冰片对炎症引起的黏膜剥脱、糜烂或溃疡有明显的促进愈合和止痛作用。三药参合，既能清热燥湿，又能凉血解毒，更能敛疮生肌，故用于外阴溃疡久不收口、痛痒难忍者，效果颇佳。

## 苦参－艾叶

【功效】 清热利湿，杀虫止痒。

【主治】 外阴溃疡属湿热者。

【用法】 苦参 30g，艾叶 15g。外用，煎水坐浴。

【禁忌】 苦参反藜芦。

【备考】 自拟。

【按语】 苦参苦寒沉降，功擅清热燥湿，杀虫止痒，为治疗湿热下注之湿疹、疮疡、带下赤白等病症之要药，内服或外用均有一定疗效。艾叶辛散苦泄，煎汤外洗可利湿止痒止血，常用于湿疹瘙痒。《名医别录》曰："艾叶可作煎，止下痢、吐血、下部疮、妇人漏血。"现代药理研究证实，艾叶有抗纤维蛋白溶解作用，能降低毛细血管通透性，并有抑菌作用。两药相合，一寒一温，因苦参用量多于艾叶，使艾叶利湿止痒而不助热，苦参清热燥湿止痒而不太过。李时珍对此曾说："一冷一热，阴阳相济，最得制方之妙，而无偏胜之寒。"故临床常用治湿热下注之外阴湿疹溃疡。

## 白芷－白鲜皮

【功效】 清热燥湿，祛风止痒。

【主治】 阴痒、带下过多属湿热下注者。

【用法】 白芷 10g，白鲜皮 10g。

【禁忌】 阴虚内热者不宜服。

【备考】 自拟。

【按语】 白芷味辛性温，归肺经、胃经、大肠经。本品辛香温燥，善除阳明经湿邪而燥湿止带，且长于祛风止痒，用于治疗皮肤风湿瘙痒。白鲜皮味苦性寒，归脾经、胃经、膀胱经。本品既能清热燥湿，泻火解毒，又能祛风止痒。两药配伍，燥湿止痒之效倍增。白芷水浸剂对奥杜盎小芽孢癣菌等致病真菌有一定抑制作用。

## 蛇床子 - 白矾

见带下过多·寒湿下注。

## 鸡血藤 - 全蝎

【功效】 活血补血，通络止痛。

【主治】 性交阴痛。

【用法】 鸡血藤 15g，全蝎 3g。

【备考】 自拟。

【按语】 鸡血藤入血分，走经络，为活血补血之品，功能祛瘀通经，舒筋止
痛，为治血虚有瘀诸证之常用药。全蝎味辛，性平，入肝经，功善
通络止痛，常用于多种痛证。两药配伍，相须相助，活血补血、通
络止痛的作用增强。

# 第 *13* 章

# 盆腔炎性疾病

　　盆腔炎性疾病（PID）指女性上生殖道及其周围组织的一组感染性疾病，主要包括子宫内膜炎、输卵管炎、输卵管卵巢脓肿、盆腔腹膜炎。炎症可局限于一个部位，也可同时累及几个部位，以输卵管炎、输卵管卵巢炎最常见。

　　盆腔炎性疾病发病的主要机制为湿、热、毒交结，气血瘀滞，邪正相争于胞宫、胞脉，或在胞中结块，蕴积成脓。故治疗以清热解毒祛湿、行气活血散结为主，尤师常用药对有"红藤 – 败酱草""荔枝核 – 荆芥穗"等。

## 蒲公英 – 连翘

【功效】　泻火解毒，散结消肿。

【主治】　盆腔炎性包块有压痛属热毒者。

【用法】　蒲公英 30g，连翘 30g。

【禁忌】　二者寒凉，用量不宜过大；脾胃虚寒者慎用。

【备考】　自拟。

【按语】　盆腔炎性包块、压痛多因热毒内壅，气血凝聚，胞脉瘀阻而致。治宜泻火解毒，散结消肿。蒲公英味苦甘性寒，归肝经、胃经。蒲公英苦以泄降，甘以解毒，寒能清热，并兼散滞气，为清热解毒、消痈散结之佳品，主治内外热毒疮痈诸证。《本草衍义补遗》言其"散滞气，化热毒，消恶疮结核疔肿"。连翘味苦，性寒，主入心经，"诸痛痒疮，皆属于心"，本品既能清心火，解疮毒，又能散气血凝聚，兼有消痈散结之功，故有"疮家圣药"之称。两药皆为苦寒之品，皆为治疗实热疮疡之要药，相须配对，使泻火解毒、散结消肿之力增强。现代药理研究证明，两药对多种病原菌均有抑制作用。连翘还能强心，利尿，改善微循环；蒲公英有轻度泻下作用。

## 红藤－败酱草

【功效】清热解毒，活血消痈。

【主治】附件炎见有腰酸疼痛、带下，属湿热瘀阻者。

【用法】红藤 30g，败酱草 30g。

【禁忌】败酱草大量应用时，可引起暂时性白细胞减少和头昏、恶心，故白细胞减少者需控制剂量。

【备考】红藤、败酱草伍用出自《实用中医妇科方药学》银翘红酱解毒汤，该方清热解毒，活血止痛，主治盆腔炎属热毒瘀滞者。

【按语】红藤味苦，性平，偏入下焦，功善清热解毒，消痈散结，并有活血止痛之效，常用于瘀热阻滞之腹痛、闭经及热毒痈肿。《本草图经》曰："红藤行血，治气块。"现代药理研究证实，红藤对金黄色葡萄球菌及白色葡萄球菌、甲型链球菌及乙型链球菌、卡他球菌、铜绿假单胞菌、大肠杆菌等有抑制作用。败酱草辛以散瘀，苦能降泄，微寒清热，入气分而能清热解毒排脓，入血分则活血散结消痈。常用于热毒疮痈及血热瘀滞之胸腹疼痛。《本草纲目》曰："败酱草乃手足厥阴药也，善排脓破血，故仲景治痈及古方妇人科皆用之。"现代药理研究证实，败酱草对葡萄球菌、链球菌有抑制作用，并能抗病毒。两药配合，相须为用，并入下焦，使清热解毒、活血消痈之力大增。

## 牡丹皮－大黄

【功效】清热凉血，活血祛瘀。

【主治】附件炎、盆腔炎等属瘀热者。

【用法】牡丹皮 10g，大黄 6g。

【禁忌】孕妇、月经过多及内无实热者忌用。

【备考】牡丹皮、大黄伍用出自《金匮要略》大黄牡丹汤，该方主治肠痈初起、脓未成者，为治疗瘀热所致里热实证的常用药对。药理研究表明，两药对葡萄球菌、大肠杆菌及链球菌等多种细菌，均有较强的抗菌作用。

【备考】 自拟。

【按语】 牡丹皮味辛苦性微寒，善入血分，能清热凉血，活血化瘀，功似赤芍。赤芍长于行血中瘀滞而活血散瘀；牡丹皮善于除血中伏热而凉血和血，且"疗痈疮"（《神农本草经》）。大黄味苦性寒，长于通下，深入血分，善解血中之热毒，可通血中之积。两药合用，相辅相成，具有较强的通降下行、清热凉血之功，是妇科临床治疗瘀热实证的常用药对。

## 浙贝母 - 土茯苓

【功效】 清热解毒，开郁散结。

【主治】 盆腔炎性包块有压痛者。

【用法】 浙贝母 15~30g，土茯苓 30g。

【禁忌】 贝母反乌头。

【备考】 自拟。

【按语】 浙贝母味苦性寒降泄，开泄力胜，能清热化痰，开郁散结。《名医别录》曰："贝母疗腹中结实，心下满……"土茯苓味甘淡性平，归肝经、胃经。其味淡能渗利湿热，且长于解毒，可用于治疗湿热疮毒、淋浊带下。《本草备要》言："土茯苓主杨梅疮毒，瘰疬疮肿。"两药伍用，相互协同，清热解毒、消肿散结之力增强。贝母可分为川贝母与浙贝母。川贝母滋润，长于润肺化痰；浙贝母开泄力大，长于清火散结。妇科临证用于消散炎性包块，以浙贝母为宜。

## 海藻 - 连翘

【功效】 清热解毒，软坚散结。

【主治】 盆腔、附件炎性包块，质硬，压痛属热瘀互结者。

【用法】 海藻 12g，连翘 15g。

【备考】 自拟。

【按语】 海藻味苦咸，性寒，入肝经、胃经、肾经。苦寒清热，咸寒软坚散结，故能泻肝胆之火，软化血管经络，消散结气痰郁，常用于治疗皮下硬结、瘰疬痰核、瘿瘤、积聚、水肿、血管硬化症、中风半身不遂、睾丸肿痛等疾病。连翘苦寒轻清，透达表里，宣畅气血，以散血积气聚，有清热解毒、消肿散结之效能，为治疗疮毒痈肿的要药。两药配合，相须为用，一长于软坚，一善于解毒，使清热解毒、软坚散结之力增强。

## 天花粉－红藤

【功效】清热解毒，活血止痛。

【主治】盆腔炎患者见腹痛、脓带、低热不退，属瘀热胶结者。

【用法】天花粉 15g，红藤 30g。

【禁忌】孕妇，脾胃虚寒，大便滑泻者忌服。天花粉不宜与乌头、附子同用。

【备考】自拟。

【按语】天花粉味甘微苦，性微寒，本品不仅能清热生津，清肺润燥，而且有清热解毒、消肿排脓之功效，用于疮疡初起，热毒炽盛，未成脓者使之消散，脓已成者可溃疮排脓。《医学衷中参西录》曰："天花粉，为其能生津止渴，故能润肺，化肺中燥痰，又善通行经络，解一切疮家热毒，疗痈初起者，与连翘、穿山甲并用即消；疮疡已溃者，与黄芪、甘草（皆须用生者）并用，更能生肌排脓，即溃烂至深，亦可自内生长肌肉，徐徐将脓排出。"红藤功专清热解毒，消痈散结，善消内痈，同时又可活血散瘀，消肿止痛，用于妇女痛经、风湿关节痹痛及跌打损伤等。两药配合，相须为用，清热解毒、排脓散结、活血止痛之力增强，使腹痛、脓带之症消除。

## 白芷－皂角刺

见输卵管病。

# 第 *14* 章

# 子 宫 病

## 第一节　子宫脱垂

子宫从正常位置向下移位，甚至完全脱出于阴道口外，称为"子宫脱垂"，中医又称为"阴脱""阴菌""阴挺""子宫脱出"等。

子宫脱垂的主要机制是冲任不固，提摄无力。因此，其治疗应本着《黄帝内经》"虚者补之，陷者举之"的原则，以益气升提、收敛固脱为主，尤师常用人参、黄芪、升麻、柴胡等药物配伍成对。

### 人参－黄芪

见月经先期·气虚。

### 人参－升麻

【功效】补气升阳举陷。

【主治】气虚下陷之子宫脱垂。

【用法】人参 10g，升麻 6g。

【备考】人参、升麻伍用出自《内外伤辨惑论》补中益气汤，该方益气升阳，主治气虚清阳下陷之证。

【按语】人参味甘性温，大补元气，一切气虚证均可用之。其与升麻配伍，一方面借升麻入脾胃之经的特性而健脾益气；另一方面又借升麻升举之性升举脾胃清阳。正如《医学启源》所言："人参，善治短气，非升麻为引用不能补上升之气。"脾气健旺，升举有力，子宫自可复位。

## 黄芪－升麻

【功效】 补气升阳举陷。

【主治】 脾胃气虚，中气下陷之子宫脱垂，又治气血不足所致疮疡久不愈合者。

【用法】 黄芪 20g，升麻 6g。

【备考】 参《内外伤辨惑论》补中益气汤。黄芪、升麻配伍，既有益气升阳之用，又有益气托毒之功，临床运用主要取决于生用炙用之不同。因升麻的意义在于升提清阳，故用量不宜太重。

【按语】 脾主升清。若脾气不足，则清阳下陷，故可见子宫下垂。脾为后天之本，气血生化之源，脾虚化源不足，则可致疮口久不愈合。"黄芪具春令升发之性，味甘气温色黄，皆得中和之正，故能补益中土、温养脾胃。凡中气不振、脾土虚弱、清气下陷者最宜"。但黄芪有炙用、生用之别，炙用补气升阳，生用益气托毒生肌，被誉为"疮疡圣药"。升麻味辛甘性微寒，入脾经、胃经，善引清阳之气上升，而为升阳举陷之要药。张元素谓其"补脾胃之药，非此为引，不能取效"。两药配伍，益气与升阳并举，使脾旺气升，而子宫下垂之证除。因其能益气升阳托毒，故气血不足、疮口久不愈合之症亦消。

## 升麻－柴胡

【功效】 升举清阳。

【主治】 中气不足、气虚下陷之子宫下垂及崩中带下等。

【用法】 升麻 6g，柴胡 6~10g。

【禁忌】 两药均性善升发，故真阴亏损、肝阳上亢之证忌用。

【备考】 升麻、柴胡伍用出自《内外伤辨惑论》补中益气汤。张锡纯《医学衷中参西录》亦取之而为升陷汤，用治大气下陷，气短不足以息。两药在妇科临床时常以小剂量使用，伍以党参、黄芪等补气之品，用治气虚下陷，不能升提之子宫脱垂。

【按语】 升麻味甘辛，性微寒，体质空松，轻浮升散，具有轻清升透之特性，既能疏散肌表风热，透疹解毒，又能泄阳明胃火，更能升脾胃清阳之气。《本草纲目》言："升麻消斑疹，行瘀血，治阳陷眩运，胸胁虚痛，久泄，下痢后重，遗浊，带下崩中。"药理研究证实，升麻对子宫具有双向调节作用，能抑制妊娠子宫，对未孕子宫则呈现兴奋作用。柴胡气平，性微寒，具轻清上升，宣透疏达之性，能升举清阳之气，故为清阳下陷之久泻脱肛、子宫脱垂的常用之品。其疏肝解郁之功，兼可宣畅气血，因而亦治妇女月经不调。两药均气轻味薄，具有升提作用。然升麻以引阳明清气上行为主，柴胡以升少阳清气为要，相须为用，共引清气行于阳道，升阳举陷，但须与益气补中之品合用，其力方显。《名医方论》云："补中之剂，得发表之品而中自安，益气之剂赖清气之品而益气倍增。所用药有相须之妙也。"

## 枳实－枳壳

【功效】 调畅气机，破气散结。

【主治】 子宫下垂。

【用法】 枳实 10g，枳壳 10g。

【禁忌】 孕妇慎用。

【备考】 自拟。

【按语】 枳实、枳壳源于一物，枳实取于幼果，枳壳取于成熟之果。两者功效大抵类似，皆能破气散结，行气消痞。但枳实力峻，枳壳力缓；枳实性沉而主下，枳壳性浮而主上；枳实主入脾胃，破气作用较强，能消积除痞，导滞通便；枳壳主入脾肺，以开胸宽肠除胀为主。两者伍用，一升一降，使行气破结之力增强，并直通上下，气机通畅。现代药理实验表明，两药煎剂可使胃肠、子宫平滑肌兴奋性增强。治子宫脱垂宜与黄芪、党参等补气升阳之品伍用，方可收良效。

## 五味子－五倍子

见崩漏·脾肾虚弱。

## 乌梅－蛇床子

【功效】 收敛固脱，燥湿止痒。

【主治】 子宫脱垂伴见子宫摩擦破损者。

【用法】 乌梅 15g，蛇床子 10~15g。外用熏洗坐浴。

【备考】 自拟。

【按语】 乌梅酸涩收敛，内服既能敛肺止咳，又能涩肠止泻，外用能消疮毒，并治胬肉外突。《本草求真》曰："乌梅，酸涩而温，入肺则收，入肠则涩……而使下脱上逆皆治，且于痈毒可敷，无不因其收敛之性。"蛇床子辛散祛风，苦燥除湿，外用可燥湿杀虫，祛风止痒，用治疥疮、顽癣、风疹、阴部瘙痒等。《本草经疏》曰："蛇床子苦能除湿，温能散寒，辛能润肾，甘能益脾，故能除妇人男子一切虚寒湿所生病，寒湿既除，则病去身轻。"两药相伍，收敛固脱与燥湿止痒并用，用于子宫脱出阴道口外、摩擦损伤者尤宜。子宫脱垂多因气虚下陷，不能摄纳，或肾虚胞脉胞络受损，冲任不固所致，在治法上应按"虚者补之，陷者升之，脱者固之"的原则，以益气升提、补肾固脱为主，常内治与外治并用。

# 第二节　子宫内膜异位症、子宫腺肌病

　　子宫内膜异位症是指具有生长功能的子宫内膜组织出现在子宫腔被覆内膜及宫体肌层以外的其他部位所引起的一种疾病。卵巢型子宫内膜异位症形成囊肿者，称为卵巢子宫内膜异位囊肿（俗称"巧克力囊肿"）。

　　子宫腺肌病是指子宫内膜腺体及间质侵入子宫肌层中，伴随周围肌层细胞的代偿性肥大和增生，形成弥漫病变或局限性病变的一种良性疾病。少数子宫内膜在子宫肌层中呈局限性生长，形成结节或团块，称为子宫腺肌瘤。

　　本病主要病机为瘀血阻滞，多由于外邪入侵、情志内伤、房劳、饮食不节或手术损伤等原因，导致脏腑功能失调，气血不和，致部分经血不循常道而逆行，以致"离经"之血瘀积，留结于下腹，阻滞冲任、胞宫、胞脉、胞络而发病。治疗以活血化瘀为主，根据辨证，分别佐以理气行滞、温经散寒、清热除湿、补气养血、补肾、化痰、散结消癥等治法。尤师常用药对有"水蛭－虻虫""金樱子－石榴皮"等。

## 水蛭－虻虫

【功效】破血逐瘀。

【主治】子宫内膜异位症，见经行不畅而腹痛者。

【用法】水蛭 6g，虻虫 6g。两药研末吞服，每次 0.3~0.5g。

【禁忌】孕妇及体弱者忌服。

【备考】 自拟。

【按语】 中医学认为，子宫内膜异位症的发生主要是机体脏腑功能失调，冲任损伤，气血不和，不循常道，离经之瘀血积聚而发病。瘀血阻滞，脉络不通，则见痛经；瘀滞日久，积而成癥；瘀久化热则为经停发热；冲任气血失调而为月经紊乱、不孕等。其病位在下焦，瘀血既是本病的病理产物，又是本病的致病因素，故治疗方法应以活血化瘀为主。水蛭咸能走血而软坚散结，苦能降泄，入肝经血分，功擅破血逐瘀，通经消癥，主要用于瘀血经闭、癥瘕积聚及跌扑损伤瘀滞疼痛。虻虫苦以降泄，微寒清热，亦入肝经血分，破瘀血，消肿块，作用与水蛭相近，常用于经闭、腹中包块、跌打瘀血肿痛等症，但药力更猛。两药均为虫类破血之品，水蛭生于水中，性善趋下，偏于破血逐瘀，消坚散积，治病在下，药力较缓，稳而持久。虻虫飞在空中，性烈而力猛，偏于行经络，通血脉，治病在上，药力较猛，急而短暂。前人谓："潜者走阴路，飞者走阳路。"两药合用，相须配对，性迟者可消积于久缓，力速者可逐瘀于顷刻，相得益彰，具有很强的蚀死血、祛恶血之功，可使药力发挥既迅速又持久。子宫内膜异位症的发生与月经周期有密切关系，治疗时尚须结合月经周期不同时期及不同体质分别论治，一般经前以调气化瘀为主，经期以活血化瘀、理气止痛为主，经后以益气补肾、活血化瘀为主。水蛭、虻虫为破血逐瘀常用药对，主要用于瘀血重症而体质不虚者，用时应严格掌握剂量，以防中毒及意外。

## 昆布－地鳖虫

【功效】 化痰软坚，逐瘀散结。

【主治】 子宫内膜异位症、子宫腺肌病属痰瘀胶结者。

【用法】 昆布 15g，地鳖虫 10g。

【禁忌】 孕妇忌用。

【备考】 自拟。

【按语】 昆布味咸，性寒，质滑，功专化痰软坚；地鳖虫味咸，性寒，入血，功善破血逐瘀，消癥散结。两药参合，均为咸寒散结之品。昆布偏于化痰，地鳖虫重在破瘀，一散一破，相使相助，化痰软坚，逐瘀散结益彰，用于痰瘀胶阻之癥瘕积聚尤宜。

### 三棱 – 莪术

见闭经·气滞血瘀。

### 金樱子 – 石榴皮

【功效】 敛涩益肾，缩囊消癥。

【主治】 子宫内膜异位症等囊肿性疾病证属肾虚者。

【用法】 金樱子 10g，石榴皮 10g。醋炙可增强其收敛之功。

【禁忌】 温热病、阴虚阳亢、血热妄行等证禁用。两药合用收涩之性较强，
故月经量少者经期慎用。

【备考】 自拟。

【按语】 金樱子味酸甘涩，性平，入肾经、膀胱经、大肠经，味酸能涩，味
甘可补。本品既能固涩收敛，又能补肾益精。石榴皮味酸涩性温，
归大肠经。因其味酸涩，具有较强的涩敛止血之功。两药相合，相
须为用，其收敛固涩之功大大增强，兼有益肾之功。故以之消经血
外溢，滞于肉理之"血瘕"，有缩囊消癥不动血之妙。

# 第三节　子宫肌瘤

　　子宫肌瘤是女性生殖器最常见的良性肿瘤，由平滑肌及结缔组织组成。
中医称之为"石瘕"，属癥、积范畴，系本虚标实之证。

　　该病的发生，主要与人体正气亏虚，或情志不和，寒温不适，或房事不节，
饮食不调，使脏腑功能失常有关。因为脏腑功能失常，则气、血、痰、湿、
食等有形之邪凝结不散，停聚胞宫肌肉、筋膜，日积月累，逐渐形成坚硬如
石之"肉积"。为此，本病治疗历代多从行气祛湿、化瘀消癥、化痰散结、
消食化积等着手。尤师常用药对有"神曲 – 山楂""王不留行 – 夏枯草"等。

### 神曲 – 山楂

【功效】 消食化积，行气散瘀。

【主治】 子宫肌瘤，无手术指征者。

【用法】 神曲 15~30g（布包煎），山楂 15~30g。

【备考】 自拟。

【按语】 尤师认为子宫肌瘤多因气血痰湿食壅滞日久而成之"肉积"，故治宜消食化积，行气散瘀。神曲辛而不甚散，甘而不壅，温而不燥，为行气调中、消食化滞之佳品。《药性论》曰："神曲化水谷宿食、癥结积滞，健脾暖胃。"山楂消食化积，破气化瘀，其破泄之力较强，长于消磨油腻肉积，且能入肝经血分以行气散瘀。《本草纲目》言山楂"化饮食，消肉积、癥瘕痰饮、痞满吞酸、滞血痛胀"。两药同用，相辅相成，使化积散瘀之功倍增，且又无伤正之弊。

## 夏枯草－山楂

【功效】 活血化瘀，解郁散结。

【主治】 子宫肌瘤证属瘀热互结者。

【用法】 夏枯草 15g，山楂 10g。

【备考】 自拟。

【按语】 夏枯草味辛苦，入肝经，辛以散结，苦以泄热，故有良好的清肝散结之效。《神农本草经》谓其能"破癥，散瘿结气"。山楂虽为消食化滞要药，但因其偏入血分，有温通气血、活血祛瘀之功。《本草纲目》记载其能"消肉积、癥瘕痰饮、痞满吞酸、滞血痛胀"。两药相配，夏枯草清热散结，山楂化瘀消积，互相促进，化瘀散结之力增强，子宫肌瘤属瘀热交阻者最为适宜。

## 王不留行－夏枯草

【功效】 活血化瘀，清热散结。

【主治】 子宫肌瘤无手术指征者。

【用法】 王不留行 10~30g，夏枯草 15g。

【备考】 自拟。

【按语】 王不留行味苦性平，善入血分，走而不守，能通利血脉，逐瘀开闭，常用于气血瘀滞之闭经、痛经、癥瘕积聚及妇人产后，气血瘀滞乳汁不通。现代药理研究证明，王不留行对子宫有明显的兴奋作用。夏枯草辛能疏散，苦能降泄，寒以清热，故功善清热解毒，解郁散结，常用于治疗癥瘕积聚及肝火上亢诸证。两药配合，行散相须，使活血化瘀、清热散结之力增强。

### 生鸡内金－生麦芽

【功效】 消食化积，消癥散结。

【主治】 子宫肌瘤证属食、湿、痰、气等有形之邪凝结不散者。

【用法】 生鸡内金 10g，生麦芽 12g。

【禁忌】 哺乳期妇女慎用。

【备考】 自拟。

【按语】 子宫肌瘤一病中医称之为"石瘕"，属癥、积范畴。系气、血、痰、湿、食等有形之邪凝结不散，停聚胞宫肌肉、筋膜，日积月累，逐渐形成坚硬如石之"肉积"。生鸡内金味甘性平，归脾经、胃经、小肠经、膀胱经。《医学衷中参西录》曰："鸡之胃也。中有瓷石、铜、铁皆能消化，其善化瘀积可知。"本品既能消食健胃，又可化坚消石，生用之其化石之力更强。麦芽味甘性平，归脾经、胃经、肝经。《本草纲目》言其能"消化一切米面诸果食积"，生用有较强的消食健胃之功，且兼疏肝行气。《医学衷中参西录》谓麦芽"能入脾胃，消化一切饮食积滞，微兼破血之性"。此二药同用，化积消坚之力倍增，同时兼扶脾胃之气，使消而不伤正。炒麦芽偏行气消食回乳，用于食积、妇女断乳；焦麦芽消食化滞，用于食积不消、腹胀、腹痛等病症。

### 瓦楞子－珍珠母

【主治】 子宫肌瘤证属痰、湿、气、血等有形之邪凝结不散者。

【功效】 消痰软坚，散结消癥。

【用法】 瓦楞子 10g，珍珠母 15~20g。入煎剂，珍珠母、瓦楞子宜先煎。

【禁忌】 脾胃虚寒者慎用。

【备考】 自拟。

【按语】 瓦楞子味咸性平，归肺经、胃经、肝经。《医林纂要》记载其"去一切痰积，血积，气块，破癥瘕，消瘰疬"。本品有化顽痰瘀滞、软坚散结之功，适用于气滞血瘀痰积所致的癥瘕痞块。珍珠母味咸性寒，归肝经、心经，味咸软坚，助瓦楞子消癥散结。正如《黄帝内经·素问》所言"坚者软之"。瓦楞子消痰化瘀宜生用，制酸止痛宜煅用，常与生鸡内金、生麦芽同用。

**海藻－昆布**

【功效】 消痰破积，软坚散结。

【主治】 妇科肿瘤属痰瘀胶结者。

【用法】 海藻30g，昆布30g。

【禁忌】 海藻反甘草。

【备考】 海藻、昆布伍用出自《证治准绳》，名曰"二海丸"，该方用治气瘿。气瘿多因劳伤肺气，复被外邪被袭而成。瘤体软而不坚，皮色如常，无寒无热，喜怒时多增大或缩小。

【按语】 海藻苦能泄结，咸可软坚，寒以清热，合之则有软坚散结、清热消痰之功，为治疗瘿瘤、瘰疬的常用药。昆布咸寒质滑，消散之力较海藻为强，功专清热化痰，软坚散结，常用于瘿瘤瘰疬、噎膈、水肿、带下等的治疗。两药参合，海藻利水泻热，软坚散结，偏于有形实证；昆布消痰结，散瘿瘤，消导力强，下气最速。两药同为咸寒之品，相互促进，清痰散结、化瘤之力增强。妇科临床常用之治疗痰瘀胶结的子宫肌瘤、卵巢囊肿等证。运用时用药量宜大，可用至30~60g。此外，亦可加味治疗乳房胀痛结块伴有热感者，有解郁热、散结块、消胀痛的作用。

# 第四节 子宫憩室（假腔）

子宫憩室是剖宫产远期并发症，西医又名子宫切口假腔、剖宫瘢痕缺陷、剖宫产后子宫切口愈合缺损等。中医无相关病名，尤师认为将其命名为"胞宫假腔"或"假腔"较为妥当，简单明了。

尤师研究假腔十余年，关于本病的发病机制，尤师鉴于假腔病因始于金刃损伤胞宫之筋肉脉络，因此认为主要责之于"瘀""虚""邪（毒）"。故治疗以化瘀解毒、益气补肾、止血缩腔为主，常用药对有"板蓝根－两面针""金樱子－山茱萸"等。

**板蓝根－两面针**

【功效】 清热解毒，凉血化瘀。

【主治】 子宫憩室、带下过多证属瘀热互结者。

【用法】 板蓝根 10g，两面针 10g。

【禁忌】 脾胃虚寒者慎用。

【备考】 自拟。

【按语】 板蓝根味苦性寒，归心经、肾经，既能入气又能入血，功善清热解毒、凉血消肿。两面针味辛苦性平，归肝经、胃经。本品活血化瘀、行气止痛之效强，适用于气滞血瘀之疼痛。两者配伍，凉血解毒配伍活血行气，气血兼顾，凉血不留瘀，化瘀不动血。行经后期（经行第 4 天开始）可配伍止血、酸涩收敛之品，如金樱子、山茱萸等，既防治切口假腔所引起之经期延长、崩漏，又能缩小假腔。

## 金樱子 – 山茱萸

【功效】 补肾涩敛，止血缩腔。

【主治】 子宫憩室，见有子宫异常出血证属肝肾亏虚者。

【用法】 金樱子 10g，山茱萸 10g。经后期开始运用。

【禁忌】 湿热实证不宜。

【备考】 自拟。

【按语】 金樱子味酸甘涩性平，功专固涩，且能补肾，可用于冲任不固之崩漏下血。山茱萸味酸涩，性微温，入肝经、肾经。温而不燥，补而不峻，为平补阴阳之要药，能入下焦，补肝肾，固冲任而止血。两药配伍，补益肝肾治其本，酸涩收敛治其标，达到止血缩腔之治疗目的，经后期运用甚为适宜。

## 月季花 – 代代花

【功效】 理气疏肝，活血调经。

【主治】 子宫憩室、月经不调证属肝郁血滞者。

【用法】 月季花 5g，代代花 5g。入煎剂宜后下。

【备考】 自拟。

【按语】 月季花味甘性温，专入肝经，性温能通，气芳香而走散，故既能疏肝理气，又能活血调经、味甘和缓，而无伤正之弊，多用于治疗肝气不舒、经脉阻滞、月经不调、胸腹胀痛等证。代代花味甘微苦，清香宣透，具有生发之力，能疏肝理气，宽胸和胃。现代研究证明，代代花可促进局部血液微循环，从而促进切口愈合。两药伍用，月季花重在活血，代代花偏于行气，一气一血，行气助活血，血行则气畅，共奏调经活血、行气止痛之功。临床上尤师认为代代花与枳壳相比，有使行气而无耗气之忧。

# 第五节　内膜环境不良

子宫内膜环境不良，是在四维彩色 B 超下发现内膜厚薄、蠕动、血流等异常，它将影响女性月经和孕育，使体外受精 – 胚胎移植成功率降低。尤师长期临床发现，内膜环境不良与肾肝脾失调、气血运行不畅关系密切，治宜补肾调肝健脾，行气活血通络。常用药对有"人参花 – 三七花""百合花 – 代代花"。

## 人参花 – 三七花

【功效】　益气健脾，宣通脉络。

【主治】　彩超提示子宫动脉舒张期血流缺失，或血管支数少于 2 支，证属气虚脉络瘀滞者，亦用于子宫内膜蠕动太过。

【用法】　人参花 3~6g，三七花 3~6。

【禁忌】　孕妇慎用。不宜与茶同服。

【备考】　自拟。

【按语】　气为血之帅，气旺血行，气行血行。若气虚无力推动血行，则脉络瘀滞；瘀滞日久，反过来耗伤气血，治宜益气活血通络。尤师认为，女性体质如花似水，用药不宜过于寒凉燥散。她认为"花药"虽不如根茎枝蔓气味厚重，功效强大，但多禀性未改，微药力和缓也，且借其质轻飘、味芳香，善能宣散。人参花系五加科人参属植物人参的花序，味甘，入肺经、脾经。本品益气健脾，养阴生津，补后天以滋先天。三七花味甘性凉，专入肝经，《本草纲目拾遗》中记载："人参补气第一，三七补血第一，味同而功亦等。"本品活血不伤血。二花相伍，人参花重在培补元气，三七花重在活血通络，补而不峻，通而不伤，且以花之芳香轻柔之性，引药入细小孙脉，共奏补气活血之功。现代研究表明，人参花营养价值高于人参 3.2

倍，人参花蕾皂苷具有明显的抗休克作用，可减少失血性休克者乳酸脱氢酶（LDH）的活性，改善微循环因缺血而致的缺氧环境。

## 三七花－路路通

【功效】 活血通络。

【主治】 子宫动脉血流阻力大证属脉络瘀阻者。

【用法】 三七花 6~10g，路路通 10g。

【禁忌】 孕妇忌用。

【备考】 自拟

【按语】 子宫动脉通过分级血管向子宫内膜灌输血液，当细小支脉瘀阻，周围压力增加，四维彩超下提示子宫动脉血流增大（即 S/D＞6.5，PI＞2.8，RI＞0.8），说明子宫内膜血流灌注不足。尤师认为，此冲任胞宫之孙脉瘀阻，血行受阻而致，治宜活血通络。田三七具有活血化瘀之功效，《玉楸药解》谓其"和营止血，通脉行瘀，行瘀血而敛新血"。《医学衷中参西录》赞其为"理血妙品"。用花者，取其花轻柔上扬，宣化孙脉之瘀阻。路路通味苦性平，入肝经、肾经。味苦疏泄，善通经脉，《本草纲目拾遗》言其"舒经络拘挛"。两药配伍，三七花能引路路通入胞宫孙脉，使活血通络之功增强。因药力缓薄，活血不破血，通络不伤脉。

## 百合花－代代花

【功效】 滋阴清热，疏肝缓急。

【主治】 子宫内膜蠕动太过证属肝经郁热者。

【用法】 百合花 6~10g，代代花 5g。

【备考】 自拟。

【按语】 在四维彩超下可见子宫内膜蠕动分为 5 种形式：无蠕动、正向蠕动、负向蠕动、双向蠕动、不规则蠕动。子宫内膜的蠕动方式、强度、频率与月经周期不同时间节点有关，倘若异常将影响妊娠结局。子宫内膜过度兴奋，蠕动太过，尤师认为系阳亢热盛所致，多因情志抑郁、肝失条达、气郁化火，或肝肾阴虚、阴虚阳亢、阳亢化火而为，治宜滋阴清热、疏肝缓急。《滇南本草》谓百合花"性微寒平，味甘微苦"，能润肺、清火、安神。《本草正义》曰："百合之花，夜合朝开，以治肝火上浮，夜不成寐，甚有捷效，不仅取其夜合之义，盖甘凉泄降，固有以靖浮阳而清虚火也。"代代花味辛甘微苦，性平，功善疏肝和胃，理气宽胸。两花配伍，动静适宜，滋阴清肝，疏肝缓急。

## 紫河车－山药

【功效】 补肾填精，健脾养膜。

【主治】 子宫内膜薄证属肾虚脾弱者。

【用法】 紫河车 3~5g，山药 15~20g。紫河车研末冲服。

【备考】 自拟。

【按语】 子宫内膜的厚度在月经周期中有一定的盈亏规律变化，内膜厚薄异常会影响胞宫正常行经以及孕育功能。肾为先天之本，主藏精，主生殖；脾为后天之本，气血生化之源，主肌肉。子宫内膜厚度与功能的正常，有赖于脾肾精气之滋养。若先天禀赋不足或过劳耗伤脾肾，或手术损伤内膜精气阴血等，则均可致胞宫失养，内膜生发无源。治宜补益脾肾精血气阴。紫河车味甘咸，性温，归肺经、肝经、肾经。为血肉有情之品。《本草纲目》载："以精血所化之物，而补精血所亏。"本品功擅补肾填精，养血益气。山药味甘，性平，入肺经、脾经、肾经。山药既补肺脾肾之气，又滋肺脾肾之阴，充养后天以助先天，重用之亦体现《素问·痿病》所言"治痿独取阳明"。两药合用，兼顾脾肾，先后天同调，共奏长养内膜之功。

## 肉苁蓉－白莲

【功效】 补肾填精，健脾养膜。

【主治】 子宫内膜薄证属肾虚脾弱轻者。

【用法】 肉苁蓉 10g，白莲 10g。

【禁忌】 肉苁蓉助阳、滑肠，阴虚火旺及大便泄泻者不宜服。

【备考】 自拟。

【按语】 肉苁蓉味甘咸，性温，归肾经、大肠经。甘温助阳，咸以入肾，善补肾阳，益精血。《本草汇言》曰其"乃平补之剂。温而不热，补而不峻，暖而不燥，滑而不泄，有从容缓和之貌，故名苁蓉"。白莲味甘涩，性平，归脾经、肾经、心经，补益脾气，补肾涩精，宁心安神。两药配伍，补而不燥，润而不腻，健脾补肾以养内膜。研究表明，肉苁蓉可以提高垂体对促黄体生成激素释放激素（LRH）的反应性及卵巢对黄体生成素（LH）的反应性，而不影响自然生殖周期的内分泌平衡。"紫河车－山药"重在补益脾肾以填精，针对脾肾精亏重者；"肉苁蓉－白莲"重在平补脾肾，药力和缓，用于轻症。

## 金樱子－山茱萸－三七花

【功效】补肾涩精，宣脉敛膜。

【主治】子宫内膜厚证属肾虚血瘀者。

【用法】金樱子 10g，山茱萸 10g，三七花 3~5g。

【禁忌】素有湿热而致小便淋漓不畅者不宜服。

【备考】自拟。

【按语】尤师认为子宫内膜过厚，形如沼泽之地，同样会影响胞宫行经与孕育功能。据《黄帝内经·素问》记载，女子只有肾气盛，天癸至，任脉通，太冲脉盛，月事才以时下并有子。倘若肾气虚，冲任及胞宫脉络不畅，则局部精血津液瘀阻，可致内膜增厚。治宜补肾宣通脉络，并涩敛内膜。金樱子味酸甘涩，性平，入肾经、膀胱经、大肠经，功专固涩，用于肾虚精关不固诸证。山茱萸味酸涩，性微温，入肝经、肾经，能补肝肾、固冲任，为平补阴阳之要药，且其酸涩能收能固。二者配合，补涩之功倍增。三七花味甘性凉，入肝经，取三七的花，既具有三七活血化瘀的功效，又取其花轻柔上扬之性，宣化细小胞络之瘀滞。诸药合参，补而不腻，敛而不留瘀，共奏补肾固精、宣通络脉、收敛内膜之功。子宫内膜炎合并息肉增生者可加石榴皮、浙贝母、连翘等。若病理检查结果提示异常则须另特殊治疗。现代研究发现，山茱萸能抑制血小板聚集，抗血栓形成。

# 第 *15* 章

# 输卵管病

　　输卵管为一对细长弯曲的肌性管道，为卵子与精子结合场所及运送受精卵的通道。若输卵管异常、慢性输卵管炎引起输卵管伞端闭锁，或输卵管黏膜破坏，使输卵管阻塞或积水均可导致不孕。中医认为，输卵管不畅或积水的病机主要为寒湿或湿热、痰浊阻滞气血，以致气血瘀滞而致，故治疗以祛湿化瘀、行气通络为主，尤师常用药对有"白芷 – 皂角刺""路路通 – 虎杖"等。

## 白芷 – 皂角刺

【功效】 祛湿化瘀，散结通经。

【主治】 输卵管不畅、积水证属水、湿、痰、瘀互结，胞宫脉络不畅者；亦可治附件炎包块，质中，压痛不明显者。

【用法】 白芷 10g，皂角刺 10g。

【禁忌】 孕妇忌用。

【备考】 自拟。

【按语】 白芷味辛，性温，气味芳香燥烈，入肺经、胃经、大肠经。辛温能散能行，芳香走窜通窍。本品既祛水湿之内结，又助血气之流通，且可生肌长肉，排脓止痛。皂角刺味辛性温，入肝经、胃经，功擅活血散结、消肿排脓，能泄血中之痰湿瘀毒。两药配合，祛湿化痰，活血开结之力倍增。"白芷 – 皂角刺"常与路路通、虎杖、赤小豆、薏苡仁配伍运用。

## 路路通 – 虎杖

【功效】 解毒祛湿，化瘀通络。

【主治】输卵管不畅、积水证属水湿痰瘀毒互结，胞宫脉络不畅者。

【用法】路路通 10g，虎杖 10g。

【禁忌】孕妇忌用。

【备考】自拟。

【按语】路路通味苦而性平，入肝经、肾经。苦味降泄，善舒经络，通经脉。《纲目拾遗》谓之"通行十二经"。虎杖味微苦，性微寒，归肝经、胆经、肺经，既能入气分而清热解毒祛湿，又能入血分凉血活血散瘀。《名医别录》曰"主通利月水，破流血癥结"。两药配合，通利水道，舒利络脉之效增强。"路路通－虎杖"常与白芷、皂角刺、赤小豆、薏苡仁配伍运用。

## 路路通－雪莲花

【功效】温经散寒，通络止痛。

【主治】输卵管不畅或梗阻症见下腹冷痛或刺痛，证属寒凝胞脉、冲任瘀滞者。

【用法】路路通 10g，雪莲花 5~10g。

【禁忌】孕妇禁用。

【备考】自拟。

【按语】路路通味苦辛，性平，归肝经、肾经。本品"大能通十二经穴"，功擅疏理肝气、舒经通络。据《本草纲目拾遗》记载，"大寒之地积雪，春夏不散，雪间有草，类荷花独茎，婷婷雪间可爱"。雪莲花外生于严寒之地而内藏温热之性，《纲目拾遗》言其"性大热"。温者能通，温经散寒，使血脉通、经络畅。本品味甘苦，味甘补益，补益肾阳，而花之轻柔又使温而不燥，无灼阴伤血之虞。历代本草对雪莲花在妇产科的运用记载颇多，如《四川中药志》谓："补血，温暖子宫……女子月经不调及崩带。"《新疆中草药手册》谓："通经活血，强筋骨，促进子宫收缩。治……妇女小腹冷痛，闭经，胎衣不下……"《云南中草药》："调经，止血。治月经不调……"路路通与雪莲花合参，一长于通，一善能温，一专于走，一兼有补。路路通得雪莲花之温则通行之力倍增；雪莲花得路路通则直入经络血脉。两者共奏温经散寒、通络止痛之功。天山雪莲是雪莲花之上品，已被列为国家一级重点保护野生植物，禁止滥采。临床可用天山谷地的人工种植产物。

## 赤小豆 – 薏苡仁

【功效】 利水祛湿，排脓通络。

【主治】 输卵管不畅、积水证属水湿痰瘀互结，胞宫脉络不畅者。

【用法】 赤小豆 15g，薏苡仁 15~20g。

【禁忌】 阴津不足者慎用。

【备考】 自拟。

【按语】 赤小豆味甘酸，性平，归心经、小肠经，其性下趋，善于利水消肿。《本草再新》云"利水通经，宽肠理气"。薏苡仁味甘淡，性凉，归脾经、胃经、肺经，淡渗甘补，利水消肿，渗湿健脾。其性凉能清肺肠之热，有排脓消痈之功。《本草汇言》载本品："寒而不泄，温而不燥，补而不滞，利而不克。"两者配伍，利水通经之功大增，且祛邪不伤正，扶正不留邪。"赤小豆 – 薏苡仁"常与白芷、皂角刺、路路通、虎杖配伍运用。

## 冬葵子 – 白芥子

【功效】 利气祛痰，消肿散结。

【主治】 输卵管积水。

【用法】 冬葵子 15g，白芥子 6g。

【禁忌】 大便溏者忌服。

【备考】 自拟。

【按语】 冬葵子以质坚耐寒，入冬不凋而得名。其味甘性寒，入小肠经、大肠经，性寒质滑，为滑下利窍之品。白芥子味辛性寒，辛散温通，利气祛痰，消肿止痛。朱丹溪云："痰在胁下及皮里膜外，非白芥子莫能达"。故白芥子善治痰湿阻滞经络诸证。两药相合，冬葵子以通为主，白芥子以散为要，有协同增效之妙，且两者一寒一温，相互制约而无寒热偏盛之弊。

## 冬瓜子 – 猪苓

【功效】 清热利水渗湿。

【主治】 输卵管积水明显证属水热互结者。

【用法】 冬瓜子 20g，猪苓 15g。

【备考】 自拟。

【按语】 冬瓜子味甘，性寒，入肺经、大肠经、小肠经，能清肺化痰，利湿排脓，用于治疗肺热咳嗽、肺痈、肠痈、淋浊、水肿、带下等症。猪苓味甘淡性平，专主渗泄，其利尿作用较强，为治淋浊尿闭、小便不通、水肿胀满、脚气水肿及泄泻的常用药。《本草纲目》曰："猪苓治淋肿脚气、白浊带下、妊娠子淋胎肿、小便不利。"现代药理研究证实，猪苓有显著的利尿作用，主要是抑制肾小管对水及电解质特别是钠、钾、氯的重吸收，给药后 6 小时内尿量增加 60%，尿中氯化物增加 45%。两药相伍，均为甘淡渗利之品，相须为用，清热利水渗湿之功增强。临床使用时，常于输卵管通水术后常规应用 12 天，以预防输卵管积水，其效颇佳。

## 赤小豆 - 白芥子

【功效】 行水祛痰，通利散结。

【主治】 输卵管积水且伴大便溏泻者。

【用法】 赤小豆 20g，白芥子 6g。

【备考】 自拟。

【按语】 赤小豆味甘酸，性偏凉，善下行，功擅清热利水，使水湿或表热之邪下行从小便而出，故常用于肾炎水肿、脚气水肿、营养不良性水肿、黄疸及暑热烦渴、胃热消渴等。白芥子辛散温通，气锐走散，能通经络而利气机，豁寒痰而散结肿，尤善于祛皮里膜外之痰湿。《本草经疏》曰："白芥子味极辛，气温，能搜剔内外痰结及胸膈寒痰，冷涎壅塞者殊效。"两药配合，一寒一温，赤小豆下行利水，白芥子利气祛痰，相互促进，行水祛痰通利之功益彰，故可用于输卵管积水，且水湿去泻自止。

## 荆芥穗 - 藁本 - 白芷

【功效】 散寒除湿、温通经脉。

【主治】 输卵管积水属寒湿凝聚，经脉闭塞者。

【用法】 藁本 12g，荆芥穗 10g，白芷 10g。

【禁忌】 三药均辛散温燥，能耗血散气，故不宜用于阴虚火旺之证。

【备考】 参《刘奉伍妇科经验》。

【按语】 藁本辛温香燥，性味俱升，药势雄壮，能除经络间寒湿，"而能疏达厥阴郁滞"（《本草正义》）。荆芥穗为风药，风能胜湿，其味辛主升，主散，其性温可以升发寒湿之邪，以化下焦湿浊之气。白芷辛温芳香，辛能解表散风，温可散寒除湿，芳香又能走窜通窍。三药均为辛温升散之品，擅长通利窍道，故可治疗输卵管积水属寒湿凝聚，经脉闭塞者。刘奉伍认为，藁本、荆芥穗和白芷都属于辛温升药类。因其味辛上升走窜，能够带动阳气上行，故有温阳化水之功效。如果运用得当，可以适当配合补益药以加强温化之力，这样升中有补，补中有散，相辅相成，其效更佳。

## 虻虫 – 地鳖虫

【功效】 破血逐瘀。

【主治】 输卵管不通瘀血久滞者。

【用法】 虻虫 6g，地鳖虫 10g。

【禁忌】 孕妇忌服。

【备考】 自拟。

【按语】 虻虫又名牛虻，居陆地而飞行。其味苦性微寒有毒，破血逐瘀性情猛烈，入肝经血分，能攻血结。地鳖虫又称土鳖虫、土元，居陆地而潜伏，咸寒有毒，入血分软坚散结而能破血逐瘀，以通经消癥，祛瘀生新，主治瘀血停滞之经闭、癥瘕痞块、跌打损伤。两药配伍，一飞一潜，飞者遍行经络，"能攻真气运行不到之血"，潜者搜剔血积。两者相辅相成，破血逐瘀之力倍增。

## 地龙 – 路路通

【功效】 通经活络利水。

【主治】 输卵管积水不通属血水互结者。

【用法】 地龙 10g，路路通 10g。

【备考】 自拟。

【按语】 地龙味咸，性寒，以下行为主，功擅通经活络，清热利尿。《本草纲目》谓其"性寒而下行，性寒故能解诸热疾，下行故能利小便治足疾而通经络也"。路路通苦辛性平疏泄，偏入下焦肝肾，能疏通十二经而奏祛风通络，利水消肿之功。《纲目拾遗》谓："其性大能通十二经穴，故《救生苦海》治水肿胀满服之，以其能搜逐伏水也。"两药相配，地龙咸寒偏入血分，路路通能走十二经气分，气血共治，以通为用，通经活络利水之力益彰。

## 荔枝核－小茴香

【功效】祛寒散结，行气止痛。

【主治】输卵管不通属寒湿壅滞，伴小腹胀痛者。

【用法】荔枝核 10~15g，小茴香 6~10g。

【禁忌】阴虚火旺者忌用。

【备考】荔枝核、小茴香伍用出自《证治准绳》荔枝散，该方治疝气、阴核肿大，痛不可忍。现在仍为疝气疼痛、睾丸肿痛所常用。妇科临床用治慢性附件炎、慢性盆腔炎、虚寒带下等证，均有良好疗效。

【按语】肝之经脉绕阴器，抵少腹。肝寒气滞，故见输卵管不通，少腹胀痛。治宜祛寒散结，行气止痛。荔枝核辛行苦泄温通，归肝经、胃经，有疏肝理气、行气散结、散寒止痛之功。《本草纲目》谓其"行散滞气，治疝气痛，妇人血气痛"。因此，常用于治肝经寒凝气滞所致之证。小茴香辛温芳香，偏入下焦，温暖肝肾而除下焦寒湿，行气止痛，常用于治疗阴寒内盛、肝郁气滞之寒疝腹痛、妇女少腹冷痛等症。两药均为辛温入肝之品，一长于行气，一善于祛寒，相须配对，相辅相成，共奏祛寒散结、行气止痛之功。

## 荔枝核－荆芥穗

【功效】行气散寒，升阳除湿。

【主治】输卵管积水而包块边缘清楚，无明显压痛者。

【用法】荔枝核 10~15g，荆芥穗 10g。

【备考】自拟。

【按语】输卵管位于少腹，而肝之经脉绕阴器，抵少腹，故输卵管积水多由寒湿壅滞肝脉而引起。治宜行气散寒，升阳除湿。荔枝核味甘性温，入肝经血分而能理血中之气，散结祛寒止痛，适用于寒凝气滞少腹疼痛。荆芥穗辛以升散，温能疏通，故功善升阳除湿，温通经脉，常用于治疗湿邪凝聚，经脉闭塞之证。两药配合，荔枝核引荆芥穗直达病位，以行气散寒，升阳除湿。

# 第*16*章

# 卵 巢 病

## 第一节　多囊卵巢综合征

多囊卵巢综合征（PCOS）是一种最常见的妇科内分泌疾病之一。在临床上以雄激素过高的临床或生化表现、持续无排卵、卵巢多囊改变为特征，常伴有胰岛素抵抗和肥胖。其病因至今尚未阐明，可能是由某些遗传基因与环境因素相互作用而致。

中医依据该病的临床表现，认为肾肝脾失调为其发病之本，痰湿瘀阻滞为发病之标。虚、热、郁、痰、湿、瘀等互为因果，交织为患。因此，治疗以补肾活血为主，兼燥湿化痰、行气解郁、疏肝清热、软坚散结等，尤师常用药对有"土贝母－土茯苓""菟丝子－桑椹"。因为多囊卵巢综合征的临床表现主要为月经不调、不孕，所以尤师治疗该病的一些药对收录在相关章节中。

### 土贝母－土茯苓

【功效】除湿散结，豁痰通经。

【主治】多囊卵巢综合征、卵巢多囊样改变证属痰湿内聚者。

【用法】土贝母 15g，土茯苓 15g。

【禁忌】肝肾阴亏者不宜；《本草纲目》记载：土茯苓"服时忌茶。"

【备考】自拟。

【按语】土贝母味苦，性微寒，入脾经、肺经，功能解毒、散结、消肿，适用于瘰疬、痰核等。土茯苓味甘淡，性平，入肝经、胃经，能解毒、除湿，通利关节。《本草正义》曰："土茯苓，利湿去热，能入络。"本品味甘淡能渗利，引湿热从小便排出。土贝母之苦能降泄，土茯苓甘淡能渗利。两药配伍，利湿散结之功显著，善除深藏之顽痰湿聚，对痰湿内阻之卵巢多囊样改变最为适宜。多囊卵巢综合征见腹型肥胖者加用大腹皮、冬瓜皮。

## 天南星－苍术

【功效】 燥湿健脾，化痰通络。

【主治】 多囊卵巢综合征之闭经、不孕证属痰湿互结者。

【用法】 天南星 6g，苍术 10g。

【禁忌】 阴虚火旺及孕妇忌用。

【备考】 自拟。

【按语】 天南星味辛苦，性温，有毒，归肺经、肝经、脾经。本品苦温燥烈，燥湿祛痰之力甚强，善治湿痰寒痰、顽痰胶结之证。《开宝本草》曰："天南星攻坚积，消痈肿，利胸膈，散血堕胎。"苍术辛苦性温，归脾经、胃经。其气味雄烈，芳香辛散，苦温燥湿，能内化脾胃湿浊之郁，外散风寒湿之邪，故为燥湿健脾、祛风除湿之要药。对湿邪为病，不论上下表里，均可随证配用。《药品化义》曰："苍术味辛主散，性温而燥，燥可去湿，专入脾胃，统治三部之湿。"两药配伍，苍术燥湿健脾，以杜生痰之源；南星开泄化痰，以搜经络中之顽痰。相互促进，使湿去痰消，诸症自除。

## 昆布－牡蛎

【功效】 化痰软坚通络。

【主治】 多囊卵巢综合征之不孕、卵巢多囊样改变属体肥痰浊阻结者。

【用法】 昆布 15g，牡蛎 15g。

【备考】 自拟。

【按语】 "胖人多痰多湿"。体肥不孕者，多因痰湿滞于冲任，壅阻胞宫，不能摄精成孕，故治疗应以化痰通络为主。"昆布咸能软坚，其性润下，寒能除热散结……"（《本草经疏》）。牡蛎咸涩微寒入肝肾。"咸以软坚化痰，消瘰疬结核，老血疝瘕"（《本草备要》）。

两药均系咸味，有化痰软坚散结之用，协同作用，化痰软坚，散结通络之力增强。临证以昆布、牡蛎配伍，酌加半夏、南星、茯苓、石菖蒲等健脾化痰及开窍之品，功效尤捷。

## 菟丝子 – 桑椹

见带下过少。

## 胎菊米 – 淡竹叶

【功效】 疏风散热，清心泻火。

【主治】 多囊卵巢综合征之痤疮初起，属上焦风热者。

【用法】 胎菊米 5~10g，淡竹叶 10g。

【禁忌】 孕妇慎用。

【备考】 自拟。

【按语】 胎菊是杭白菊花朵未完全张开时采摘，经加工干燥而成，为杭菊之上品。其味辛甘苦，性微寒，善上行而治头面部之疾，功擅疏散风热、清热解毒、平肝明目。现代药理研究证明，杭菊对某些革兰阳性细菌和人体结核杆菌具有明显的抑制作用。国外的一些研究还证明，菊花对单纯性的疱疹病毒、麻疹病毒也有一定的抑制作用。淡竹叶味甘淡，性寒，归心经、胃经、小肠经。本品性寒入心经，能清心降火，甘淡以渗湿利尿，能引心火下行从小便排出。《素问·至真要大论》中言"诸痛痒疮，皆属于心"，故清心火能治上焦热盛之痘疮。两药配伍，一升一降，能清能利，治疗上焦风热所致之痘疮。若热象较重，痘疮红肿热痛，则需加野菊花、金银花、紫花地丁等以加强其清热解毒之功。

# 第二节　卵巢功能不良

卵巢为一对扁椭圆形的性腺，是产生与排出卵子，并分泌类固醇激素的性器官。倘若卵巢功能不良，必将影响卵泡发育生长的速度、形态、大小、数量，以及位置、卵泡排出等，这些异常最终将导致月经不调和不孕。

《黄帝内经·素问》："女子七岁，肾气盛，齿更发长；二七而天癸至，任脉通，太冲脉盛，月事以时下，故有子……七七任脉虚，太冲脉衰少，天癸竭，地道不同，故形坏无子也。"可见月经的正常与否，能否孕育，关键是肾气盛，经脉通。然肝肾同源，脾肾为先后天之本，故卵巢功能不良的治疗重在补肾活血，辅以调肝健脾。尤师常用药对有"紫河车－三七花""黄精－百合花"等。

## 紫河车－三七花

【功效】 补肾助泡，宣络排卵。

【主治】 卵泡数量少、质量差、长速慢证属肾虚血瘀者。

【用法】 紫河车 3~5g，三七花 3~5g。紫河车不入汤药，宜研末装胶囊吞服；或用鲜品半个或一个煨食，每周 1~2 次。

【禁忌】 阴虚火旺者忌用。

【备考】 自拟。

【按语】 卵泡数量少、质量差常见于卵巢储备功能低下和卵巢早衰，尤师认为治宜补肾活血。紫河车味甘咸，性温，归肺经、肝经、肾经。《本草纲目》载曰："以精血所化之物，而补精血所亏。"本品为血肉有情之品，能温肾阳，益精血，促天癸，养卵泡，"主男女虚损劳极，不能生育，下元衰惫"（《本草图经》）。 现代研究表明，紫河车有激素样作用，主要表现为雌激素样作用，能促进乳腺、子宫、阴道、卵巢发育。三七花味甘性凉，入肝经。因其轻清飘散，善宣通胞宫之孙脉，畅行冲任之气血，且无破血伤泡之碍。如此，使气血调达，冲任通畅，增加卵巢血流，促使卵泡生长发育成熟并破膜而出。紫河车与三七花配伍，相辅相成，补而不滞，散而不伤，共同促进卵泡生长发育及应时排出。

## 黄精－百合花

【功效】 补肾健脾，益气养阴。

【主治】 卵泡数量少、质量差、长速慢证属脾肾气阴两虚者。

【用法】 黄精 10~15g，百合花 5~10g。

【备考】 自拟。

【按语】 黄精味甘，性平，归脾经、肺经、肾经，能滋肾润肺，补脾益气，适用于肾阴不足，脾胃气虚之病证。《滇南本草》谓其"补虚填精"，《本草正义》更是言其"味甘厚腻，颇类熟地黄……补血补阴而养脾胃是其专长"。可见，黄精既能补中益气，又能养阴益精，为气阴双补之品。百合花"性微寒平，味甘微苦……入肺"（《滇南本草》）。《本草正义》曰："百合之花，夜合朝开，以治肝火上浮，夜不成寐，甚有捷效，不仅取其夜合之义，盖甘凉泄降，固有以靖浮阳而清虚火也。"本品润肺清火，安神定志。其与黄精配伍，金水相生，润肺滋肾，对于卵泡数量少、质量差、长速慢属脾肾气阴两虚，兼见睡眠不佳者甚为合拍。

## 黑枸杞－黑豆

【功效】补肾助泡，活血通经。

【主治】卵泡数量少、质量差、长速慢，内膜薄等证属肾虚血瘀者。

【用法】黑枸杞 3~5g，黑豆 10g。

【备考】自拟。

【按语】黑枸杞是茄科、枸杞子属多棘刺灌木，为我国西部特有的沙漠药用植物。该植物适应性强，耐寒、耐高温、耐盐碱、耐干旱，对土壤要求不高，沙土、砂壤土、黏土、盐碱地均可生长。其浆果紫黑色，球状；种子肾形，褐色。该药味甘性平，富含蛋白质、枸杞多糖、氨基酸、维生素、矿物质、微量元素等多种营养成分。尤师认为其生长在贫瘠的土壤等恶劣的气候环境中，使之滋阴补肾、益精养血、养肝明目的作用较强。因其质轻干燥，故滋补而不腻滞。藏医常用治月经不调、闭经等病，尤师在胎前产后、孕期、绝经前后均常运用。黑豆味甘性平，归脾经、肾经。《本草求真》曰："按豆形象似肾，本为肾谷，而黑色则尤通肾。"《日华子本草》称其"调中下气，通经脉"。本品具有补肾活血利水的作用。黑枸杞与黑豆配伍，直入于肾，补肾的同时，又有活血通经的作用，符合前人对月经不调的治疗法则"若欲通之，必先充之"。现代药理研究表明，黑枸杞有较高含量的花青素，其具有清除氧自由基、提高人体免疫功能及抑制癌症等功效。大豆中含微量的大豆黄酮及染料木素，两者都有雌激素样作用。《本草图经》曰："大豆有黑白两种，黑者入药，白者不用，其紧小者为雄豆，入药尤佳。"《本草纲目》曰："大豆，有黑白黄褐青斑数色。黑者可入药及充食作豉，黄者可作腐、榨油，余但可作腐及炒食而已。"

### 黑枸杞 - 月季花

【功效】 补肾益精，疏肝活血。

【主治】 卵泡数量少、质量差、长速慢，内膜薄等证属肾虚血瘀者。

【用法】 黑枸杞 3~5g，月季花 6g。

【备考】 自拟。

【按语】 黑枸杞味甘、性平，富含蛋白质、枸杞多糖、氨基酸、维生素、矿物质、微量元素等多种营养成分。因其色黑入肾，故擅长补肾益精，养肝明目，可用于治疗肝肾阴亏、月经延后、月经量少、腰膝酸软等。月季花味甘性温，专入肝经，性温能通，气香走散，故既能疏肝理气，又能活血调经，多用于治疗气血郁滞之证。两药配伍，一肾一肝，肝肾同源；一补一走，补而不滞，行而不伤。合而用之共奏补肾益精、疏肝活血之效。

### 紫河车 - 绞股蓝

【功效】 滋肾填精，强体补虚。

【主治】 卵泡数量少、质量差，兼免疫功能低下，证属肾气虚者。

【用法】 紫河车 3~5g，绞股蓝 10g。紫河车不宜入汤药，宜研末装胶囊吞服。绞股蓝可少量泡水常服。

【备考】 自拟。

【按语】 紫河车味甘咸，性温，归肺经、肝经、肾经。本品为血肉有情之品，能"补精血所亏"，补肾益精，促天癸，养卵泡。研究表明，紫河车有雌激素样作用，能促进卵泡生长。绞股蓝，又名七叶参、龙须草，味苦性寒，归脾经、肺经，功擅补气健脾、祛痰止咳，清热解毒。现代药理实验证明，绞股蓝能延缓肾上腺和胸腺及内分泌器官的衰老，维持内分泌系统的功能，提高免疫力，并具有降血糖和改善糖代谢作用。两药配伍，脾肾同补，补后天以助先天，养先天以资后天，对于肾气虚弱者尤宜。

### 石斛 - 百合

【功效】 滋养脾肾，养液生津。

【主治】 扁卵泡证属阴津不足者；亦治带下过少属阴津亏损者。

【用法】 石斛 10~15g，百合 10~15g。

【禁忌】 舌苔厚腻、便溏者慎用。

【备考】 自拟。

【按语】 卵泡的形态，由其所含卵泡液多少决定。卵泡液充足，则卵泡大小适宜，形如圆球，张力良好。如此，卵泡方能突至卵巢表面并离巢而出。倘若卵泡液不足，则卵泡形态扁、张力差，影响卵泡适时离巢。因此，扁卵泡的治疗宜养阴增液，使卵泡中液体充足。石斛味甘性微寒，入胃经、肾经。本品长于益肾养胃，滋阴生津，为滋养阴津之要药。百合味甘性寒，归心经、肺经，功善养阴润肺，清心安神。两药配伍，肾、胃、肺、三焦同调。补阴津之所主，益阴津之化源，共奏金水相生、水火既济之效。使五脏之阴津充足、卵泡之津液充盈，从而恢复卵泡圆润的体态以有助受孕；阴津充足、濡润阴户，故可用于带下过少。此外，石斛品种不一，作用亦各有所偏颇。金石斛清热养胃阴之力强；鲜石斛、铁石斛清热生津之力更佳；川石斛养胃阴生津之力甚微；霍山石斛价贵，对胃阴不足，而不宜太寒者适宜。

## 黄精 - 制何首乌

【功效】 滋养脾肾，增液生津。

【主治】 扁卵泡、带下过少证属肝肾阴血亏虚者。

【用法】 黄精 10g，制何首乌 10g。

【禁忌】 脾虚湿阻，气滞腹满，大便溏泻者不宜。

【备考】 自拟。

【按语】 黄精味甘，性平，归肺经、脾经、肾经。本品功善健脾益气，益肾润肺。《滇南本草》谓之"补虚填精"。制何首乌味甘涩，性微温，归肝经、心经、肾经。补肝肾，益精血之效强。《本草纲目》言其："不寒不燥，功在地黄、天冬诸药之上。"两药配伍，脾肾同治，气阴血双补，使气旺津生血足，则卵泡圆润张力好，阴户亦得其滋润。"黄精 - 制何首乌"常与石斛、百合同用，其滋阴补血、养液生津之功更强。

## 山茱萸－白芍

【功效】 补益肝肾，酸涩灭泡。

【主治】 卵泡数量多证属肝肾亏虚者。

【用法】 山茱萸 10g，白芍 10~15g。

【禁忌】 素有湿热而见小便淋涩者慎用；脾胃虚寒、胃酸过多者慎用。

【备考】 自拟。

【按语】 多囊卵巢综合征常见有窦卵泡基数多，超过 12 个，以致机体难以集中精血津液下注滋养其中一个发育成熟为优势卵泡。山茱萸味酸涩性微温，质润，入肝经、肾经。本品温而不燥，补而不峻，既可补益肝肾而助阴阳，又能收敛固脱而涩精气，为补益收敛之良药。白芍味苦酸，性微寒，归肝经、脾经。该药性柔润而主静，养血敛阴而柔肝。两药配伍，一则补益肝肾精血以滋养卵泡发育，再则其酸敛收涩之性，能减少卵泡数量。若兼阴液不足者，加用百合、石斛等品；若兼肾虚肝郁者，加紫河车、三七花等品。

## 乌梅－山楂

【功效】 滋阴养液，涩敛灭泡。

【主治】 卵泡数量多证属肝肾亏虚者。

【用法】 乌梅 10g，山楂 10g。

【禁忌】 胃酸过多者慎用。

【备考】 自拟。

【按语】 乌梅味酸涩，性平，归肝经、脾经、肺经、大肠经。本品至酸收敛，且善能生津液。山楂味酸甘，性微温，归脾经、胃经、肝经。本品甘酸化阴，兼入肝经血分，能通行气血。两药配伍，酸涩收敛之性强，能减少卵泡之数量，并通过生津液、行气血而促使卵泡生长发育。"乌梅－山楂"常与山茱萸、白芍、百合、石斛等品同用。

## 香附－橘叶

【功效】 疏肝行气，移泡助排。

【主治】 未破卵泡黄素化综合征（LUFS）证属肝郁气滞者。

【用法】 香附 10g，橘叶 10g。

【备考】 自拟。

【按语】 中医认为卵泡能在规定的时间内生长发育成熟并排出，主要依赖肾气的温煦推动、肝气的疏泄调畅、脾气化生精微的滋养。任何一环节失常都可能导致卵泡黄素化而不能排出。证属肝郁气滞者，治宜疏肝理气。然尤师强调用药不可过于峻猛，否则有损卵巢卵泡。香附味辛微苦，性平，主入肝经。其辛香之气能行能散，味苦疏泄，长于疏肝散结，《本草纲目》言其为"气病之总司，女科之主帅"。橘叶味苦辛，性平，归肝经，功善疏肝行气散结。两药合参，苦辛气香，相辅相成，行气疏散之效益彰。肝调气畅结散，则卵泡离巢而出。

## 黄芪－三七花

【功效】 益气健脾，宣散促排。

【主治】 未破卵泡黄素化综合征、带下过少证属气虚血滞者。

【用法】 黄芪 10~15g，三七花 3~10g。

【备考】 自拟。

【按语】 黄芪味甘，性微温，归脾经、肺经。本品"轻清气锐"，既能补益脾肺之气，又具升发外达之性。用于气虚下陷者，能补气升阳；用于气虚水肿者，能益气行水；用于表虚卫表不固者，能固表止汗；用于气血不足者，能益气生血；用于气虚血瘀者，能益气活血；用于气虚疮痈内陷者，能益气托毒。三七花味甘性凉，主入肝经。取花之轻清，善宣畅冲任胞宫经络之气血，用之可推动卵泡突围离巢，且其性轻柔无破血伤泡之碍。两药配合，一补一行，补气行血，行而不伤。若为扁卵泡，加用百合、石斛、黄精等品；若卵泡长速慢、数量少、质量差者，加用紫河车、百合花等。黄芪生用偏于走，能补气活血，益卫固表，健脾行水，益气托毒；炙用重在补，能补中益气，升阳举陷，补气生血。三七花用于推动卵泡，尤师一般重用到 8~10g。

## 绿萼梅－玫瑰花

见月经先后无定期·肝郁气滞。

# 第三节　卵巢囊肿

## 昆布 – 白芥子

【功效】　化痰行气，软坚散结。

【主治】　黏液性卵巢囊肿患者，症见下腹肿块、白带增多、胸腹满闷、月经失调、身体胖大、苔白腻、脉沉或滑。

【用法】　昆布 30g，白芥子 10g。

【备考】　自拟。

【按语】　昆布味咸，性寒，入血，软坚散结，破积消癥，清热利水之力强；白芥子味辛以行散，性温可祛寒，长于利气豁痰，温中散寒，通络止痛。两药伍用，一寒一温，相反制约，而寒清温通，相辅相成，故不但化痰行气，软坚散结的作用增强，而且囊肿无论属寒属热，均可运用。

## 牡蛎 – 鳖甲

　　见绝经前后诸证·肾虚。

## 白花蛇舌草 – 七叶一枝花

【功效】　清热解毒，散结消肿。

【主治】　卵巢肿瘤证属热毒炽盛者。

【用法】　白花蛇舌草 30g，七叶一枝花 10g。

【备考】　自拟。

【按语】　热毒炽盛，毒热与血搏结，瘀阻冲任，结于胞脉，故发为卵巢肿瘤。治宜清热解毒，散结消肿。白花蛇舌草味微苦而甘，性寒，归胃经、大肠经、小肠经。本品有良好的解毒功效，常用于痈肿疮疖、咽喉肿痛、毒蛇咬伤等症。药理研究证实，白花蛇舌草有抗肿瘤作用，虽对金黄色葡萄球菌和痢疾杆菌的抗菌作用微弱，但在体内能刺激网状内皮系统增生和增强吞噬细胞活力，以达到抗菌消炎作用。七叶一枝花味苦性寒，入肝经，走血分，能清热解毒，消肿止痛，为解毒疗疮要药，可用于热毒疮肿、咽喉肿痛、瘰疬等证。药理研究表明，七叶一枝花对化脓菌的抑制能力较强。两药参合，相须为用，清热解毒，散结消肿之力增强。

# 第 *17* 章

# 其　他

## 一、人乳头瘤病毒（HPV）、支原体、衣原体感染

### 蒲公英－两面针－板蓝根

【功效】 清热解毒，杀虫止痒。

【主治】 HPV、支原体、衣原体感染证属热毒蕴结者。

【用法】 蒲公英 15g，两面针 10g，板蓝根 15g。

【禁忌】 中脏虚寒者不宜服，孕妇慎用。

【备考】 自拟。

【按语】 HPV、支原体、衣原体感染临床多见有带下过多、色黄腥臭、阴痒等证候。中医认为乃肝、脾、肾功能失常，任带二脉失固，湿热下注，蕴毒生虫，虫毒内蚀而致。蒲公英味苦甘，性寒，归肝经、胃经，本品善于清热解毒，利湿通淋；两面针味辛苦，性平，归肝经、胃经，其形两面均着生钩状皮刺，功能祛风、解毒消肿；板蓝根味苦，性寒，归心经、肾经，既能清热解毒，又能凉血消肿。三药同用，清热解毒杀虫之功倍增，既可治疗 HPV、支原体、衣原体感染导致的带下量多腥臭，又可止痒。尤师认为，HPV、支原体、衣原体的感染多为本虚标实之证，临床该药对常配伍益气扶正之品运用。若出现赤白带下，可加地榆、大蓟等；若支原体、衣原体感染合并出现尿频、尿急、尿涩痛等症，可加清热利湿通淋之车前草、滑石等。

### 鸡冠花－凤尾草

【功效】 清热凉血，收涩止带。

【主治】 HPV、支原体、衣原体感染见赤白带下证属湿热入血分者。

【用法】 鸡冠花 15g，凤尾草 12g。

【禁忌】 瘀血阻滞者不宜，孕妇不宜。

【备考】 自拟。

【按语】 鸡冠花味涩，性凉，归肝经、大肠经，本品善能收涩止带，为治疗带下过多之常用药物；凤尾草味微苦，性凉，归肝经、肾经、大肠经，具有清热利湿、凉血止血、消肿解毒之功效。两药配伍，清热凉血治其本，收涩止带治其标，对湿热入胞宫血分，带下赤白者甚为适宜。

## 二、黄褐斑

### 绿萼梅－三七花

【功效】 疏肝行气，化瘀通络。

【主治】 黄褐斑属肝郁血瘀者。

【用法】 绿萼梅 5~10g，三七花 5~10g。

【备考】 自拟。

【按语】 女性黄褐斑多生长在两眼周围，肝经目系分支从目系走向面颊的深层，正是女性长斑之处。肝主疏泄，性喜条达，肝郁气滞，血行不畅，则眼周长斑黯褐。治宜疏肝理气，活血化瘀。绿萼梅味苦甘，性平，气味芳香，入肝经、胃经，功擅疏肝解郁、和胃化痰。梅花气味芳香，能上行宣散，善治肝经所过之疾。三七花味甘性凉，入肝经，既具有三七活血化瘀的功效，又取其花轻柔上扬之性而走头面。两药配伍，三七花偏走血分、活血行滞，绿萼梅偏走气分、疏肝行气，且载药上行入经，共奏解郁化瘀之效。若兼有热象者可加用金银花、栀子等；若肝肾不足可加菟丝子、桑椹等以补益肝肾。

## 三、乳腺小叶增生及乳腺纤维瘤

### 瓜蒌皮 - 合欢皮

【功效】 理气化痰，解郁散结。

【主治】 乳腺小叶增生、乳腺纤维瘤属气郁痰瘀互结者。

【用法】 瓜蒌皮 10g，合欢皮 10g。

【禁忌】 孕妇慎用。

【备考】 自拟。

【按语】 足阳明胃经行贯乳中，足厥阴肝经布胸胁绕乳头。故有乳头属肝，乳房属胃之说。倘若妇人忧虑过多，肝气郁结，郁滞于乳房胃络。一则气机不畅，津液不布，凝聚成痰，痰气互结，阻滞厥阴经络气血，久则气痰瘀互结而使局部形成肿块；二则气郁痰瘀互结，不通则痛，则见乳房胀痛或触痛。治宜理气化痰，解郁散结。瓜蒌皮，是葫芦科栝楼科植物栝楼的干燥成熟果皮，其味甘性寒，归肺经、胃经。以皮之轻清上达胸乳，能利气宽胸，清热化痰。临床常用于痰热咳嗽、胸闷胁痛，亦可治疗痰气互结之乳房胀痛结块。合欢皮味甘性平，归心经、肝经、肺经，善于疏肝解郁，活血消肿。两药配伍，以瓜蒌皮引药直达病所，共奏疏肝理气、开郁散结之功。现代药理研究证明，合欢皮提取物有抗肿瘤作用。若抑郁失眠、心神不宁严重者可更用合欢花，以其干燥花序或花蕾入药，解郁安神之功更优。

# 第18章

# 药对饮膳

尤师临证擅长运用药膳，其在临床广泛运用的有暖巢煲、养泡煲、安胎煲、养膜煲等 13 个药膳煲，布阵修复子宫、内膜、卵巢、卵泡、输卵管等女性生殖链终端，借古代"十三太保"之能，命名为"尤氏十三太煲"。

药对饮膳是特指将中药药对与某些具有药用价值的食物，按照一定的规矩妥善配伍，并采用我国独特的饮食烹调技术和现代科学方法制作而成的具有一定色、香、味、形的饮品或膳食。药对饮膳取药对配伍之性能，用食物之气色形味，食借药力，药助食威，相辅相成，相得益彰。因其既具药物的功效，又有食品的美味，特别适合女性患者服用。

辨证论治是祖国医学的特点之一，在施用药对饮膳时，也是以这一理论为指导，根据用膳者的具体情况，以及季节、气候、地理环境等因素全面考虑，在辨证的基础上有针对性地实施。

## 第一节　月经病

### 黄芪山药乌鸡汤

【功效】补气健脾，固冲止血。

【主治】月经过多，或经期延长，或月经先期，或崩漏证属气虚者。

【用法】黄芪 60g，山药 60g，乌鸡肉 250g。先将乌鸡肉洗净后剁寸块，黄芪、山药洗净。将乌鸡肉、黄芪、山药一起置于砂锅中，加入适量清水，炖至熟烂，加入食盐再煮片刻，调味即可。

【禁忌】 湿热痰火者不宜。

【备考】 自拟。

【按语】 气虚型子宫异常出血由久病或素体虚弱导致脾气受损，中气不足，血失统摄，冲任不固而致。黄芪入肺经、脾经，健脾补中，益气升阳；山药味甘性平而涩，补脾益肾，收敛固涩。二者配合，补涩兼顾，标本同治。乌鸡补益肝肾，滋阴养血，常用于崩漏、带下等证。三者配伍，食挟药力，药借食味，补气摄血作用增强。

## 芩陈醋米粥

【功效】 清热凉血，固冲止血。

【主治】 月经过多、经期延长、月经先期、崩漏属肝火旺盛者。

【用法】 黄芩100g，陈醋250g，粳米60g。将黄芩洗净后置于陈醋中浸泡10天后，滤出焙干研为细末备用。将粳米淘洗干净后置于锅中，加入适量清水熬煮成粥，再加入黄芩末20g和适量冰糖略煮片刻，调匀即可。

【禁忌】 素体虚寒者慎用。

【备考】 《东方药膳》。

【按语】 素体肝火旺盛，或过食辛热香燥动血之品，致热扰冲任，迫血妄行，出现月经量多、先期等。膳中黄芩苦寒，清热泻火，凉血止血。陈醋味酸苦，性温，归肝经、胃经，有散瘀、止血、调味之功。黄芩用陈醋浸泡后，一则入肝清肝泻火，二则加强止血之能，三则改善口感。粳米补中益气，健脾和胃，可防黄芩寒凉败胃。三者相伍，食除药弊，药助食威，邪热去而中焦安，共奏清热固冲止血之效。

## 三七益母粥

【功效】 化瘀止血。

【主治】 月经过多、经期延长、月经先期、崩漏属血瘀者。

【用法】 益母草30g，三七粉5g，粳米50g，红糖适量。将益母草置于砂锅中，加入适量清水煮20分钟后去渣留汁备用。将粳米淘净，用益母草药汁煮至粥成，加入三七粉和适量红糖再煮片刻即可。

【禁忌】 孕妇慎用。

【备考】 自拟。

【按语】 血瘀型月经不调者素性抑郁，肝气郁结而致血瘀，瘀血不去，血不归经而致异常出血。本膳中益母草入肝经，通行瘀血而生新血，为妇科经产要药；三七功擅化瘀止血，有止血不留瘀，化瘀不伤正的特点。粳米健脾和胃，可防益母草寒凉败胃。

### 卯戌麻雀蛋汤

【功效】 补益肝肾，填补精血。

【主治】 月经过少、月经后期、闭经属肾虚者。

【用法】 菟丝子、枸杞子各15g，麻雀蛋5个（可用鹌鹑蛋代替）。将5个麻雀蛋用清水煮熟剥壳。菟丝子（布包）、枸杞子一起煎煮30分钟，下麻雀蛋再煮15分钟，加入盐、麻油调味即成。食蛋饮汤。

【禁忌】 实证者不宜。

【备考】 自拟。

【按语】 肾虚型月经不调多由禀赋不足或房劳过度，肝肾受损、精血不足、冲任不充而致。菟丝子味甘，性温，主入肝经、肾经。该药温而不燥，补而不峻，既补肾阳又滋肾阴，为平补肾之阴阳的常用药物。枸杞子味甘性平，归肝经、肾经，有补肝肾、益精血之功。《本草经集注》称其"补益精气，强盛阴道"。二者配伍，专于补肝肾、益精血。因菟丝子谐音"兔"，属十二地支中"卯"；枸杞子谐音"狗"，属十二地支"戌"，故二药配伍《普济方》命名为卯戌丸。麻雀蛋味甘酸性温，归肾经，补肾阳，益精血，调冲任。食助药力，药借食味，相辅相成，补益肝肾作用大增。

### 附片羊肉汤

【功效】 温肾壮阳，补中益气。

【主治】 月经过少、月经后期、不孕属脾肾阳虚者。

【用法】 附子片15g，羊肉1 000g，生姜25g，葱25g，胡椒3g，食盐少许。将制附片用纱布袋装好扎口，羊肉用清水洗净放入沸水锅内，加生姜、葱各10g，焯至断红色。将羊肉捞出，剔出骨，切成小块，再放入清水中，浸漂去血水。姜拍破，葱缠成团待用。将砂锅内放入清水，置于火上，下入羊肉、生姜、葱、胡椒，再把附片包放入汤内。先用武火煮沸，30分钟后，改用文火炖至羊肉熟烂即可，将附片捞出，喝汤吃羊肉。

【禁忌】 凡外感实邪，内有实热者忌服；孕妇忌用。

【备考】 民间验方。

【按语】 附子味辛、甘，性热，入肾经、脾经、心经，有峻补元阳，益火消阴之效。生姜辛温，主入脾胃，温中祛寒。二者配伍，温先天以生后天，暖后天以养先天，相须为用，相得益彰，温肾暖脾。羊肉具有补气养血，温中散寒，暖肾助阳之功。《本草纲目》谓："羊肉补中益气，性甘，大热。"药食配合，温补脾肾之功倍增。此膳不仅疗效肯定，而且味道鲜美，凡脾肾阳虚证均可应用。附子虽有毒，但经过长时间炖煮则毒减。

## 阿胶枸杞粥

【功效】 补益肝肾，滋养精血。

【主治】 月经过少、月经后期、闭经等属肝肾精血不足者。

【用法】 阿胶 10g，枸杞子 15g，粳米 50g。先将阿胶烊化或研末，再取枸杞子洗净，与粳米一同煮粥，粥熟后下阿胶搅匀即可。

【禁忌】 湿热实证不宜。

【备考】 自拟。

【按语】 阿胶是血肉甘润之品，既入肝经养血，又入肾经滋阴，为养血滋阴润燥之佳品。枸杞子补益肝肾，滋养精血。二者配伍，相辅相成补血滋阴，补益肝肾作用增强。粳米补益脾胃，化生精血。三者同煮粥食用，作用强，色泽美，口感好。

## 当归红枣粥

【功效】 补血调经。

【主治】 月经过少、月经后期、闭经等属血虚者。

【用法】 当归 15g，红枣 5 枚，粳米 50g。红糖适量。将当归用冷水浸泡，加水适量，煎煮 20 分钟，去渣取药汁，入粳米、红枣，再加水适量，煮至米开汤熟为度，加入适量红糖调味即成。

【禁忌】 实证不宜。

【备考】 民间验方。

【按语】 当归为补血调经要药，长于补肝血而活血调经。大枣、粳米、红糖补中益气，健脾养血。三者配伍，补血活血调经，以补血为主。

## 归芪墨鱼丝

【功效】 补气养血通经。

【主治】 月经过少、月经后期、闭经等属气血虚弱者。

【用法】 黄芪 30g，当归 15g，乌贼鱼 200g，姜丝及调料适量。当归、黄芪水煎取汁约 120mL。将墨鱼泡发洗净去骨切丝，锅中加油，待油热再将墨鱼丝、姜丝放入锅内同炒，加盐少许。将归、芪药汁倒入，焖干，淀粉勾芡盛盘即可。

【禁忌】 阴虚火旺者不宜。

【备考】 自拟。

【按语】 膳中黄芪、当归配伍系名方当归补血汤，能补益气血，补气生血。气血旺盛，血海充盈，经水如期而至。墨鱼味甘咸，性平，专走肝经而通月经。生姜健脾和胃，且避墨鱼之腥味。药食同用，共奏补气养血通经之功。

## 黑豆苏木饮

【功效】 补肾益精，活血调经。

【主治】 月经过少或月经后期属肾虚血瘀者。

【用法】 黑豆 100g，苏木 10g，加水适量炖至黑豆熟透，去苏木，加入红糖适量，融化后即成。

【禁忌】 腹泻者不宜；孕妇忌用。

【备考】《中华食疗大全》。

【按语】 黑豆味甘，性平，归脾经、肾经。健脾益肾，活血利水；苏木味甘咸辛，性平，活血化瘀，通经止痛，为妇科经产诸症属瘀滞者常用药物。二者相伍，共奏补肾活血调经之效。

## 当归益母蛋

【功效】 养血活血调经。

【主治】 月经过少、月经后期、闭经属血虚血滞者。

【用法】 益母草 30g，当归 20g，鸡蛋 2 个。上 3 味放入锅中，煮至蛋熟，取出去壳用针扎数孔，再入药中煮 3~5 分钟即可。

【禁忌】 孕妇忌用。

【备考】 《中医膳食食疗学》。

【按语】 当归味甘而重,专能补血,其气轻而辛,又能行血。故补中有动,行中有补,为妇科调经之要药。益母草活血调经,瘀血去则新血生。鸡蛋味甘性平,补血滋阴,养心安神。药食配合,补血活血,活血不伤血。

## 红花山楂酒

【功效】 活血化瘀调经。

【主治】 月经过少或月经后期属血瘀者。

【用法】 取红花15g,山楂30g,浸入白酒250g中1周。每次饮酒10~20mL,每日2次。

【禁忌】 失血者慎用;孕妇禁用。

【备考】 《中国药膳大辞典》。

【按语】 外邪与血互结成瘀,或素多抑郁,气滞血瘀。瘀阻冲任,血行不畅,致经行量少延后。膳中红花活血通经,散瘀止痛;山楂健脾行气,化瘀调经。二者配合,一长于行血,一善于化瘀。瘀化血行,血行瘀化。白酒辛温,一则通血脉而行药势,再则作为溶媒可使红花、山楂药对药力尽出。该药酒色泽红艳,口感醇和。

## 莱菔子粥

【功效】 消食化痰,降气除胀。

【主治】 月经过少、月经后期、闭经属痰食停滞者。

【用法】 莱菔子15g与适量粳米入水煮粥,至粥熟烂,加红糖搅拌均匀,趁热服食。

【禁忌】 气虚者慎用;不宜与人参同用。

【备考】 自拟。

【按语】 素体肥胖,平素多痰湿,或脾虚湿食凝聚成痰。痰食阻滞,气机不畅,冲任不通,故月经量少或延后,甚至闭经。莱菔子味辛行散,消食化积,降气化痰。食化痰消气行则血行。女子以血为用,伍以味甘之粳米、红糖,健脾生血,红糖在调味之间又可活血化瘀。本膳对月经过少、延后、闭经而体型肥胖者较为适宜。

## 二花调经茶

【功效】 理气活血，调经止痛。

【主治】 痛经、月经不调属气滞血瘀者。痛经，月经后期，量少色黯，有血块，精神抑郁或烦躁不安，胸胁及乳房胀痛等。

【用法】 月季花 10g，玫瑰花 10g，红茶 3g。上三味制粗末，用沸水冲泡 10 分钟，不拘时温饮，每日 1 剂。连服数日，在经行前几天服用效益佳。

【禁忌】 孕妇不宜。

【备考】 民间验方。

【按语】 本茶饮适宜气滞血瘀所致之月经不调或痛经。月季花、玫瑰花均为血中气药，二者均有理气活血，调经止痛的作用，为气滞血瘀型月经病的常用之品。《本草正义》曰："玫瑰花，香气最浓，清而不浊，和而不猛，柔肝醒胃，流气活血，宣通窒滞而绝无辛温刚燥之弊，断推气分药之中，最有捷效而最为驯良者，芳香诸品，殆无其匹。"红茶性温，可散寒除湿有利于行气解郁。三味合用，共奏理气活血，解郁调经之功。

## 红糖姜汤

【功效】 温经散寒，暖宫止痛。

【主治】 痛经、月经量少、月经延后属寒凝血瘀者。经前或经期小腹冷痛拒按，受寒凉而发或加重，得热则痛减，经血有块，畏寒肢冷，面色青白，舌质黯红，苔白，脉沉紧或沉涩。

【用法】 生姜 20g，大枣 10 枚，红糖 50g。将红糖、大枣煎沸 20 分钟后放入生姜，再煎 5 分钟即成。宜空腹服用，每日分 2 次服，或代茶饮。

【禁忌】 湿热痰火者忌用。

【备考】 民间验方。

【按语】 本膳为民间治疗寒性痛经之常用验方。生姜辛温，温里散寒；大枣、红糖既补养气血，又温经活血。三者配合，温经散寒，暖宫止痛。该药膳材料易得，制作简单，口感良好。

## 桂椒炖猪肚

【功效】 温肾补阳，散寒止痛。

【主治】痛经、月经量少属阳虚寒凝者。经前或经期小腹冷痛，受寒凉而发或加重，得热则痛减，经量少，经血有块，畏寒肢冷，面色青白，舌淡黯，苔白，脉沉紧虚弱。

【用法】肉桂 2g，川椒 2g，小茴香 2g，猪肚 150g，粳米 30g，葱、姜及调料适量。将肉桂、川椒、小茴香研末，备用。猪肚洗净，装入药末、粳米、姜及调料，扎口入锅中，加水适量，微火煮至烂熟即成。

【禁忌】阴虚火旺者忌用。

【备考】自拟。

【按语】肉桂、川椒、小茴香均为辛热之品，补火暖宫，散寒止痛。猪肚、粳米补虚损，健脾胃，制约三药之燥性。食借药力，药借食味。共奏温肾暖宫、散寒止痛之功。因肉桂、川椒、小茴香性温燥，其用量不宜太重。

## 姜艾鸡蛋汤

【功效】温经散寒止痛。

【主治】痛经属寒凝血瘀者。

【用法】艾叶 10g 切断，生姜用刀面拍碎，鸡蛋 2 枚。三者同入锅中，加水 300mL，待鸡蛋熟后去壳复入原汁中，煮 5 分钟，趁热饮汤吃蛋。

【禁忌】湿热蕴结者禁用。

【备考】自拟。

【按语】寒凝血瘀型痛经乃寒客胞宫，血为寒凝，瘀滞冲任，血行不畅所致。艾叶味辛性温气香，可温通经脉，逐寒湿而止冷痛；生姜味辛，性微温，善温中祛寒。二药相合，温中散寒，通利血脉，通则不痛。鸡蛋滋阴补血，不仅照顾女性"不足于阴血"的病理特点，而且使药借食味，便于患者接受，适宜经前、经期、经后服用。

## 车前益母羹

【功效】清热利湿，活血化瘀。

【主治】痛经、带下过多属湿热瘀滞者。

【用法】车前子 30g，益母草 30g，粳米 50g，豆豉 10g，葱、盐、醋适量。将车前子装入纱布袋中扎口，与益母草、豆豉同煎 20 分钟，去渣留汁，放入粳米煮熟，再加少许葱、盐、醋，熬稠即成。

【禁忌】 虚寒者不宜。

【备考】 自拟。

【按语】 车前子甘淡渗利，气寒清热，性专降泄滑利，具有分清泌浊，导湿热下行从小便出的特点。益母草苦降疏泄，主入肝经血分。本品行瘀血而新血不伤，养新血而瘀血不滞，因其性寒可清热，且兼利水之功，为妇科经产诸疾之要药。二药配伍，清利湿热，活血化瘀。粳米、豆豉健脾和胃，脾健则湿去。且可防寒凉之品败胃，渗利之品伤阴。

## 赤豆苡仁粥

【功效】 清热利湿，健脾养胃。

【主治】 痛经、带下过多属湿热蕴结者。

【用法】 赤小豆、薏苡仁各30g，粳米50g。同洗净，放入砂锅中，加水煮粥，豆烂为度。

【禁忌】 阴虚者不宜。

【备考】 自拟。

【按语】 赤小豆味甘酸，性平，善于利水渗湿。《本草再新》云其"利水通经，宽肠理气"。薏苡仁味甘淡，性凉。淡渗甘补，渗利湿热，渗湿健脾。《本草汇言》载本品："寒而不泄，温而不燥，补而不滞，利而不克。"两者配伍，利水通经泻热之功大增，且祛邪不伤正，扶正不留邪。粳米补益脾胃，既改善口感，又防渗利伤正。

## 黄芪归尾乌鸡汤

【功效】 益气活血，调经止痛。

【主治】 痛经属气血虚弱者。

【用法】 乌鸡宰杀洗净，黄芪50g，归尾50g洗净切片后放入鸡腹中。将鸡放入砂锅中，加水1 000mL，煮沸后改文火，待熟透后调味服食。

【禁忌】 湿热痛经不宜。

【备考】 自拟。

【按语】 气血虚弱型痛经因脾胃素虚，化源匮乏，或大病久病，气血不足，胞脉空虚，经期或行经后气血亏虚益甚，故冲任、胞宫失于濡养而发病。黄芪益气补虚，归尾养血活血，"气为血之帅，血为气之母"。

二药相伍，气血互根互用，胞脉得以濡养，荣则不痛。乌鸡为血肉有情之品，味甘性平，具有补肝肾、益气血之功效。食助药力，药借食味。

# 第二节　带下病

## 莲肉白果粥

【功效】健脾益气，涩精止带。

【主治】带下量多属脾虚者。带下量多，色淡，质稀如清水，绵绵不断，夜尿频，小便清长，大便溏薄。

【用法】莲肉30g，白果15g，糯米100g。将莲肉、白果捣碎，和糯米一同放入砂锅内，加水适量，煮粥，调味即成。

【禁忌】阴虚夹湿热者不宜。

【备考】《中华食疗大全》。

【按语】莲子为补脾要药，既能补脾益气，又可收敛固涩，常用于治疗脾虚泄泻、带下过多之证。《本草纲目》言其"交心肾，厚肠胃，固精气，强筋骨，补虚损……止脾泄久痢，赤白浊，女子带下崩中诸血病"。白果性平味苦涩，功专收敛固涩。糯米甘温，健脾收敛，"暖脾胃，止虚寒带下"。三者均为药食同源之品，相须配伍，健脾收涩止带之作用增强，且口感滑润，形色俱佳。

## 山药芡实鲤鱼汤

【功效】健脾益气，除湿止带。

【主治】带下量多属脾虚证。带下量多，色白，质地稀薄，如涕如唾，无臭味，伴面色萎黄或苍白，神疲乏力，懒言嗜睡，纳少便溏，舌淡苔白，脉弱无力。

【用法】鲤鱼200g，山药、芡实各25g。将山药、芡实洗净，入鲤鱼腹中，武火煮沸后改文火煮至肉熟烂，调味即可。

【禁忌】阴虚者慎用。

【备考】《中国妇产方药全书》。

【按语】山药味甘性平，作用缓和，不寒不热，既能补气，又能养阴，补而不滞，滋而不腻，兼有固涩作用；芡实味甘涩，收涩止带，入脾经、肾经，能益肾固精，补脾止泻，除湿止带。鲤鱼味甘性平，入脾经、肾经、肺经，补脾健胃、利水消肿。三者相伍，脾健湿去，带下自止。

## 白果苡仁猪小肚汤

【功效】 补脾益气，利湿止带。

【主治】 带下量多属脾虚湿滞者。带下量多、色白、质地稀薄，如涕如唾，无臭味，面色萎黄，神疲乏力，纳少便溏，舌淡苔白，脉濡弱。

【用法】 白果 10 个，生薏苡仁 30g，猪小肚 3 个。将白果去壳、生薏苡仁去杂质，用铁锅炒至微黄；猪小肚剪开，用盐反复揉搓，再用清水冲洗干净至无味为止。全部用料同入砂锅，加适量清水，武火煮沸后改文火煮 3 小时调味即成。

【禁忌】 孕妇慎用。

【备考】 《中华传统保健药膳彩色图鉴》。

【按语】 薏苡仁味甘淡，性微寒，既能渗利，又能清热，且有健脾补肺的功效；白果味涩，性平，功专收敛。二药相伍，健脾祛湿，固涩止带。该药对配伍清热利湿，益脾补肾之猪小肚，共奏健脾益气、利湿止带之效。

## 山药茯苓馒头

【功效】 健脾益气，利湿止带。

【主治】 带下量多属脾虚湿浊下注者。带下量多，色白质稀，绵绵不断，精神疲倦，纳少便溏，舌淡苔白，脉弱无力。

【用法】 山药粉、茯苓粉各 100g，面粉 300g，白糖 50g。四者和匀发酵后，做成馒头。

【禁忌】 阴虚者慎用。

【备考】 自拟。

【按语】 山药味甘，性平，健脾收涩；茯苓味甘淡，利湿健脾。二者一长于补，一善于利，补脾利湿之功增强，以治带下过多之本，且山药收涩止带治其标。面粉味甘，《本草拾遗》谓其"补虚，实人肤体，厚肠胃，强气力"。三者配合，健脾利湿止带。制成馒头，口感好，服用方便，寓治疗于膳食之中。

## 山药枸杞羊腰汤

【功效】 温肾助阳，涩精止带。

【主治】 带下量多之肾阳虚者。带下量多、色淡、质稀如清水，绵绵不断，
面色晦暗，畏寒肢冷，腰背冷痛，小腹冷感，夜尿频，小便清长，
大便溏薄。

【用法】 山药100g，枸杞子15g。取鲜羊腰剖开，切去白膜，用清水反复冲
洗干净，焯水去除膻尿味。将山药、枸杞子及处理后的羊腰放入锅中，
加水适量，大火沸腾后改小火慢炖2小时，至肉熟烂，调味即可。

【禁忌】 阴虚患者不宜。

【备考】 《女性常见病饮食调治》。

【按语】 枸杞子为滋补肝肾之良药，陶弘景谓之能"补益精气，强盛阴道"，
滋阴而不致阴衰；兴阳而常使阳举。山药性味甘平，健脾补肺，固
肾益精，兼有固涩作用。羊腰即羊肾，味甘性温，入肾经，补肾虚，
益精髓。药食合用，温肾助阳，涩精止带。

## 泽兰甲鱼汤

【功效】 滋阴益肾，清热祛湿。

【主治】 带下量多属阴虚夹湿者。带下量较多，质稍稠，色黄或赤白相兼，
有臭味，阴部灼热或瘙痒，伴五心烦热，失眠多梦，咽干口燥，头
晕耳鸣，腰膝酸软等。

【用法】 泽兰10g，甲鱼1只。用热水烫一下甲鱼，除去内脏，洗净。再将
泽兰洗净，研成细末，纳入甲鱼腹中。将甲鱼放入砂锅中，加适量
清水，用文火炖至甲鱼熟烂，最后加入精盐、黄酒、味精，略煮即可。

【禁忌】 肾阳虚弱者不宜。

【备考】 《本草精华煲靓汤》。

【按语】 泽兰味苦、辛，性微温，归肝经、脾经而能活血祛瘀，利水消肿；
甲鱼味咸，性寒，滋阴潜阳，退热除蒸。二者合用，一泻一补，利
水而不伤阴，滋阴而不留邪。资助肾阴而清利湿热，带下自止。

## 马齿苋车前草汤

【功效】 清热利湿止带。

【主治】带下量多属湿热下注者。带下量多，色黄或脓性，气味臭秽，外阴瘙痒或阴中灼热，伴全身困重乏力，胸闷纳呆，小腹作痛，口苦口腻等。

【用法】鲜马齿苋60~120g，车前草30g。洗净，同煎取汁。每日分2~3次饮服。

【禁忌】脾虚腹泻便溏者忌用。

【备考】《中国药膳大辞典》。

【按语】《海上集验方》载马齿苋能治赤白带下，不问老稚孕妇悉可服。马齿苋为药食同源之品，其性寒味酸，清热解毒，凉血祛湿。车前草性寒味甘，清热解毒，利尿渗湿。二药相伍，热清湿除带自止。

## 山药黄精白鸽汤

【功效】滋补肝肾，养血生精。

【主治】带下量少及绝经前后诸证属脾肾亏损者。带下量少，甚至全无，阴部干涩或瘙痒，甚则阴部萎缩，性交涩痛，头晕耳鸣，腰膝酸软，舌淡红少津，脉沉细。

【用法】黄精30g，山药30g。鸽肉洗净，切小块，与黄精、山药共入砂锅中，加水适量，武火煮沸20分钟，文火煲至肉料熟透，食盐调味即可。

【禁忌】中寒泄泻，痞满气滞者忌服。

【备考】自拟。

【按语】山药味甘，性平，健脾补肺，固肾益精。现代药理研究证明其有类雌激素作用，不仅能延缓衰老，还具有抗肿瘤及促肾脏再生修复的作用。《本草便读》言黄精"味甘而厚腻，颇类熟地黄……按其功力，亦大类熟地，补血补阴，而养脾胃是其专长"。本品甘平厚腻，长于滋肾润肺，补脾益气，为滋补良品。二者口感好，为药膳常用之物。白鸽味甘咸，入肝经、肾经，可补肝肾，益气血。现代药理研究证明，白鸽分泌性激素及繁殖能力较强，能有效增强人体活力，强健体魄。药食合用，滋而不腻，补脾胃以化生津血，滋肝肾使阴精充盛，阴血精津充足自可濡润阴户。

## 养春粥

【功效】补肾填精，暖精养巢。

【主治】带下量少及绝经前后诸证属肾阴亏损者。带下、月经量少，或闭经，眩晕耳鸣，腰膝酸软，性功能减退，神疲健忘，夜尿频多，舌淡苔少，脉沉细等。

【用法】 蛤蟆油1~3g，粳米、生姜适量。将蛤蟆油清水泡发后，同生姜放入砂锅，加水适量，煮沸30分钟后取汁去渣，用药汁与粳米慢火煮粥，粥成后加入胡椒、食盐适量调味，温热食用。

【禁忌】 食少便溏者慎用；儿童、青少年不宜食用。

【备考】 自拟。

【按语】 蛤蟆油为雌蛙干燥输卵管，味甘咸，性平，入肺经、肾经。本品补肾益精，养阴润肺，《中药志》记载其"补虚、退热，治体虚，精力不足"。现代药理研究证明其含有睾酮、孕酮、雌二醇等性激素及多种微量元素，可促进发育。粳米、生姜补中益气，健脾和胃，生姜制约蛤蟆油之腥味。药食相合，性质平和，补而不腻，填补肾精，使阴户得以润泽，性欲增强。

## 玄参枸杞猪肝片

【功效】 滋阴清热，养肝生津。

【主治】 带下量少及绝经前后诸证属肝阴虚者。带下量少，伴头晕目眩，眼睛干涩，肢体麻木，口燥咽干，舌红少苔，脉弦细数。

【用法】 玄参30g，枸杞子15g，猪肝250g，茶油、葱、姜、酱油、白糖、黄酒各适量。将猪肝洗净，与玄参、枸杞同放入锅内，加水适量，煮熟捞出猪肝，切成小片备用。将锅内加茶油，放葱、生姜稍炒一下，再放入猪肝片，将酱油、白糖、料酒少许，兑加原汤少许收汁，拌匀即成。

【禁忌】 脾胃虚寒者慎用。

【备考】 自拟。

【按语】 《本草正义》中言："玄参，禀至阴之性，专主热病，味苦则泄降下行……味又辛而微咸，故直走血分而通血瘀。"玄参功擅清热滋阴；枸杞子专于补益肝肾精血。猪肝味甘苦而性温，补肝明目，养血滋阴。三者相伍，滋而不腻，润而不寒。

## 生地黄粥

【功效】 滋补脾肾，养阴生津。

【主治】 带下量少属肾阴亏虚者。带下量少，阴部干涩，性交涩痛，腰膝酸软，烘热汗出，夜寐不安，舌红少津，少苔，脉沉细。

【用法】 生地黄 25g，粳米 75g。生地黄细切后，用适量清水在火上熬沸约半小时，滤汁，再复熬一次，合并药液浓缩至约 100mL，将粳米淘洗后煮成白粥，趁热掺入生地黄汁搅匀，食时可加白糖少许调味。

【禁忌】 脾胃虚寒者慎用。

【备考】 《饮膳正要》。

【按语】 生地黄味甘，性寒，归心经、肝经、肾经，具有清热凉血、养阴生津的功效，乃凉血滋阴之主药；粳米补中益气、健脾和胃，脾气健运而津液生。二者相伍，平补而不滋腻，清热而不伤正，共奏滋补脾肾，养阴生津之效。

## 山药扁豆益智粥

【功效】 健脾和胃，补气生津。

【主治】 带下过少或绝经前后诸证属脾虚者。带下量少，阴部干涩，食欲不振，记忆力减退，小便频数，或失禁，面色萎黄，肢体倦怠，形体消瘦，舌淡苔白，脉细弱等。

【用法】 山药、白扁豆各 30，益智仁 10g，粳米适量。将山药、白扁豆、益智仁、粳米洗净泡发，加水煮至米烂粥成，放入白糖或冰糖后即可食用。

【禁忌】 湿热内蕴患者禁用。

【备考】 自拟。

【按语】 山药味甘，性平，归肺经、脾经、肾经，可补脾生津，补肾固精；白扁豆味甘性微温，归脾经、胃经，可补脾和中，兼以化湿。二者均为气味平和之补剂，久服而无滋腻之弊。益智仁味辛，性温，归肾经、脾经，可暖肾固精缩尿，温脾开胃摄唾。三药配合粳米熬粥，补益脾肾。养脾胃而生津液，补后天而助先天。

## 清蒸杞甲鱼

【功效】 滋肾养血填精。

【主治】 带下量少或绝经前后诸证属肾阴亏虚者。带下量少甚至全无，阴部干涩或瘙痒，甚则阴部萎缩，性交涩痛，头晕耳鸣，腰膝酸软，舌红少苔，脉沉细。

【用法】 甲鱼 1 只，枸杞子 15g。先将甲鱼去内脏洗干净，再将枸杞子放入甲鱼腹内，加少许葱、姜、盐、糖，放锅上清蒸，待熟后食肉饮汤。

【禁忌】 外感实热、脾虚泄泻者慎用。

【备考】 《中国药膳学》。

【按语】 本膳尤适宜绝经综合征妇女食用。膳中甲鱼味甘性平，《日华子本草》言其"益气调中，妇人带下，治血瘕腰痛"，其可资肝肾之阴，清虚劳之热；枸杞子滋肾益精，补肝明目。二者相伍，色形味俱全，滋肾阴而清虚热。

## 益母草山楂茶

【功效】 活血化瘀。

【主治】 带下量少或绝经前后诸证属血瘀者。带下量少，阴道干涩，性交涩痛，小腹或少腹疼痛拒按，经量少或闭经，舌质紫黯，或舌边瘀斑，脉弦涩。

【用法】 益母草 10g，生山楂 30g，茶叶 5g。将山楂、益母草洗净，入锅内加水适量煮汁，去渣冲泡茶叶，加白糖调味即可。

【禁忌】 出血患者慎用。

【备考】 《养生茶饮大全》。

【按语】 本膳中益母草与山楂一辛一酸，一寒一温。益母草性苦寒，通行瘀血而生新血，为妇科经产要药；山楂味酸性温，健脾开胃除积滞，通行积滞祛瘀血。二者配伍，不仅倍增活血化瘀之功，而且化瘀而不败胃伤正。茶叶清香，白糖味甘，加入后使本饮膳气味宜人。因为茶叶可消食利尿，《本草拾遗》谓其"久食令人瘦，去人脂"，故本膳更适宜体型肥胖、血脂较高者。

## 归参红花粥

【功效】 益气活血，化瘀通经。

【主治】 带下量少属血瘀津亏者。带下量少，阴道干涩，性交涩痛，小腹或少腹疼痛拒按，经量少或闭经，体倦乏力，舌质淡紫，脉涩无力。

【用法】 当归 10g，红花 10g，党参 15g，糯米 100g。当归、红花、党参加水煎汤，以汁与淘洗干净的糯米一同煮粥。

【禁忌】 出血者及孕妇慎用。

【备考】 《中华食疗大全》。

【按语】 《本草正义》言："党参力能补脾养胃，润肺生津，健运中气，本
与人参不甚相远，其尤可贵者，则健脾运而不燥，滋胃阴而不湿，
润肺而不犯寒凉，养血而不偏滋腻，鼓舞清阳，振动中气，则无刚
燥之弊"。当归、红花养血活血，化瘀通络，为妇科常用药对。糯
米补脾养胃，助党参益气健脾。药食相合，补气活血，血行瘀化。
瘀去新生，阴户自得濡养润泽。

# 第三节 妊娠病

## 山药半夏粥

【功效】 健脾和胃，降逆止呕。

【主治】 妊娠恶阻属脾胃虚弱者。妊娠早期，恶心，呕吐痰涎，恶闻油腻，
精神不振，大便稀溏，舌淡红，苔薄白或白腻，脉滑无力。

【用法】 山药 30g 研细末，制半夏 15g 淘洗数遍至无味。制半夏入砂锅，加
清水适量，文火煮 45 分钟，去渣，取汁 100mL，调入山药末，煮
四五沸至成粥糊状，加白糖调味即可。每日 1 剂。

【禁忌】 妊娠恶阻属肝胃郁热者不宜；有不良孕史者慎用。

【备考】 《中华养生药膳大全 ( 珍藏本 )》。

【按语】 山药为药食同源之品。《本草正》言："山药能健脾补虚，滋精固肾，
治诸虚百损，疗五劳七伤"。半夏味辛，性温，入脾经、胃经、肺
经，功擅燥湿化痰，降逆止呕，各种原因的呕吐皆可应用，尤宜于
痰饮或胃寒呕吐。两药配伍，一补一降，健脾养胃，化痰止呕之功
显著，且山药又可制半夏之燥，使其无伤阴动胎之虞。本粥色泽洁
白，口感良好，制作简便。

## 砂仁肚条

【功效】 健脾化湿，行气和胃。

【主治】 妊娠恶阻属脾虚气滞者。妊娠早期，恶心呕吐，脘腹胀闷，食欲不
振，舌淡，苔白，脉缓滑无力。

【用法】 砂仁粉 10g，生姜 15g，猪肚 1 000g，胡椒粉 3g，花椒 5g，葱白

15g，猪油 100g，绍酒 50g，味精 3g，湿淀粉 20g，盐 5g。首先将砂仁烘脆后研成细末。猪肚洗净，下开水锅内汆透，捞出刮净内膜。锅内下入清汤、猪肚、姜、葱、花椒，用武火煮熟，撇去泡沫，捞起猪肚，然后切成细条。最后汤 500g 烧开，下入肚条、砂仁粉、胡椒粉、绍酒、猪油搅匀，加味精、盐调好味，用湿淀粉着芡，炒勾起锅装盘即成。

【禁忌】阴虚血燥，火热炽盛者慎服。

【备考】《中国药膳大辞典》。

【按语】砂仁味辛性温行散，芳香化湿，主入脾胃，为化湿和胃，醒脾止呕要药，兼有安胎之功；生姜和胃止呕，与砂仁相伍，止呕之效增强。猪肚补虚损，健脾胃。三者相伍，共奏健脾化湿，和胃止呕之效。因为砂仁辛香，含挥发油，故宜后下，否则药效降低。

## 香蔻二豆汤

【功效】健脾利湿，和胃止呕。

【主治】妊娠恶阻属脾虚湿滞者。妊娠早期，恶心呕吐，脘腹痞闷，小便不利，舌淡红，苔腻，脉滑。

【用法】扁豆 30g，赤小豆 60g 加水煮汤，待豆熟后加入藿香叶 6g，白豆蔻 3g，煮沸，去藿香叶、白豆蔻，加盐调味即可。食豆饮汤，随量饮用。

【禁忌】妊娠恶阻属阴虚津亏者不宜。

【备考】《中医食疗》。

【按语】本药膳由两组药对组成：一是白扁豆与赤小豆；二是藿香与白豆蔻。白扁豆味甘性平而不甜，气清香而不窜，性温和而不燥，故能补益脾气而无壅滞，温化湿浊而不伤阴，为孕妇、小儿脾虚所常用。赤小豆味甘酸性平，善行于下，能通利水道，且利水不伤正。二豆配伍，祛湿健脾。藿香和白豆蔻均可化湿醒脾，和胃止呕。四者配合，对于湿浊内停，脾胃不健之妊娠恶阻最为适宜。因藿香、白扁豆均有祛暑化湿作用，故本膳尤适宜夏季饮用。

## 苏叶黄连饮

【功效】清肝和胃，降逆止呕。

【主治】妊娠恶阻属肝胃不和者。妊娠早期，恶心，呕吐酸苦水，口苦咽干，渴喜冷饮，胸满胁痛，嗳气叹息，头胀而晕，舌淡红，苔黄而干，脉弦滑数。

【用法】 紫苏叶 6g，黄连 2g，生姜 6g，加水适量，煎后取汁去渣，加入白糖温服。

【禁忌】 妊娠恶阻属脾胃虚寒者不宜。

【备考】 自拟。

【按语】 苏叶黄连饮由《温热经纬》苏叶黄连汤变化而成。黄连、紫苏叶一寒一温，一苦一辛。紫苏叶辛温芳香，入脾经、肺经，能理气宽中，安胎止呕，常用于脾胃气滞引起的呕恶食少等症，对妊娠呕吐甚为适宜。黄连味苦，性寒，入心经、胃经，可降泄心胃实火之上冲，"实则泻其子"，清心火以泻肝火。此药对合用，共奏清肝和胃、安胎止呕之功。紫苏叶与生姜均为药食同源之品，二者协同，止呕之力倍增，且运用方便安全，生姜之辛温尚可防黄连寒凉败胃。

## 竹茹芦根茶

【功效】 清热益胃，降逆止呕。

【主治】 妊娠恶阻属胃热气逆证。症见恶心频发、呕吐吞酸、腹痛阵作、口干喜饮，舌红苔薄黄，脉弦滑数。

【用法】 竹茹 30g，芦根 30g，生姜 3 片。上三味共煎取汁，代茶饮。

【禁忌】 脾胃虚寒者忌用。

【备考】 《千金要方》。

【按语】 竹茹味甘、淡，性寒，长于清热和胃，除烦止呕；芦根益胃生津，泻火止呕；生姜既能制约二药过于寒凉，又可和胃止呕。三者配合，共奏清热和胃，降逆止呕之效。

## 生姜乌梅饮

【功效】 养阴生津，和胃止呕。

【主治】 妊娠呕吐属阴津亏虚者。妊娠呕吐频繁，口渴，唇舌干燥，形体消瘦，尿少便秘，舌红，苔薄黄或少，脉细数无力。

【用法】 乌梅肉、生姜各 10g，白糖或冰糖适量，将三者一齐入锅，加水 500mL，文火煎至 200mL 即可。每次服 100mL，每日 2 次。

【禁忌】 妊娠呕吐属痰湿或湿热者忌用；白糖或冰糖用量不宜太重。

【备考】 自拟。

【按语】 乌梅味甘、酸涩，性平，归肝经、脾经、肺经、大肠经。其味极酸，即可安蛔止痛，又能和胃止呕，生津止渴。现代药理研究证明：乌梅能使胆囊收缩，促进胆汁分泌。生姜味辛性温，入肺经、脾经、胃经，最善和中降逆，止呕功良，故为"呕家圣药"。随证配伍，适用于各种类型之呕吐。现代药理研究表明：生姜能促进消化液分泌，使食欲增加，并有镇吐等作用。乌梅、生姜配伍，养阴生津，和胃止呕。白糖、冰糖均有益气生津之功，与乌梅配之不仅口感酸甜可口，且"酸甘化阴"，加强养阴生津之功。

## 黄芪阿胶粥

【功效】 补气养血，止血安胎。

【主治】 胎漏、胎动不安属气血不足者。阴道少量出血，色淡红，质清稀，或小腹空坠而痛，心悸气短，神疲肢倦，舌淡，苔白，脉细弱。

【用法】 黄芪 30g，续断 15g，用布袋装好，与糯米 100g、葱、姜、盐等佐料同放砂锅内，加水适量同煮，粥熟后取出药包。阿胶 10~20g，捣碎或烊化，倒入粥内，搅至溶化后服食。每日 1 次，连用 5~7 天。

【禁忌】 湿热痰火者不宜。

【备考】 自拟。

【按语】 本膳可用于孕后气血不足，甚或先兆流产者。黄芪味甘，性温，补气健脾，为治气虚诸证之要药。阿胶味甘，性平，质润，是血肉有情之品，补血滋阴。《神农本草经》曰："阿胶主女子下血，安胎。"糯米味甘，性温，性黏腻，补中益气，健脾安胎。药食配伍，益气补血，气旺载胎，血足养胎。葱、姜、盐改善口感，避阿胶之异味。

## 山药菟丝粥

【功效】 补肾健脾，安胎止漏。

【主治】 胎漏、胎动不安属脾肾两虚者。

【用法】 山药 30~60g，菟丝子 10~15g，粳米 100g，白糖适量。先用水煮山药、菟丝子，取浓汁约 200mL，加入粳米同煮成稀粥，调入白糖，分 2 次温热服食。

【禁忌】 湿热痰火者不宜。

【备考】《中国药膳大典》。

【按语】山药补脾益肾，收敛固涩，其色泽洁白，口感良好。菟丝子补肝肾，强腰膝，安胎元，为著名安胎方寿胎丸的君药。粳米调中和胃，助山药健脾胃，三者相伍，补后天以养先天，滋先天以助后天。脾气健，肾气旺，胎元自可安固。

## 参芪砂仁瘦肉汤

【功效】补气健脾，和胃安胎。

【主治】胎漏、胎动不安属气虚者。

【用法】黄芪 50g，党参 25g，砂仁 10g，猪瘦肉 500g。猪瘦肉洗净，放入滚水锅内略煮，取出过冷；砂仁洗净备用。党参、黄芪洗净与猪瘦肉一齐放入锅内，加入清水适量，武火煮沸后，改文火煲 2 小时，后加入砂仁，再煲 30 分钟，调味供用。

【禁忌】阴虚血燥者慎用。

【备考】自拟。

【按语】脾为后天之本，气血生化之源。脾胃虚弱，不能化生气血载胎养胎，则胎动不安。黄芪、党参益气健脾，其色泽黄，味道甜，为药膳常用之品。其中大剂量黄芪以大补肺脾之气，既可升提清阳，又使气旺血生。汤中以血肉有情之猪瘦肉滋补脾胃，以助黄芪、党参。妙在佐以砂仁，一则理气安胎，再则可使补益之品补而不滞。因其辛香，不宜久煎，故后下。

## 安胎鲤鱼粥

【功效】清热止血，健脾消肿。

【主治】胎漏、胎动不安、妊娠水肿属血热气虚者。

【用法】鲜苎麻根 20~30g，糯米 50~100g，活鲤鱼 1 条（约 500g），姜葱油盐各适量。鲤鱼去鳞及肠杂，洗净切片煎汤。将苎麻根加水 200mL，煎至 100mL，去渣留汁，入鲤鱼汤中，并加入糯米，以及姜、葱、油、盐，煮成稀粥。每日早晚趁热服食，3~5 天为 1 个疗程。

【禁忌】脾胃虚寒者慎服。

【备考】《太平圣惠方》。

【按语】苎麻根味甘性寒，入心经、肝经血分，能凉血泻热止血，常用于怀胎蕴热之胎漏、胎动不安。糯米补中益气，健脾安胎，配伍苎麻根，既助其安胎，又可防之寒凉败胃。鲤鱼为血肉有情之品，具有健脾和胃、利水消肿、安胎通乳之效，对妊娠胎动不安、妊娠水肿有很好的食疗效果。药食结合，共奏清热安胎、健脾消肿之效。

## 砂仁甘草鲫鱼

【功效】　理气安胎，健脾利湿。

【主治】　胎漏、胎动不安、妊娠水肿属气滞湿停者。

【用法】　砂仁 6g，甘草 3g，鲫鱼 1 条。鲫鱼宰杀清洗干净后，将砂仁、甘草放入鱼腹中，缝好放入盘中，然后倒入黄酒、盐、油，放在蒸锅上蒸 20~40 分钟，等鱼蒸熟后拿出甘草和砂仁即可食用。

【禁忌】　阴虚火旺者慎用。

【备考】　《中国药膳大典》。

【按语】　砂仁味辛性温，能理气安胎，健脾化湿，和胃止呕；甘草味甘，性平，能健脾和胃，缓急止痛；鲫鱼味甘性平，归脾经、胃经、大肠经，可健脾和胃，利水消肿。三者相伍，理气祛湿而不耗气，且制作简单，对胎漏、胎动不安、妊娠呕吐、妊娠腹痛、妊娠水肿属气滞湿停者较为适宜。

## 参芪乳鸽汤

【功效】　益气摄血。

【主治】　产后恶露不绝属气虚者。恶露过期不止，量多，色淡质稀无臭，神疲懒言，四肢无力，舌淡苔白，脉细弱。

【用法】　黄芪 15g，西洋参片 5g。将乳鸽去毛及内脏，黄芪、西洋参冷水浸泡后，与乳鸽一起加水适量置于容器内，隔水中火徐徐蒸制 1 小时，加盐少许即可。

【禁忌】　瘀血内停者不宜。《食疗本草》言鸽肉"虽益人，缘恐食多减药力"。

【备考】　自拟。

【按语】　产后多虚。若脾胃气虚，气不摄血，则恶露不尽。黄芪味甘，性温，健脾益气，补气生血，益气升阳；西洋参味甘，性寒，益气养阴，配伍黄芪气阴并补。乳鸽味甘、咸，性平，滋肾补气，《本经逢原》曰："久患虚羸者，食之有益。"药食配合，补之益甚，气旺摄血

## 生地黄小蓟鸡蛋汤

【功效】 养阴清热，凉血止血。

【主治】 产后恶露不绝属阴虚血热者。恶露过期不止，量较多，色紫红，质黏稠，有臭秽气，面色潮红，口燥咽干，舌红，脉细数。

【用法】 生地黄30g，小蓟15g，鸡蛋2枚。药材加水适量浸泡半小时，与鸡蛋一起武火煮沸，改用文火煎煮15分钟。鸡蛋去壳，继续煎煮5分钟，去渣滤液即可。

【禁忌】 阳虚者不宜。

【备考】 自拟。

【按语】 产后多虚多瘀易寒易热。倘若素体阴虚，或产后失血过多，阴虚血热，则热迫血行，恶露过期不尽。生地黄味甘性寒，滋阴清热，凉血止血；小蓟味甘苦性凉，善清血分之热而凉血止血，且能散瘀，可使血止不留瘀。二药配伍，清热凉血止血之功倍增。鸡蛋味甘性平，补血滋阴，养心安神，与生地黄配伍，滋阴养血作用增强。三者配合，制作简单，共奏滋阴清热，凉血止血之功。

## 黄芪三七鸡

【功效】 益气活血，化瘀止血。

【主治】 产后恶露不绝属气虚血瘀者。恶露过期不尽，量时多时少，色黯有块，小腹疼痛拒按，精神不振，舌紫黯或边有瘀点，脉沉涩弱。

【用法】 黄芪30g，三七粉6g，鸡肉200g。黄芪加水煎煮30分钟，去渣取液。加入三七粉、鸡肉一起慢火炖煮至鸡肉烂熟，加盐少许即可。

【禁忌】 阴虚血热者不宜。

【备考】 自拟。

【按语】 瘀血阻滞，血不归经，故产后恶露不绝。出血日久，气随血脱。气不摄血，出血淋漓不尽。重用黄芪补气摄血，轻用三七化瘀止血，化瘀不伤正。二者配合，补气活血，化瘀止血，与产后多虚多瘀病机特点吻合。

## 当归生姜羊肉汤

【功效】 温肝养血，散寒止痛。

【主治】 产后腹痛、慢性盆腔炎腹痛属血虚寒凝者。

【用法】 当归 15g，生姜 30g，羊肉 500g。羊肉切成小块，生姜切片，将羊肉、当归、生姜一同放入砂锅内，加入清水，文火炖 1 小时，加入适量盐即可。

【禁忌】 阴虚火旺者忌用。

【备考】 《金匮要略》。

【按语】 当归补血行血，通经脉而止痛。生姜温中散寒，调中开胃。二者相合，温阳散寒，补血止痛。羊肉味厚气温，温补气血而散寒，善治血虚寒凝之腹痛。药食结合，共奏温肝养血、散寒止痛之效。

### 丹参三七乌鸡汤

【功效】 活血化瘀，消肿止痛。

【主治】 产后腹痛属瘀血阻滞者。

【用法】 丹参 15g，三七 10g，乌鸡 150g，红枣 4 个。用清水将丹参、三七、红枣浸泡，三七切成薄片，乌鸡切块，红枣去核。将丹参、红枣、三七、乌鸡一同放入砂锅内，加入适量清水。先用武火炖煮 20 分钟，然后用文火炖煮 2~3 小时。把三七、丹参渣从汤中去除，加入盐和调料即可作菜肴食用。

【禁忌】 气阴亏虚者不宜。

【备考】 自拟。

【按语】 丹参味苦性微寒，入心经、肝经，有活血化瘀，养血安神之效；三七味甘、微苦，性温，入肝经、胃经，有滋补强壮、止血化瘀、消肿止痛之效。二者配伍，活血止痛之功大增。乌鸡味甘，性平，入肝经、肾经，有补肝肾、益气养血、滋阴清热之效。药食配合，化瘀止痛，化瘀不伤正，与产后多瘀多虚病理特点吻合。

### 黑芝麻核桃蜜

【功效】 润肠通便。

【主治】 产后、妊娠大便艰涩难下属阴血精津亏损者。

【用法】 黑芝麻 90g，核桃仁 60g，蜂蜜 60g。将芝麻、核桃仁捣烂，磨成糊，煮熟后冲入蜂蜜，分 2 次服完。

【禁忌】 实热者不宜。

【备考】 自拟。

【按语】 黑芝麻味甘，性平，入肝经、肾经、大肠经。功擅益精养血，润肠通便。《本草备要》言其"补肝肾，润五脏，滑肠"。核桃仁味甘，性温，归肺经、肾经、大肠经。本品温补肾阳，其力较弱，但因为含油脂较多，擅长润肠通便。蜂蜜甘润，为润燥滑肠之常用品。三者均为药食同源之品，相辅相成，润燥滑肠通便。本膳制作简便，口感好，安全性高。

### 漏芦通草猪蹄汤

【功效】 益气养血，通经下乳。

【主治】 产后缺乳者。

【用法】 漏芦 10g，通草 5g，猪蹄 1 只。将猪蹄洗净切块，滚水加入姜片，快速焯烫猪蹄后捞出。漏芦、通草洗净后装入纱布袋中。将以上所有材料一起放入炖锅中，加清水适量，大火滚后，小火炖熬 1~2 小时，猪蹄熟透后，去掉漏芦、通草渣，以及油脂，调味即可。

【禁忌】 脾胃虚寒者慎用。

【备考】 自拟。

【按语】 漏芦味苦降泄，擅长通经下乳，为产后乳汁不通之常用药，无论虚实均可配伍运用；通草味甘淡，入胃经，能使胃气上达而下乳汁。现代药理实验研究表明，通草具有促进乳汁分泌的作用。二者配合通经下乳作用倍增。猪蹄味甘咸性平，归胃经。药食配合，功专下乳，产后缺乳者均可运用。本品为民间补血通乳常用膳食。

### 当归参芪猪蹄汤

【功效】 补气益血，养胃通乳。

【主治】 产后乳少，甚或全无，乳汁清稀，乳房柔软，无胀感。

【用法】 生黄芪 30g，当归 9g，党参 15g，猪蹄 1 只。猪蹄刮洗干净、切块、焯水；党参、黄芪、当归分别洗净后，用干净的纱布袋装好。将猪蹄及纱布袋一同放入砂锅内，加清水适量，武火煮沸后，改用文火煲 1~2 小时，捞出纱布袋，汤、肉调味食用。

【禁忌】 肝郁气滞者不宜。

【备考】 自拟。

【按语】 乳汁为气血所化，产后气血亏虚则乳汁稀少，乳房柔软。黄芪、党参同为补气要药。黄芪补气兼能扶阳，走而不守；党参补气兼能养阴，守而不走。二者一走一守，阴阳兼顾，彻里达外，通补无泻。当归补血活血，与党参、黄芪配伍，气血并补。猪蹄补血下乳，与药物配合，食助药力，药借食味。

## 麦芽神曲牛肉汤

【功效】 回奶收乳。

【主治】 哺乳期需要回乳者。

【用法】 炒麦芽 150g，神曲 50g，牛肉 250g。将炒麦芽、神曲装入布袋，与牛肉一起炖煮至肉烂，去药包，加入适量盐调味。食肉喝汤。

【禁忌】 忌挤、拔乳汁。

【备考】 民间验方。

【按语】 历代中医经验认为麦芽、神曲、牛肉有回乳作用，运用时宜大剂量方有效。可连续服用 3~10 天。

## 百合莲子排骨汤

【功效】 养心安神。

【主治】 经期、妊娠、产后心悸健忘，精神恍惚，情绪不能自主，失眠多梦者。

【用法】 百合 30g，莲子 30g，枸杞子 15g，排骨 500g。莲子和百合洗净，提前泡发，排骨洗净切块，在沸水中过一边，去掉血水。将所有药材放入砂锅内，加入适量清水，大火煮沸后转小火煲 2 小时，出锅前加入少许盐调味即可食用。

【禁忌】 湿热痰火者不宜。

【备考】 自拟。

【按语】 百合味甘，性微寒，养阴清心，宁心安神。《日华子本草》言其"安心，定胆，益智，养五脏"。莲子味干涩，性平，养心血，益肾气，交通心肾而有安神之功。《神农本草经》谓其"主补中，养神，益气力"。枸杞子味甘，性平，滋补肝肾，益精养血。此三者均系药食同源之品，心肾肝脾并补，阴血足，则神得养，魂得藏。猪排骨滋阴润燥，既助三药之功，又使药借食味而便于患者接受。

### 枣仁莲子茶

【功效】 养血安神。

【主治】 经期、妊娠、产后失眠多梦，心悸健忘，精神恍惚，悲伤欲哭者。

【用法】 莲子 15g，酸枣仁 30g，冰糖 10g。将莲子洗净，泡 20 分钟；酸枣仁微炒捣烂放入布袋内备用。将莲子沥干水分后放入锅中，放入酸枣仁包，加入适量清水，以大火煮沸，再转小火炖煮 40 分钟，去酸枣仁包，加入冰糖搅拌至溶化即可。

【禁忌】 痰热扰心者忌用。

【备考】 自拟。

【按语】 酸枣仁味甘，入心经、肝经，能养心阴，益心肝之血而有安神之效，多用于肝血虚，心失所养之心悸怔忡，健忘失眠；莲子养心安神，健脾益肾。二者配伍，养肝血，安心神，调肝气。冰糖益气和胃，生津调味。

# 第四节　妇科杂病

### 巴戟枸杞鹌鹑煲

【功效】 益肾填精，补阳助孕。

【主治】 不孕症、月经不调属肾虚者。婚久不孕，月经后期，或经量少，腰膝酸软，性欲淡漠，耳鸣健忘。

【用法】 枸杞子 10g，巴戟天 10g，鹌鹑肉适量，胡椒数粒，生姜数片，香葱、食盐适量。鹌鹑肉洗净后切成小块，胡椒研碎，将药物与食材加入煲汤锅之中。加适量水，先武火煲煮 20 分钟，后用文火煲至肉料熟透，亦可据个人不同嗜好与口味加放相应的食物和调味品，但不可放味精。煲煮时可加放鸡蛋或鹌鹑蛋一块煮，蛋熟后剥壳，再次放回锅中煲煮。

【禁忌】 火盛内热者不宜多服。

【备考】 自拟。

【按语】 枸杞子味甘性平，滋补肝肾，益精血。现代研究证实枸杞子可以增加卵巢和垂体的重量，诱发排卵，能很好地治愈女性不孕；巴戟天主治阳痿遗精，宫寒不孕，月经不调，筋骨痿软，更能补肾壮阳；鹌鹑肉被誉为"动物人参"，味甘性平，补中气，强筋骨，且具有健脑作用。三药合用，滋阴壮阳，使阳得阴助而生化无穷，阴得阳生而泉源不竭。

## 枸杞黄檗粥

【功效】 养阴清热，调经助孕。

【主治】 不孕症属阴虚内热者。婚久不孕，月经先期，量少色深，形体消瘦，两颧潮红，手足心热，口干不欲饮，小溲黄赤，大便秘结。

【用法】 枸杞子30g，黄檗10g，煎水取汁，与100g粳米共煮成粥，调味即可。

【禁忌】 素体虚寒者慎用。

【备考】 自拟。

【按语】 膳中枸杞子滋补肝肾，益精养血。现代研究证实枸杞子可以增加卵巢和垂体的重量，诱发排卵；黄檗清热燥湿止血，然黄檗苦寒性燥，易伤脾胃，易耗阴津，但粳米健脾和胃可制其败胃；枸杞子滋润可制其化燥伤阴。三药相伍，邪热去而中焦安，共奏养阴清热之效。

## 陈皮苍附粥

【功效】 燥湿化痰，理气调经。

【主治】 婚后久不受孕，形体肥胖，经行延后，甚或闭经，带下量多，质黏稠，面色苍白，头晕心悸，胸闷泛恶，舌苔白腻，脉滑。

【用法】 陈皮10g，苍术6g，香附10g。将上述3味药加水共煎，留汁去渣，加入洗净的粳米100g，共煮成粥。空腹温食。

【禁忌】 气虚者慎用。

【备考】 自拟。

【按语】 苍术芳香辛温，醒脾燥湿，使脾阳健运，则湿去痰消；香附为血中气药，疏肝调气，善解气郁，气郁开，则胸胁痞闷诸症可消。两药合用，一升一散，舒肝理脾，则郁散脾健。陈皮则理气健脾，燥湿化痰，加强二药功效。三药配伍含"苍附导痰汤"之意。粳米补益脾胃，脾健湿去痰消。

## 山楂肉桂红糖汤

【功效】 活血散瘀调经。

【主治】 婚久不孕，月经后期，量少，色紫黑，有血块，或痛经，平时少腹作痛，痛时拒按，舌质紫黯或舌边有紫点，脉细弦。

【用法】 山楂肉 10g，肉桂 5g，红糖 30g。前两味洗净，加水适量，煮数沸后入红糖 30g，再煮数沸。服用时去渣，喝汤，每日 1 剂，分 2 次服。

【禁忌】 出血患者慎用。

【备考】 《中医经典药膳大全》。

【按语】 山楂健脾行气，化瘀调经；肉桂性质大热而味辛中带甘，能温补肾阳，祛寒活血；红糖益气补血，健脾暖胃，且其性温，又能活血散瘀。三者相伍，血行气亦行，瘀去而新血生，经水调而胚胎乃成。

## 暗香汤

【功效】 疏肝解郁，益气和胃。

【主治】 婚后多年未孕，月经先后无定期，量时多时少，行而不畅，经前腹痛，乳房痛，胸胁不舒，情志抑郁，烦躁易怒。

【用法】 当梅花将开时，摘取半开花头，连花蒂一起放入瓷瓶中，撒上盐（注意不可用手触摸），密封瓶口，至第二年春天或夏天，方可启开瓶口备用。每次取花 2~3 朵放在碗仁，加蜂蜜少许，用开水冲泡，待花开香溢，即可频频饮之。

【禁忌】 糖尿病患者及肝硬化患者慎用。

【备考】 《中华食疗药膳学》。

【按语】 "遥知不是雪，唯有暗香来"，暗香汤乃一道颇有名气的古法药膳。膳中梅花味苦、涩，性平，归肝经、胃经，疏肝解郁，理气和胃，其芳香气味亦有增加食欲之功效；蜂蜜质润滑利，尤适宜胃虚津亏而大便秘结者，且其味甘，性平，能补中缓急和胃。二者相伍，疏肝气而和胃气，胃气和，肝气畅，其病自安。

## 金银花葛根粥

【功效】 清热利湿止带。

【主治】 盆腔炎属热毒蕴结者。带下量多，色黄或脓性，气味臭秽，外阴瘙痒或阴中灼热，口干烦渴等。

【用法】 金银花 30g，葛根 30g，粳米 100g。将金银花、葛根放入砂锅，加水 5 碗，煮沸 20 分钟后取汁去渣，用药汁与粳米慢火煮粥，粥成后加入冰糖适量调味即可，温热食用。

【禁忌】 脾胃虚寒者慎用。

【备考】 自拟。

【按语】 《本草正》云："金银花，善于化毒……诚为要药。毒未成者能散，毒已成者能溃。"金银花味甘，性寒，归肺经、心经、胃经，擅长清热解毒；葛根性凉，入脾经、胃经，能生津健脾，升阳止带；粳米补中益气，健脾和胃，可制约金银花之寒性。三者相合，祛邪而不伤正，带下乃止。

## 蒲公英地丁当归汤

【功效】 清热解毒，活血消瘀。

【主治】 盆腔炎属湿毒蕴结者。带下量多，色黄绿如脓，或五色杂下，质黏稠，臭秽难闻，伴小腹或腰骶酸痛，烦热头昏，口苦咽干，小便短赤或色黄，大便干结。

【用法】 蒲公英、地丁各 15g，当归 5g，红糖适量。将三味药物放入锅内，煎煮去渣取汁，加入适量红糖煮沸。

【禁忌】 脾胃虚寒者慎用。

【备考】 自拟。

【按语】 本膳所治是由于外感湿热之邪，或邪毒感染，治未彻底，稽留于少腹，与血相搏成瘀，阻痹胞脉，损伤冲任而致。治宜清热祛湿，解毒活血。膳中蒲公英性寒，味苦、甘，归肝经、胃经，清热解毒，利尿散结；紫花地丁味苦、辛，性寒，可清热解毒，凉血消肿。二药配伍，清热利水作用增强。当归既可补血调经又能活血止痛，红糖助当归活血散瘀的同时又可调味。

## 败酱野菊粥

【功效】 清热解毒，利湿止带。

【主治】 盆腔炎属湿毒蕴结者。带下量多，色黄绿如脓，或五色杂下，质黏稠，臭秽难闻，小腹或腰骶酸痛，口苦咽干等。

【用法】 将败酱草 15g、野菊花 10g 加水煎煮，去掉药渣后放入粳米煮粥，粥熟放适量白糖即成。

【禁忌】脾胃虚寒者慎用；孕妇禁用。

【备考】《妇科疾病药膳治疗》。

【按语】败酱草性凉，味辛、苦，归胃经、大肠经、肝经，清热解毒、祛瘀排脓；野菊花味辛、甘、苦，性微寒，与败酱草相伍，加强其清热解毒之功，使邪热去而身安。然苦寒易伤脾胃，故以粳米调和其中，补中益气，健脾和胃，使热清而胃不伤。

## 参芪大枣粥

【功效】补中益气，升阳举陷。

【主治】阴挺属气虚者。子宫下移或脱出于阴道口外，劳则加剧，小腹下坠，少气懒言，四肢乏力，面色少华，小便频数，舌淡苔薄，脉虚细。

【用法】党参30g，黄芪30g，大枣10枚，粳米100g。把党参、黄芪、大枣放入砂锅内，加水煎煮20分钟。去掉黄芪、党参，入粳米煮粥待食即可，每日2次。

【禁忌】阴虚火旺者忌用。

【备考】《妇产科病症药膳》。

【按语】人参味甘微苦，微温不燥，性禀中和，善补脾肺之气，脾为气血生化之源，肺主一身之气，脾肺气旺，一身之气皆旺，故为大补元气之药，有益气生津，安神益智之功，为治虚劳内伤第一品；黄芪味甘性温，甘补中土，温养脾胃，且补脾益气之中而具升发之性，亦能益气生血、活血、摄血，凡中土不振，清气下陷，气虚失血，血滞偏枯者最宜。二药相伍，使脾得甘补则健运，肺得温化而肃降，脾肺气旺，则可升提清阳，不致内脏下垂。酌加大枣、粳米，则更增健脾养胃之功，亦使口感更佳。

## 参芪蒸鸡

【功效】补中益气，升阳举陷。

【主治】阴挺属气血亏虚者。子宫下移或脱出于阴道口外，劳则加剧，小腹下坠，少气懒言，四肢乏力，面色少华，小便频数，或带下量多，色白质稀，舌淡苔薄，脉虚细。

【用法】人参6g，黄芪30g，嫩母鸡1只，清汤500mL，绍酒、葱、生姜、食盐、胡椒粉各适量。鸡宰杀去毛、爪、内脏，洗净后先入沸水锅内去血腥，再凉水冲洗沥干。人参、黄芪洗净后切段，装入鸡腹腔内，葱、姜洗净后切片待用。将鸡放入瓷碗内，加入葱、姜、绍酒、清汤、食盐，用棉纸封口，上笼用武火蒸至沸后约 2 小时，出笼加入胡椒粉调味即可食用。

【禁忌】 阴虚火旺者禁用。

【备考】 自拟。

【按语】 黄芪"轻清气锐"，补脾益气之中而具升发之性；人参味甘微苦，微温不燥，性禀中和，善补脾肺之气，为大补元气之圣药；母鸡滋阴养血。三者相伍，气血并补，气旺血足，则清阳得升，子宫复位。

## 黄芪乌梅膏

【功效】 益气升阳，收敛固脱。

【主治】 阴挺属气虚者。

【用法】 黄芪、乌梅各 200g，红糖 250g。将黄芪、乌梅加水 1 000mL，煮取 500mL，去渣收汁，加入红糖，收膏即可食用。每次 20g，每日 2 次。

【禁忌】 表邪未解、内有实邪者禁用。

【备考】 《妇产科病症药膳》。

【按语】 膳中黄芪味甘性温，甘补中土，温养脾胃，补脾益气之中而具升发之性；乌梅性平，味酸涩，与黄芪一升提一涩纳，下垂之子宫可望复位。现代药理研究证明，乌梅中含有能帮助人体吸收维生素及酵素柠檬酸的物质，能够预防疾病，消除疲劳。红糖益气养血，健脾暖胃。药食相伍，共奏益气升阳、收敛固脱之效。

## 首乌茱萸鸡汤

【功效】 补肾固脱。

【主治】 阴挺属肾虚者。子宫下移或脱出于阴道口外，小腹下坠，腰膝酸软，头晕耳鸣，小便频数，入夜尤甚。

【用法】 制首乌 15g，山茱萸 12g，老母鸡 1 只（约 500g），食盐少许。将老母鸡宰杀去毛及内脏，洗净。将两味药装入鸡腹内，加水适量煮至肉烂，入食盐少许即可食用。隔 2 日一次，连服 4~6 周。

【禁忌】 子宫溃烂属湿热者忌服。

【备考】 自拟。

【按语】 何首乌味苦涩，性微温，制熟后则味甘兼补，可补肝肾，益精血，兼有收敛精气之功；山茱萸补益肝肾，收敛固涩；鸡肉味甘性温，可补益脾胃，养血益精。三者合用，共奏补肾固涩之效。

## 地黄羊肾粥

【功效】 补肾升阳举陷。

【主治】 阴挺属肾阴虚者。

【用法】 生地黄60g，胡椒10粒，生姜适量，羊肾1对，粳米50g，食盐少许。生地黄煎水取汁，胡椒研末，生姜切片。粳米煮粥半熟时，下生地黄汁、胡椒末、姜片，粥熟后放入羊肾（切丝），稍煮即熟，加入食盐调味即可食用。

【禁忌】 湿热者慎用。

【备考】 自拟。

【按语】 生地黄味甘苦性凉，入心经、肝经、肾经，滋阴补肾；粳米味甘性平，能补脾胃，生气血。二者配伍，脾肾并补，先后天同治。羊肾味甘性温，补肾益精髓，胡椒开胃进食，既可避羊肾之臊腥，又可防生地黄之滋腻。诸药合用，共奏滋阴补肾之功。

## 核桃白果糕

【功效】 补肾固脱。

【主治】 阴挺属肾阳虚者。

【用法】 核桃仁120g，白果肉60g，蜂蜜250g。先将核桃仁、白果肉拣杂洗净，晒干或烘干，共研粗末，加入蜂蜜，边加边调拌，制成蜜糕，并以模具定型即可。每日2次，每次10g，当茶点食用。

【禁忌】 白果有小毒，孕妇慎用。

【备考】 民间验方。

【按语】 核桃仁味甘，性温，入肾经、肺经、大肠经。《本草纲目》言其"补气养血，润燥化痰，益命门，利三焦，温肺润肠"。本品温补肺肾，润肠通便。白果味涩，专于收敛。蜂蜜味甘性平，能补中缓急和胃，质润滑利，能滑肠通便。三者相伍，温补肾阳，涩敛固脱，对于子宫脱垂属肾阳虚伴见大便秘结最为适宜。

# 药对索引

尤昭玲妇科临证药对